"十二五"普通高等教育本科国家级规划教材配套教材

国家卫生和计划生育委员会"十二五"规划教材配套教材
全国高等医药教材建设研究会"十二五"规划教材配套教材

全国高等学校配套教材
供医学检验技术专业用

临床微生物学检验技术实验指导

U0284765

主　编　楼永良

副主编　邵世和　张玉妥

编　者（以姓氏笔画为序）

王海河（哈尔滨医科大学）　　　　张玉妥（河北北方学院）

申艳娜（天津医科大学）　　　　张晓延（山西医科大学）

刘永华（包头医学院）　　　　　邵世和（江苏大学医学院）

刘延菊（河北工程大学医学院）　陶传敏（四川大学华西临床医学院）

刘根焰（南京医科大学）　　　　梁宏洁（广西医科大学）

孙丽媛（北华大学医学检验　　　蒋月婷（广州医科大学）
　　　　　学院）　　　　　　　焦凤萍（泰山医学院）

杜季梅（温州医科大学）　　　　楼永良（温州医科大学）

杨维青（广东医学院）　　　　　管俊昌（蚌埠医学院）

人民卫生出版社

图书在版编目（CIP）数据

临床微生物学检验技术实验指导/楼永良主编. —北京：人民卫生出版社,2015

全国高等学校医学检验专业第六轮暨医学检验技术专业第一轮规划教材配套教材

ISBN 978-7-117-20446-0

Ⅰ.①临…　Ⅱ.①楼…　Ⅲ.①病原微生物-医学检验-医学院校-教学参考资料　Ⅳ.①R446.5

中国版本图书馆 CIP 数据核字（2015）第 054079 号

人卫智网　www.ipmph.com	医学教育、学术、考试、健康，购书智慧智能综合服务平台
人卫官网　www.pmph.com	人卫官方资讯发布平台

临床微生物学检验技术实验指导

主　　编：楼永良
出版发行：人民卫生出版社　（中继线 010-59780011）
地　　址：北京市朝阳区潘家园南里 19 号
邮　　编：100021
E - mail：pmph @ pmph. com
购书热线：010-59787592　010-59787584　010-65264830
印　　刷：三河市君旺印务有限公司
经　　销：新华书店
开　　本：787×1092　1/16　　印张：15
字　　数：374 千字
版　　次：2015 年 4 月第 1 版　2025 年 1 月第 1 版第 18 次印刷
标准书号：ISBN 978-7-117-20446-0
定　　价：33. 00 元
打击盗版举报电话：**010-59787491**　E-mail：**WQ @ pmph. com**
质量问题联系电话：**010-59787234**　E-mail：**zhiliang @ pmph. com**

前　言

　　2012 年教育部颁布《普通高等学校本科专业目录》，医学检验技术专业学制由五年改为四年，授予理学学位，据此，临床微生物学检验的教学目标和内容应有相应变化。《临床微生物学检验技术实验指导》是新编的《临床微生物学检验技术》的配套教材，可供高等院校医学检验技术专业使用，也可供从事临床检验工作和医学研究的人员参考。

　　本实验指导根据《临床微生物学检验技术》教学大纲要求，共编写了八章三十一个实验。结合课程特点，第一章为临床微生物学检验技术教学实验室生物安全防护和实验室规则；第二章为临床微生物学基本技术，包括形态学检查、分离培养和鉴定技术、抗菌药物敏感试验及细菌耐药性检测、医院感染微生物监测等；第三章为临床常见细菌的培养与鉴定；第四章为临床常见真菌的培养和鉴定；第五章为病毒的分离培养与鉴定；第六章为常见临床标本的微生物学检验；第七章为设计性实验，包括选题设计实验和创新型实验设计；第八章为标准化实验考核；最后为附录，包括常用培养基、染色液与试剂的配方和用途以及菌种、毒种的保存。本书大部分内容采用传统格式编写，包括实验目的、仪器和材料、方法和步骤、结果、注意事项和思考题等，新增加了"我的结果"，便于学生记录实验结果。

　　全体编者和编辑的辛勤工作，保证了本书的顺利出版，在此一并致谢。由于编者水平有限，时间仓促，缺点和不当之处在所难免，诚请各学校老师、同学和读者多提宝贵意见，以便再版时修正。

楼永良

2015 年 1 月

目　录

第一章

临床微生物学检验技术教学实验室生物安全防护和实验室规则

一、临床微生物学检验技术教学实验室生物安全防护

临床微生物学检验技术教学实验室(以下简称实验室)涉及各种正常菌群和常见病原微生物的操作,可能对实验室工作人员以及周围环境造成一定的生物污染,熟悉生物安全防护并掌握实验室生物安全防护措施是开始实验前所必备的知识。

实验室生物安全防护是指避免生物危险因子,特别是偶然的和有意利用的生物因子,对生物体包括实验室工作者在内的伤害和对环境的污染的意识和措施。实验室生物安全防护包括标准化的操作技术和流程、实验室安全设备、个人防护装置和措施以及实验室设计和建筑要求。

1. 实验室生物安全防护水平一般为 BSL-2 级(少数致病性强的需 BSL-3 级),主要进行对人和环境具有中等潜在危害(少数为高致病性)微生物相关实验。

2. 实验室分为三个区域 ①清洁区:正常情况下没有生物危险因子污染的区域,此区可存放个人物品,一般位于实验室外。②半污染区:正常情况下有轻微污染的区域。此区放置低温冰箱,主要进行准备工作,如培养基、细胞、制剂的配制等。在此区操作应做好个人防护,穿工作服或防护服,戴口罩和手套等,禁止带入个人物品。③污染区:操作实验区,穿工作服或防护服,戴口罩和手套等,严格无菌操作,禁止带入个人物品。

3. 实验室安全设备包括生物安全柜、高压蒸汽灭菌器、微型加热灭菌器、超声清洗器、护目镜、面(眼)罩、应急喷淋装置、洗眼装置、干手机、酒精灯、紫外灯等。应了解仪器的位置,并严格按规定操作方法和正确步骤使用及维护。

4. 实验室生物安全基本要求

(1)生物安全柜是实验教学控制生物危害所必需的设备之一,可根据需要选择合适的型号,并应根据不同型号产品要求进行安装、使用和维修。常规操作过程中容易产生气溶胶,如混匀、超声雾化和剧烈搅拌等操作应尽量使用生物安全柜。

(2)配备常用消毒剂及应用指南:血液或其他体液发生泄漏,应及时消毒;被血液或其他体液污染的设备在实验室内或外送商家进行维修之前,应清洗和消毒;无法消毒的设备须贴上生物危害标签。

(3)所有锐利物品在使用后,应集中放入专用锐器盒内,用完后拧紧盖子,整体按照医疗废物进行处理。

(4)使用机械移液装置,禁止口吸移液。

(5)实验完成后,应使用合适消毒剂对工作台面进行消毒。

(6)手或皮肤在接触血液或其他体液后必须立即彻底清洗,实验结束后或取下手套后应立即洗手,离开实验室之前应脱下隔离衣等所有的个人防护装备,并存放在指定地方。

二、常见临床微生物学检验技术教学实验室意外事故处理

1. 菌(毒)种外溢在台面、地面和其他表面　戴手套(必要时穿防护服及对脸和眼睛进行防护)立即用布或纸巾覆盖并吸收溢出物;向布或纸巾上倾倒适当消毒剂,并覆盖周围区域,通常可以使用5%次氯酸钠溶液;如有碎玻璃或其他锐器,则要使用簸箕或硬的厚纸板来收集处理过的物品,并将其置于可防刺透的容器中以待处理。对溢出区域再次清洁并消毒,将污染材料置于防漏、防穿透的废弃物处理容器中。污染的防护服用消毒液浸泡后进行高压灭菌处理。

2. 菌(毒)种外溢到皮肤黏膜　及时停止实验,能用消毒液的部位可直接进行消毒,然后用水冲洗15~20分钟;若皮肤被刺破视为有极大危险,应立即停止实验,对伤口进行挤血,用水冲洗消毒。视情况隔离观察,其间根据条件进行适当的预防治疗。

3. 非封闭离心桶的离心机内盛有潜在感染性物质的离心管发生破裂　这种情况视为发生气溶胶暴露事故,应立即加强个人防护力度,处理方法如下:①如果机器正在运行时发生破裂或怀疑发生破裂,应关闭机器电源,停止后密闭离心筒至少30分钟,使气溶胶沉积;②如果机器停止后发现破裂,应立即将盖子盖上,并密闭至少30分钟。发生这两种情况时都应报告实验室负责人。随后的所有操作都应加强个人呼吸保护并戴厚橡胶手套,必要时可在外面戴一次性手套。清理玻璃碎片时应当使用镊子,或用镊子夹着的棉花来进行。所有破碎的离心管、玻璃碎片、离心桶、十字轴和转子都应放在无腐蚀性的、已知对相关微生物具有杀灭活性的消毒剂内。未破损的带盖离心管应放在另一个有消毒剂的容器中,然后回收。离心机内腔应用适当浓度的同种消毒剂反复擦拭,然后用水冲洗并干燥。清理时所使用的全部材料都应按感染性废弃物处理。

4. 在封闭离心桶(安全杯)内离心管发生破裂　所有密封离心桶都应在生物安全柜内装卸。如果怀疑在安全杯内发生破损,应该松开安全杯盖子并将离心桶高压灭菌,还可以采用化学方法消毒安全杯。

5. 操作者或其所在实验室工作人员出现与被操作病原微生物导致疾病类似的症状　应被视为可能发生实验室感染,需及时到医院就诊,并如实主诉工作性质和发病情况。

6. 皮肤刺伤、切割伤或擦伤　被血液、体液污染的针头或其他锐器刺伤皮肤后,应立即用力捏住受伤部位,向离心力方向挤出伤口的血液,同时用流动水冲洗伤口;再用75%酒精或碘伏消毒伤口,并用防水敷料覆盖。如果黏膜破损,应用生理盐水(或清水)反复冲洗,伤口应使用适当的皮肤消毒剂(如70%酒精、0.2%次氯酸钠、0.2%~0.5%过氧乙酸、0.5%聚维酮碘等)浸泡或涂抹消毒,必要时进行医学处理。意外受伤后必须立即报告。

7. 液体溅入眼睛　立即用洗眼器或生理盐水冲洗至少10分钟(注意避免揉眼睛),然后再进行相应的医学处理。

8. 菌液或标本污染　倾倒适量消毒液于污染面,浸泡半小时后抹去;若手上沾有活菌,亦应于上述消毒液中浸泡10分钟,再用肥皂及自来水冲洗。

9. 化学药品腐蚀伤　先用大量清水冲洗,若为强酸则以5%碳酸氢钠或5%氢氧化铵溶液中和;若为强碱则以5%醋酸或5%硼酸洗涤中和;必要时进行医学处理。

10. 实验书籍、材料、衣物等被污染　将原件置于盛放污染性废弃物的容器内,高压灭菌处理。

11. 在生物安全柜以外发生有潜在危害性的气溶胶释放　所有人员必须立即撤离相关

区域,并通知实验室负责人,任何暴露人员都应该接受医学咨询。为了使气溶胶排出和较大的粒子沉降,在一定时间内(如 24 小时)应在实验室门上张贴"禁止进入"的标志。过了相应时间后,在相关人员的指导下来清除污染。

12. 意外发生火灾　应沉着处理,切勿慌张。如因电源起火,立即关闭电源,再行灭火;如系酒精、二甲苯、乙醚等起火,切忌用水,应迅速用沾水的布类和沙土覆盖扑灭。

13. 感染的实验动物逃跑,应立即抓回并对污染区进行处理。

三、临床微生物学检验技术教学实验室规则

临床微生物学检验技术实验内容涉及的大多微生物具有感染性,进入实验室前应充分了解微生物的特性及潜在的生物危害,学习并掌握生物安全基本知识,加强防范意识;了解实验室的大致布局和流动方向;了解实验仪器和器具的使用方法;熟悉应急处理措施,避免污染和发生实验室感染;遵守实验室有关规定,听从教师安排和指导,并严格遵守以下规则:

1. 课前认真复习相关理论知识并预习当次实验内容,熟悉实验目的、实验内容和基本过程。

2. 衣着整齐、规范　进入实验室应穿好工作服或隔离衣,必要时戴手套、口罩和帽子;鞋子应防滑、防渗、不露脚趾,尽可能不穿高跟鞋和日常拖鞋。

3. 个人物品按规定位置摆放　允许随身携带纸、笔等必需物品进入实验区;尽可能不带个人物品进入实验室,书籍、背包、手机、衣物等应放于规定位置。

4. 认真按实验步骤有序进行各项试验,严格无菌操作,认真记录。

5. 实验室内物品按指定位置存放　吸过菌液的吸管、毛细滴管应放到指定的消毒缸内;用过的注射器放入回收盒内;用过的玻片、L 形玻棒等放入有消毒液的搪瓷缸中,不可乱放在桌面上或洗手槽中;其余试剂等物品用后随时放回原处。

6. 严禁在实验室内饮食、吸烟、喝水以及用嘴湿润标签、铅笔等物品。不可把物品放入口中,操作时最好不戴饰品,长发须扎好或放入帽中。

7. 试验中发生差错或意外事故,应立即报告带教教师进行及时处理,不可擅自处理或隐瞒。

8. 爱护实验室内各种仪器设备,按使用规则操作,并按规定登记使用情况。不得随意拨动电器开关;培养箱等开门后应及时关好;显微镜使用后要擦净,各功能部件复位后放回。如不慎损害器材,应报告带教教师。

9. 实验完毕后,将需培养的材料做好标记(如学号、姓名、标本号等),放入培养箱中培育;培养物在结果观察完毕后放入污物桶,送消毒室处理。

10. 保持实验室清洁卫生,实验结束后需对台面、地面等用消毒剂擦拭,并用紫外灯照射进行空气消毒。

11. 离开实验室前,脱下实验服反折放入指定位置,在消毒液中将手浸泡 5 ~ 10 分钟,再用自来水冲洗干净。

12. 值日生应仔细检查实验设施并关好水、电、门、窗后方可离开实验室。

(楼永良)

第二章

临床微生物学基本技术

实验一　细菌形态学检查

一、不染色标本检查法

【实验目的】

1. 掌握细菌不染色标本片的制备及细菌动力的显微镜检查方法。

2. 了解不染色标本检查法在细菌鉴定中的意义。

【仪器和材料】

1. 菌种　表皮葡萄球菌、铜绿假单胞菌 8～12 小时肉汤培养物及 18～24 小时普通琼脂斜面培养物。

2. 试剂及材料　生理盐水,酒精灯,接种环,载玻片,凹玻片,盖玻片,凡士林,擦镜纸,镊子,记号笔等。

3. 仪器　普通光学显微镜。

【原理】

细菌未染色时呈无色,在显微镜下主要靠细菌的折光率与周围环境不同进行观察。

鞭毛是细菌的运动器官,有鞭毛的细菌动力阳性,在液体中能自主运动;无鞭毛的细菌则无动力,在液体环境中只受到液体分子布朗运动的冲击,发生位置变更不大的颤动。细菌的动力常通过不染色标本检查法进行观察。

【方法和步骤】

1. 压滴法

(1)用灭菌后的接种环取菌液 2～3 环于载玻片中央(或将少许固体培养物标本混悬于一滴生理盐水中),灭菌接种环。

(2)用镊子夹一张盖玻片,倾斜盖玻片使其一边接触菌液边缘,然后缓慢放下盖玻片,菌液正好铺满盖玻片和载玻片间的空隙。

(3)将制好的标本片置于显微镜载物台上,将聚光器降低,调暗视野,先用低倍镜找到合适视野,再用高倍镜观察。

2. 悬滴法

(1)取盖玻片,于盖玻片四角涂少许凡士林。

(2)加一滴液体培养物于盖玻片中央。

(3)将凹玻片凹面向下,凹孔对准液滴盖于盖玻片上,然后迅速翻转玻片,以小镊子轻加压力,使盖玻片与凹孔边缘粘紧。

(4)将悬滴标本置于显微镜载物台上,先用低倍镜找到合适视野,将聚光器降低,调暗视野,再用高倍镜观察。

【结果】

有鞭毛的铜绿假单胞菌可观察到运动活泼,动力阳性。无鞭毛的表皮葡萄球菌仅有布朗运动,动力阴性。

我的结果:

_____

_____

【注意事项】

1. 检查细菌动力的载玻片和盖玻片都要洁净无油,否则影响细菌的运动。

2. 压滴法加液体量要适中,过多易溢出,过少将产生气泡,不易观察。放置盖玻片时,角度要低,动作要缓慢,防止产生气泡。

3. 悬滴法用接种环加菌液不易形成液滴,可用毛细吸管滴加,或在接种环取菌后,滴加一滴生理盐水于菌液上。盖玻片易碎,涂菌和压紧盖玻片时要小心。

4. 观察细菌动力时视野宜暗,可通过降低聚光器、调小光圈来实现。

5. 标本片制作完成后及时观察,以免蒸干或细菌动力减弱。

6. 实验过程要遵守无菌操作和《实验室生物安全通用要求》,废弃的接触过菌种的材料(如接触细菌的玻片、平板、试管、吸管、一次性接种环等)均需灭菌后再清洗或处理。

【思考题】

1. 细菌的动力除了使用不染色标本检查法外,还可通过什么方法来检查?

2. 如何观察厌氧菌的动力?

3. 为什么进行不染色标本检查时视野应稍暗? 如何调节视野的明暗程度?

二、染色标本检查法

【实验目的】

1. 掌握细菌染色标本片的制备方法。

2. 掌握单染法、革兰染色法原理和方法。

3. 了解细菌染色检查在细菌分类和鉴定中的意义。

【仪器和材料】

1. 菌种　表皮葡萄球菌、草绿色链球菌、大肠埃希菌、变形杆菌等 8 ~ 12 小时肉汤培养物及 18 ~ 24 小时普通琼脂斜面培养物。

2. 仪器　普通光学显微镜。

3. 试剂及材料　生理盐水,结晶紫染液,卢戈氏碘液,95% 酒精,稀释石炭酸复红染液,吕氏碱性亚甲蓝(美蓝)染液,香柏油,二甲苯(可用醇醚混合液代替),酒精灯,接种环,载玻片,擦镜纸,吸水纸,记号笔等。

【原理】

染色标本检查法分为单染法和复染法。单染法是使用一种染料对细菌染色,复染法是指使用两种或两种以上的染料对细菌进行染色。单染法中细菌只能被染成一种颜色,用于对菌体形态、排列方式的初步观察。复染法可将不同细菌或同一细菌的不同结构染成不同的颜色,既可观察细菌的形态结构,还可根据染色反应及着色深浅鉴别细菌的种类,又称鉴别染色法,如革兰染色法和抗酸染色法。

革兰染色法将细菌分为革兰阳性菌(G^+菌)和革兰阴性菌(G^-菌)两大类。革兰染色法的原理有以下几种学说:①等电点学说:G^+菌的等电点(pH 2~3)比 G^- 菌的等电点(pH 4~5)低,在同一 pH 条件下,革兰阳性菌比革兰阴性菌所带负电荷要多,与带正电荷的碱性染料结合力牢固,不易脱色。②化学学说:G^+菌含有大量核糖核酸镁盐,与进入胞浆内的结晶紫和碘牢固结合成大分子复合物,不易被95%乙醇脱色;而 G^- 菌含此种物质量少,故易被乙醇脱色。③细胞壁结构学说:G^+菌细胞壁结构较致密,肽聚糖层厚并具有三维空间结构,脂类含量低,乙醇不易透入,而且95%乙醇可使细胞壁脱水,细胞壁间隙缩小、通透性降低,阻碍结晶紫与碘的复合物渗出;而 G^- 菌的细胞壁结构较疏松,肽聚糖层薄且无三维空间结构,含脂质量多,易被乙醇溶解,致使细胞壁通透性增高,细胞内的结晶紫与碘复合物被溶出而脱色。目前认为,细胞壁结构与化学组成上的差异是革兰染色结果不同的主要原因。

【方法和步骤】

1. 细菌涂片的制备

(1)涂片:先以接种环取少量生理盐水置载玻片中央或略偏右侧,然后取少许菌苔在生理盐水中磨匀,涂布成约$1cm^2$大小的均匀乳浊、半透明的菌膜。临床液体标本或细菌液体培养物可直接涂布在载玻片上。

(2)干燥:室温自然干燥。

(3)固定:将已干燥的细菌涂片有菌膜的面向上,以中等速度通过火焰3次。特殊目的时也可用冷冻固定法或化学固定法。

固定的目的有:①杀死细菌,凝固细菌蛋白和其他结构,使染料易于着色;②改变细菌对染料的通透性,以利其进入细胞内(染料通常难以进入活细胞);③使细菌附着于玻片上,不至于在染色过程中被水冲掉;④尽可能保持细菌的原有形态和结构。

2. 单染色法 在制备好的细菌涂片上滴加结晶紫染液或稀释石炭酸复红液染色1分钟,或用吕氏碱性亚甲蓝液染色1~2分钟,细流水冲洗后吸干镜检。

3. 革兰染色法 包括四个染色步骤。

(1)初染:滴加结晶紫染液1~2滴,使其完全覆盖菌膜,室温染色1分钟。细流水冲洗去染液。

(2)媒染:滴加卢戈氏碘液,室温染色1分钟后,用细流水冲洗去染液。

(3)脱色:95%酒精滴加于载玻片菌膜部位,不停摇动,并补充酒精,边滴边观察,直至流过菌膜的酒精无色为止(约30秒)。用细流水冲洗去染液。

(4)复染:加稀释石炭酸复红染液1~2滴,染色30秒钟。用细流水冲洗去染液,用吸水纸吸干玻片水分。

4. 显微镜观察 用低倍镜找到视野后,滴加香柏油,在油镜下观察细菌染色性、菌体形态及排列方式。

【结果】

1. 单染色法 结晶紫染色后菌体呈紫色,稀释石炭酸复红染色后菌体呈红色,碱性亚甲蓝染色后菌体呈蓝色。

2. 革兰染色法 革兰阳性菌被染成紫色,革兰阴性菌被染成红色。

我的结果:

【注意事项】

1. 涂片以薄且保持菌体均匀分散无重叠为好。

2. 不能直接倾倒染色液,否则会有染液残渣留在玻片上影响观察。

3. 脱色是染色中的关键步骤,脱色过度可使 G⁺ 菌染为 G⁻ 菌;脱色不够,则 G⁻ 菌可被染为 G⁺ 菌。脱色时间还与涂片厚薄有关,应灵活掌握。

4. 观察细菌染色标本时,视野宜亮,可通过上升聚光器、调大光圈来实现。

5. 所有染液均应防止水分蒸发而影响浓度。碘液不可久存,以免失去媒染作用;脱色酒精浓度以 95% 为宜,若密封不好或涂片上积水过多,均可使酒精浓度下降而影响其脱色能力。

6. 细菌的染色结果还受多种因素如菌龄、染色时间、pH、染液浓度等的影响。同批实验要加入质控菌来判断实验结果的准确性。

7. 实验过程要遵守无菌操作和《实验室生物安全通用要求》,废弃的接触过菌种的材料(如接触细菌的玻片、平板、试管、一次性接种环等)均应灭菌后再清洗或处理。

【思考题】

1. 细菌涂片固定的目的是什么?

2. 为什么脱色是革兰染色中的关键步骤?

3. 影响革兰染色结果的主要因素有哪些?

4. 革兰染色中如果将初染液与复染液交换使用,结果将如何?

三、特殊染色检查法

【实验目的】

1. 掌握墨汁负染方法的原理、步骤。

2. 熟悉细菌细胞壁、鞭毛、芽胞、荚膜等特殊染色方法。

3. 了解细菌细胞壁染色及特殊结构染色在细菌分类鉴定中的意义。

【仪器和材料】

1. 菌种 普通变形杆菌 18 小时普通营养琼脂平板培养物,肺炎链球菌血琼脂培养物,枯草芽胞杆菌、蜡样芽胞杆菌 18~24 小时培养物,金黄色葡萄球菌普通营养琼脂斜面培养物及金黄色葡萄球菌细菌 L 型培养物。

2. 试剂及材料 生理盐水,100g/L 鞣酸,5g/L 结晶紫溶液,石炭酸复红,改良 Ryu 法鞭毛染色媒染剂,碱性复红法鞭毛染色甲液、乙液,1% 结晶紫溶液,20% 硫酸铜溶液,碱性亚甲蓝,墨汁,无菌蒸馏水,香柏油,二甲苯(可用醇醚混合液代替),酒精灯,接种环,载玻片,擦镜纸,吸水纸,记号笔等。

3. 仪器 普通光学显微镜。

(一)细胞壁染色法

【原理】

组成细菌细胞壁主要成分的肽聚糖与染料结合的能力差,不易着色。在细菌染色过程中,一般染料均可通过细胞壁的渗透、扩散等作用进入细胞,细胞壁本身不能染色。鞣酸和磷钼酸均可起媒染作用,使细胞壁形成可着色的复合物,而细胞质不易被染色,媒染剂处理后用结晶紫等染料染色,便可在普通光学显微镜下观察到细胞壁。细菌 L 型为细胞壁缺陷型,可通过细胞壁染色来鉴别。

【方法和步骤】

1. 取金黄色葡萄球菌普通营养琼脂斜面培养物及诱导的金黄色葡萄球菌细菌 L 型培养物制成细菌涂片。

2. 滴加 100g/L 鞣酸染 15 分钟,水洗。

3. 滴加 5g/L 结晶紫溶液染 3~5 分钟,水洗后吸干镜检。

【结果】

有细胞壁的细菌仅菌体周边染成紫色,菌体内部无色;无细胞壁的细菌(如细菌 L 型)染料可渗入菌体,使整个菌体染成紫色。

我的结果:

(二)鞭毛染色法

【原理】

采用不稳定的胶体溶液做媒染剂,并使其沉淀于细菌鞭毛上而使鞭毛加粗,进一步染色后可在油镜下观察。根据染色剂的不同,分为碱性复红法、副品红法、结晶紫法、维多利亚蓝B 法、镀银染色法和荧光蛋白染色法等。

【方法和步骤】

1. 改良 Ryu 法

(1)准备染液:将媒染剂(5% 石炭酸 10ml,2g 单宁酸和 10ml 饱和硫酸钾铝)与染色剂(饱和结晶紫乙醇溶液,即 12g 结晶紫溶于 100ml 无水乙醇中)按 10∶1 混合,室温保存待用。

(2)载玻片处理:将载玻片用洗衣粉液煮沸 10 分钟,水洗,再用清洁液浸泡,加温 10 分钟,水洗,再浸入 95% 酒精中脱脂后取出,待酒精挥发后备用。

(3)在处理后的玻片上加一滴无菌蒸馏水,用接种环在普通营养琼脂平板上菌膜延伸处挑菌,将细菌轻轻点置于玻片蒸馏水液面上,勿搅动和研磨,自然干燥。

(4)滴加染色液染 10~15 分钟,轻轻水洗,自然干燥。

(5)显微镜下从涂片的边缘开始,寻找有单个细菌分布的视野,观察鞭毛位置及数量。

2. 碱性复红法

(1)准备染液:将 9 份甲液(明矾饱和液 2ml,50g/L 石炭酸 5ml,200g/L 鞣酸液 2ml 混匀)和 1 份(碱性复红乙醇饱和液)乙液混合并过滤,滤后第三天使用最佳。

(2)载玻片处理:将载玻片用洗衣粉液煮沸 10 分钟,水洗,再用清洁液浸泡,加温 10 分钟,水洗,再浸入 95% 酒精中脱脂后取出,待酒精挥发后备用。

(3)在处理后的玻片上加一滴无菌蒸馏水,用接种环在普通营养琼脂平板上菌膜延伸处挑菌,将细菌轻轻点置于玻片蒸馏水液面上,勿搅动和研磨,自然干燥。

(4)滴加染色液染 1~2 分钟,轻轻水洗,自然干燥后镜检。

(5)显微镜下从涂片的边缘开始,寻找有单个细菌分布的视野,观察鞭毛位置及数量。

【结果】

改良 Ryu 法菌体和鞭毛均染成紫色,碱性复红法菌体和鞭毛均染成红色。

我的结果：

【注意事项】

1. 使用新鲜细菌培养物。

2. 载玻片要洁净无油污，以免影响菌体形态。

3. 在玻片上涂菌时要尽量使细菌自由分散于蒸馏水中，切勿搅动和研磨，以免鞭毛脱落。

4. 接菌后让菌膜自然干燥，不能用火焰加热，以免破坏鞭毛的形态。

（三）荚膜染色法（Hiss 硫酸铜法）

【原理】

荚膜是细菌体外的一层黏液性多糖物质，与染料的亲和力弱，不易着色。通常采用负染色法，使菌体和背景着色而荚膜不着色，荚膜在菌体周围呈一透明圈。Hiss 硫酸铜染色法是用结晶紫初染，使荚膜和菌体均被染成紫色，由于荚膜与结晶紫结合不牢，经硫酸铜冲洗时荚膜被洗脱去结晶紫而与硫酸铜结合，故荚膜被染成蓝色。

【方法和步骤】

1. 取肺炎链球菌血琼脂培养物涂片，自然干燥。

2. 滴加 1% 结晶紫溶液于玻片上，微微加热玻片至染液冒蒸汽为止。

3. 用 20% 的硫酸铜溶液冲洗去染液，倾去硫酸铜溶液（切勿用水冲洗），自然干燥后镜检。

【结果】

细菌菌体及背景呈紫色，荚膜呈淡蓝色。

我的结果：

【注意事项】

1. 由于荚膜的含水量在 90% 以上，在染色时一般不加热固定，以免荚膜皱缩变形。

2. 每步染色后均不能用水洗。

（四）芽胞染色法

【原理】

细菌芽胞壁较厚，着色、脱色均较困难。加热条件下进行，染料进入芽胞和菌体；酒精可使进入菌体的染料脱色，菌体被染成复染剂的颜色；但酒精不能脱去进入芽胞的染料，用复染剂染色后芽胞仍然保留初染剂的颜色。菌体和芽胞分别染成不同颜色，易于区分。

【方法和步骤】

1. 取枯草芽胞杆菌培养物涂片，自然干燥后固定。

2. 加石炭酸复红液，微微加热染色 5 分钟，冷却后细流水冲洗。

3. 用 95% 乙醇脱色 2 分钟，细流水冲洗。

4. 用碱性亚甲蓝复染半分钟，水洗后吸干镜检。

【结果】

细菌菌体呈蓝色，芽胞呈红色。

我的结果：

【注意事项】

1. 选用适当菌龄的菌种,幼龄菌尚未形成芽胞,而老龄菌芽胞已经破裂。

2. 加热染色时,应使染液维持在冒蒸汽状态,不能沸腾,否则会导致菌体破裂。

(五)负染色法

【原理】

负染色法是指将标本的背景着色而细菌不着色的染色方法。常用的染液有墨汁,也可用酸性染料如刚果红、水溶性苯胺黑等,因酸性染料带负电荷,故菌体不着色,只能使背景着色。实际工作中还可用墨汁负染色法配合单染色法(如亚甲蓝)检查细菌的荚膜,镜下可见黑色背景中,蓝色菌体周围包绕一层无色透明的荚膜。

【方法和步骤】

1. 加 1 滴墨水于洁净的载玻片上,取少量细菌与其充分混匀。

2. 用镊子夹一张盖玻片,倾斜盖玻片使其一边接触菌液边缘,菌液沿着盖玻片边缘扩散,然后缓慢放下盖玻片。

3. 镜检 先用低倍镜,再用高倍镜观察。

【结果】

背景呈灰色,菌体较暗,在其周围呈现一明亮的透明圈即为荚膜。

我的结果:

_____

【注意事项】

加墨汁量要适中,过多易溢出,过少将产生气泡,不易观察。放置盖玻片时,角度要低,动作要缓慢,防止产生气泡。

【思考题】

1. 哪些染色方法不能使用加热方法固定涂片上的细菌?为什么?

2. 染色时加热有何作用?哪些方法需要加热染色?

(张晓延)

实验二 细菌分离培养技术

一、培养基的制备

【实验目的】

1. 掌握常用培养基的制备方法。

2. 熟悉常用培养基的种类、用途。

【仪器和材料】

1. 仪器 高压蒸汽灭菌器,超净工作台或生物安全柜,电热磁力搅拌器,天平,pH 计。

2. 试剂 蛋白胨,氯化钠,牛肉浸膏,琼脂粉,基础培养基干粉等。

3. 其他 无菌平皿,锥形瓶,试管,酒精灯,牛皮纸或报纸,绳,棉花若干(或其他材质锥形瓶塞及试管塞),pH 试纸,玻璃棒,药勺,称量纸,记号笔等。

【方法和步骤】

（一）培养基制备的一般程序

不同培养基的制备程序不尽相同,但配制一般培养基的主要程序基本相同,可分为称量、溶解、校正 pH、过滤、分装、灭菌及鉴定等 7 个主要步骤。

1. 称量　根据配方及用量,准确称取各成分,量出所需蒸馏水。加少量蒸馏水于锥形瓶中,将蛋白胨以外的其他成分混悬于锥形瓶的蒸馏水中,最后加入蛋白胨,然后再以量筒中剩余的蒸馏水冲洗锥形瓶内壁黏附粉末,使其充分混合。

2. 溶解　将各种成分混匀于水中,在电热套或电热磁力搅拌器加热溶解,随时搅拌,防止外溢,溶解完毕,注意补足蒸发的水分。

3. 校正 pH　按不同培养基的要求调节 pH,一般培养基 pH 为 7.4 ~ 7.6。培养基高压灭菌后 pH 约降低 0.1 ~ 0.2,故校正时应比实际需要的 pH 高 0.1 ~ 0.2。

4. 过滤澄清　培养基配制后如有沉淀,需过滤后使用。液体培养基和半固体培养基常用滤纸过滤,固体培养基在加热融化后趁热以绒布或两层纱布中间夹脱脂棉过滤。

5. 分装　根据需要将培养基分装于不同容量的锥形瓶、试管中,平板中的培养基先在锥形瓶中灭菌后再以无菌手续分装,分装的量根据使用目的确定。

（1）液体培养基:分装量约为试管长度的 1/3,灭菌后直立待用。

（2）半固体培养基:分装量约为试管长度的 1/3,灭菌后直立凝固待用。

（3）琼脂斜面:分装量约为试管容量的 1/4,灭菌后需趁热放置斜面,斜面长度约为试管长度的 2/3。

（4）高层琼脂:分装量约为试管长度的 1/3,灭菌后直立凝固待用。

（5）高层斜面:分装量约为试管长度的 1/3,灭菌后需趁热放置斜面,使斜面高度与高层的高度相同。

（6）琼脂平板:将灭菌或加热融化后的固体培养基,冷却至 60℃ 左右,无菌操作倾注于无菌平皿内,使培养基在平皿内的高度为 2mm 左右,如平皿内径为 9cm,倾注培养基 13 ~ 15ml,若内径为 7cm 的平皿则倾注培养基 7 ~ 8ml,将平皿平放在水平桌面上,凝固后将平皿翻转,冷藏备用。

6. 灭菌　不同成分、性质的培养基需采用不同的灭菌方法。对耐热物质配制的培养基,常用高压蒸汽灭菌法,条件为 121.3℃,持续 15 ~ 30 分钟。高压灭菌的温度和时间随培养基的种类和数量的不同有所差别:一般培养基少量分装时高压灭菌 15 分钟即可;培养基分装量较大,可高压灭菌 30 分钟;含糖或明胶培养基,110℃ 或 115℃ 灭菌 15 分钟,以防止糖类被破坏或明胶凝固力降低。不耐热成分可用滤菌器过滤除菌,如糖溶液、尿素溶液、血清、药物溶液等。

7. 质量检查　制备好的培养基应进行质量检查,内容包括:①无菌试验:将培养基置 35℃ 孵育 24 小时,无细菌生长为合格;②性能测试:将已知性能的标准参考菌株接种于培养基,培养后观察细菌生长繁殖状况或生化反应结果,与预期结果相符合为性能测试合格。

8. 保存　制备好的培养基,每批均应注明名称、制备日期,置保鲜袋内存放在 4℃ 冰箱。制成的培养基不宜保存过久。

（二）常用培养基的制备

1. 液体培养基　液体培养基不含凝固剂,常用的液体培养基有肉汤培养基、蛋白胨水、糖发酵生化管等。

（1）营养肉汤：准确称取牛肉膏 3g、蛋白胨 10g、氯化钠 5g，用 1L 蒸馏水溶解，调节 pH 后，过滤、分装、灭菌。

（2）蛋白胨水：准确称取蛋白胨 20g（或胰蛋白胨 10g）、氯化钠 5g，用 1L 蒸馏水溶解，调节 pH 后，过滤、分装、灭菌。

（3）生化管等鉴别培养基：将称量好的各成分置于锥形瓶中，加热溶化，冷至 60℃ 左右时按要求校正溶液的 pH，过滤后分装，根据培养基的成分在合适的温度下高压灭菌。

2. 半固体培养基　半固体培养基多用于观察细菌的动力、生化鉴定及保存菌种等，可根据细菌的特殊营养要求和鉴定需求要加入其他成分。

在液体培养基中加入 0.3% ~0.5% 琼脂，即成半固体培养基。制备时将各成分置于锥形瓶中，加热融化，冷至 60℃ 左右时将溶液 pH 校正为 7.2 ~7.4，过滤后分装至试管，高压灭菌后直立凝固。

3. 固体培养基　在液体培养基中添加 1.5% ~2.0% 琼脂即可制成固体培养基。制成平板可用于微生物的分离纯化、鉴定以及药敏试验等。在试管中可制成高层、斜面、高层斜面（图 2-1），用于菌种的纯培养、短期保存或鉴定。

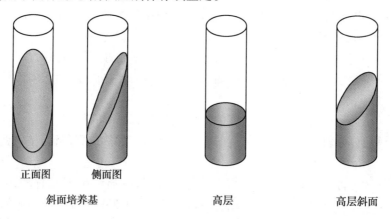

|正面图|侧面图| |高层| |高层斜面|

斜面培养基　　　　　　高层　　　　　　高层斜面

图 2-1　试管中固体培养基的形状图

（1）普通琼脂（营养琼脂）培养基：普通琼脂是最常见的基础培养基，常用于营养要求不高细菌的分离培养、纯培养及保存。

在营养肉汤配方的基础上，每升增加 15 ~20g 的琼脂。将各成分置于锥形瓶中，加热融化，冷至 60℃ 左右时将溶液 pH 校正为 7.2 ~7.4。斜面培养基过滤后分装至试管，高压灭菌后趁热摆成斜面凝固。普通琼脂平板需在锥形瓶内灭菌后，再以无菌方式分装到无菌的空平皿中。

（2）血液和巧克力琼脂培养基：在基础培养基中加入血液、血清、生长因子等一些特殊成分，供营养要求较高和需要特殊生长因子的细菌生长繁殖的培养基，称为营养培养基。如血琼脂培养基、巧克力琼脂培养基等。

将灭菌的营养琼脂（pH 7.6）加热融化，冷至 60℃ 左右，以无菌手续按每 100ml 普通琼脂培养基中加入 5 ~10ml 经 50℃ 预热的脱纤维羊血（或兔血），轻轻摇匀，避免产生气泡，立即分装入无菌平皿或试管中，制成血平板或血琼脂斜面。在温度为 80℃ 左右加入脱纤维羊血，并置 80℃ 水浴中 20 分钟后分装即为巧克力琼脂培养基。

（3）选择培养基：在基础培养基中加入抑菌剂，抑制非目的菌生长，选择性地促进目的菌生长的培养基,称为选择培养基。抑菌剂的种类很多,如孔雀绿、煌绿、亚硒酸盐、去氧胆酸钠、胆盐、四硫黄酸钠、抗生素等,加入不同的抑制剂可制成不同用途的选择性培养基。

(4)琼脂斜面:固体培养基分装量约为试管容量的1/4,灭菌后趁热斜放,斜面长度约为试管长度的2/3,冷却后即成。

(5)高层琼脂:固体培养基分装量约为试管长度的1/3,灭菌后直立凝固待用,冷却后即成。

(6)高层斜面:固体培养基分装量约为试管长度的1/3,灭菌后趁热斜放,使斜面高度与高层的高度相同,冷却后即成。

我的结果:

_____

【注意事项】

1. 配制培养基所用的器皿,最好用中性硬质玻璃器皿、搪瓷或不锈钢容器。
2. 配制培养基所用的化学药品均需化学纯以上纯度,称量必须准确。
3. 必须准确测定培养基的酸碱度,特别注意含有指示剂的培养基。
4. 培养基必须保持澄清,以利于观察细菌生长情况。
5. 培养基分装时,不宜超过容器的三分之二,以免灭菌时溢出。
6. 高压蒸汽灭菌时间不宜过长。

【思考题】

1. 从含有大量正常菌群的标本中分离致病菌,应选用哪种类型的培养基,如何接种?
2. 如何判断制备的培养基是否合格?

二、培养方法(需氧、厌氧、二氧化碳培养法)

【实验目的】

1. 掌握细菌普通培养、微需氧培养和二氧化碳培养方法。
2. 熟悉常用的厌氧培养方法。

【仪器和材料】

1. 仪器　厌氧手套箱,恒温培养箱,二氧化碳培养箱,有盖磨口标本缸(或玻璃干燥器),厌氧罐,气体罐。
2. 试剂及材料　碳酸氢钠、记号笔等。

【方法和步骤】

1. 普通培养法　需氧菌或兼性厌氧菌在有氧条件下的培养。将已接种细菌或标本的培养基置35℃培养箱内培养18~24小时,观察细菌生长情况。无特殊其他要求的细菌均可生长。少数生长缓慢的细菌需要培养3~7天直至1个月才能生长。可在培养箱内放置一杯水以保持一定的湿度。对培养时间较长的培养基,接种后应将试管口用棉塞或硅胶塞好后用石蜡-凡士林封固,以防培养基干裂。

2. 二氧化碳培养法　将已接种细菌或标本的培养基置5%~10% CO_2 环境中进行培养的方法。少数细菌如脑膜炎奈瑟菌、淋病奈瑟菌、流感嗜血杆菌等在初次分离时,在5%~10% CO_2 环境中培养才能生长良好,常用的 CO_2 培养法有以下3种。

(1)二氧化碳培养箱:二氧化碳培养箱能自动调节 CO_2 的含量、温度和湿度,培养物在培养箱内培养一定时间后可直接观察生长结果。

（2）烛缸培养法：取有盖磨口标本缸或玻璃干燥器，将接种好细菌或标本的培养基放入缸内，点燃蜡烛后放在缸内稍高于培养物的位置上，缸盖或缸口均涂以凡士林，盖严缸盖。缸内因蜡烛燃烧产生的 CO_2 大约为 5%～10%。最后将烛缸置于35℃培养箱内培养。

（3）化学法（重碳酸盐-盐酸法）：按每升容积重碳酸盐与 1mol/L 盐酸以 0.4g 与 0.35ml 比例，分别将两种试剂各置一器皿（如平皿）中，连同器皿置于标本缸或干燥器内，盖严盖后使容器倾斜，两种试剂接触后即可产生二氧化碳。

3. 微需氧培养 微需氧菌在大气中及绝对无氧环境中均不能生长，在含有 5%～6% O_2、5%～10% CO_2 和 85% N_2 左右的气体环境中方可生长。

将细菌或标本接种到培养基上后，放入密闭容器内，用抽气换气法去除容器内空气，注入 5% O_2、10% CO_2 和 85% N_2 气体，将容器移入35℃培养箱培养。

4. 厌氧培养 厌氧菌对氧敏感，培养过程中需造成低氧化还原电势的厌氧环境。厌氧培养法可分为：物理法、化学法、生物法。具体方法包括厌氧罐法、气袋法、厌氧手套箱法等。

（1）厌氧罐法：常用方法有抽气换气法和冷触媒法。将接种物放入厌氧罐（盒）内培养，用厌氧指示剂监测罐内是否为无氧状态，一般使用亚甲蓝指示剂，无氧为白色，有氧为蓝色。

（2）气袋法：放入已接种好的平板后，尽量挤出袋内空气，密封袋口。折断气体发生管，造成袋内无气环境。折断亚甲蓝指示剂管，如白色未变成蓝色表示袋内已达厌氧状态，可以孵育。

（3）厌氧手套箱：厌氧手套箱（图2-2）是厌氧菌培养最常用的仪器之一，它是一个密闭的金属箱，由手套操作箱、传递箱和恒温培养箱组成，操作时用真空泵进行抽换气，保持箱内厌氧环境。操作箱面板为可视窗，有连接两只手套的操作孔，既可通过手套在箱内操作，又可有效地和外界隔离。操作后或操作前，样品可通过传递箱转移至培养箱或者厌氧手套箱外，传递箱占用空间小，起到缓冲作用。

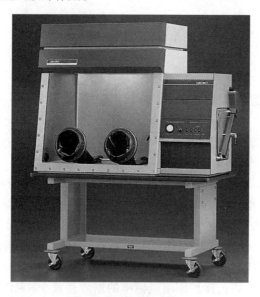

图2-2 厌氧手套箱

【注意事项】

1. 培养箱在使用时要注意校准温度、气体等数值，每日定时观察数值变化并作记录。

二氧化碳培养箱和厌氧手套箱要调节适当的气体压力值,以满足不同培养的需要。

2. 培养箱要做定期消毒和维护。

3. 厌氧手套箱使用时注意各箱之间的连通顺序和密闭状态。

【思考题】

常用的细菌培养方法有哪些?

三、分离培养和接种技术

【实验目的】

1. 掌握各种培养基的接种方法。

2. 熟悉细菌在不同培养基中的生长现象及结果记录。

【仪器和材料】

1. 仪器 生物安全柜,恒温培养箱,电热灭菌器。

2. 试剂及材料 营养琼脂平板,血液琼脂平板,肉汤管,半固体培养基,营养琼脂斜面,双糖铁高层斜面,接种环,接种针,L形玻棒,记号笔等。

3. 菌种 金黄色葡萄球菌,链球菌,铜绿假单胞菌,变形杆菌,枯草芽胞杆菌培养物及混合菌标本。

【方法和步骤】

(一)接种针和接种环的准备

接种环和接种针是接种细菌的必备工具,是由镍铬合金制成的。接种环(图2-3)的直径约2~4mm,一个合格的接种环是正圆形,连接端没有空隙,合金丝长50~80mm。接种针(图2-3)为针状,用于穿刺接种。两者上端连接有一绝缘柄的金属棒,全长为145mm。接种环(针)的镍铬合金丝或白金丝,在使用前要用酒精灯或电热灭菌器灭菌后方可使用。

接种环(针)于每次使用前后,应在外焰上彻底灼烧灭菌(图2-4)。使用前先将接种环直立与火焰呈约15°角进行灼烧,环部烧红后,再将金属杆部通过外焰2~3次。接种环使用后应先在内焰灼烧以防细菌喷溅,再按前法灼烧。

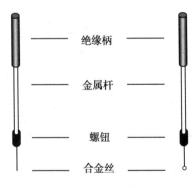

图2-3 接种环与接种针

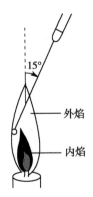

图2-4 接种环灼烧灭菌方法示意

(二)细菌的接种与分离技术

1. 平板划线法

(1)连续划线法:此法多用于含细菌量不多的标本或棉拭子等标本中细菌的分离培养。将标本或棉拭子等直接密集均匀涂布于培养基的上1/5处,然后由此处开始用接种环或直接用棉拭子在平板表面来回连续划线并逐渐下移,直至划满平板表面(图2-5)。随着划线的延伸,线上分布的细菌越来越少,在线的末端分布有单个细菌,达到分离目的。

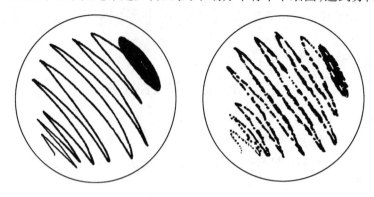

图2-5 连续划线法(左)及培养后菌落分布示意图(右)

(2)分区划线法:此法多用于含菌量较多的粪便、痰液、脓汁等标本的细菌分离培养。

先用接种环取标本,将其均匀涂布于平板表面边缘一小部分,约占培养基面积的1/5(第一区);然后烧灼接种环,转动平皿至适合操作的位置(约70°),将环通过第一区2~3次取菌,划出到另一区并连续划线,线和线之间不要重叠(第二区),第二区约占培养基面积的1/4;依次划3、4、5区。平板上每一区的细菌数会逐渐减少,直至分离出单个菌落(图2-6)。实际工作中可根据标本中细菌量的多少来选择3、4、5区之间是否对接种环进行灭菌。

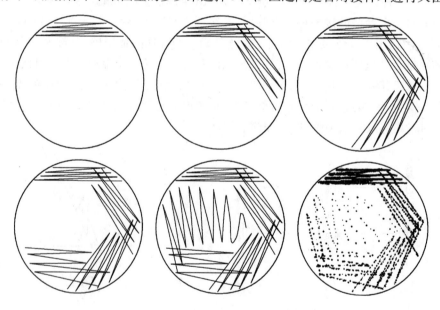

图2-6 分区划线法及菌落示意图

(3)涂布法:取一定量的标本,用灭菌后的接种环、L形玻棒或棉签均匀涂满整个培养基。可用于药敏实验和纯培养,如果在培养基中加入抗生素,可筛选出标本中的耐药菌。

2. 琼脂斜面接种法 该法主要用于纯培养及保存菌种,也可用于某些生化鉴定试验如尿素反应管、柠檬酸盐反应管的接种。

将接种环或接种针灭菌后,挑取单个菌落从培养基斜面底部向顶部划一条直线,再从底部开始向上连续划线接种,尽可能密而匀;或者直接自下而上连续划线接种(图2-7)。

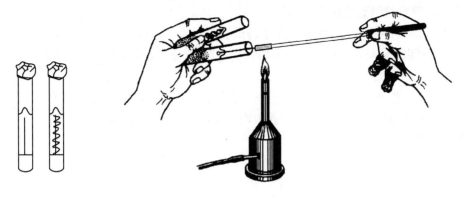

图2-7 斜面接种法

3. 穿刺接种法 此法多用于半固体高层培养基或双糖铁、明胶等具有高层的培养基接种,半固体培养基的穿刺接种可用于观察细菌的动力。

用灭菌后的接种针挑取菌落,由培养基中央垂直刺入至距管底约2～3mm处,再沿穿刺线退出接种针(图2-8);KIA等有高层及斜面之分的培养基,先穿刺高层部分,退出接种针后直接划线接种斜面部分(图2-9)。

4. 高层斜面接种法 用灭菌后的接种针挑取待鉴定细菌的菌落,先将接种针插入斜面正中,垂直刺入底部至距离管底2～3mm,退出后在斜面由下至上连续划线接种(图2-9)。

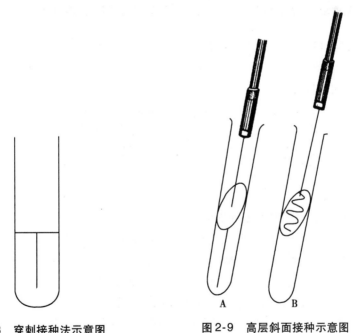

图2-8 穿刺接种法示意图

图2-9 高层斜面接种示意图
A. 接种针首先穿刺到管的深处,离管底5mm处;
B. 接种针抽出后在琼脂斜面上做"S"形划线

5. 液体培养基接种法 用于各种液体培养基如肉汤、蛋白胨水、糖发酵管等的接种。

用接种环或接种针挑取单个菌落,倾斜液体培养管,在管壁与液面交界上约5mm处研磨接种物(以试管直立后液体淹没接种物为佳)(图2-10)。

(三)试管培养物取菌操作

1. 右手拿接种环的绝缘柄部分,左手持试管。

2. 接种环以15°角置于酒精灯的外焰灼烧,直至合金丝烧红(图2-4),然后将金属柄部通过外焰2~3次灼烧灭菌。

3. 用右手小指和手掌小鱼际肌侧拔下试管塞,并立即火焰烧灼试管口灭菌。

4. 用已灭菌冷却的接种环伸入试管中取出菌液(图2-11)。勿使沾有菌液的接种环触及试管壁及试管口,更不要搅动菌液。

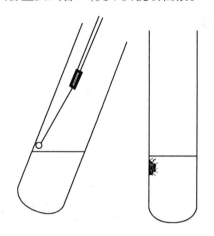 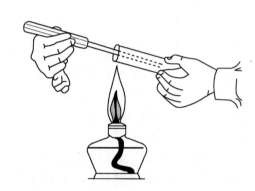

图2-10　液体培养基接种示意图　　　　图2-11　试管培养物的取菌方法示意图

5. 再次灭菌试管口,盖好试管塞,放回原处。

6. 将接种环上之菌液涂于载玻片上或者接种。

7. 接种环用火焰灼烧灭菌。

如果菌种和待接种培养基均为试管,可用左手同时握两支试管,外侧为菌种管,内侧为待接种管(图2-7),先灭菌接种环(针),用右手无名指、小指和手掌小鱼际肌侧同时拔下两个试管塞,同上述步骤灭菌管口后取菌接种,接种后同时灼烧试管口,同时盖上试管塞(或者先里侧再外侧)。

【结果】

(一)细菌在固体培养基上的生长现象

观察细菌在固体培养基上形成的菌落或菌苔,准确描述其特征并作出初步解释有助于对分离到的目的菌做进一步鉴定。一般可用肉眼观察,若菌落太小,可借助放大镜观察。

1. 细菌菌落的描述　大小(直径以mm计)、形状(露滴状、圆形、菜花样、不规则等)、突起或扁平、中心(凹陷或凸起)、边缘(光滑、波形、锯齿状、卷发状等)、颜色(红色、灰白色、黑色、绿色、无色、黄色等)、表面(光滑、粗糙等)、透明度(不透明、半透明、透明等)、黏度等,如在血琼脂平板上还应注意是否有溶血。根据细菌菌落表面特征不同,可将菌落分为3型。

(1)光滑型菌落(S型菌落):菌落表面光滑、湿润、边缘整齐。

(2)粗糙型菌落(R型菌落):菌落表面粗糙、干燥、呈皱纹或颗粒状,边缘大多不整齐。

(3)黏液型菌落(M型菌落):菌落黏稠、有光泽、似露滴样。

2. 与鉴定细菌有关的菌落特征

（1）溶血：①α 溶血：又称草绿色溶血，菌落周围培养基出现 1～2mm 的草绿色溶血环，溶血环中红细胞外形完整无缺；②β 溶血：又称完全溶血，菌落周围形成一个完全清晰透明的溶血环；③γ 溶血：即不溶血，红细胞没有溶解或缺损。

（2）色素：有些细菌产生水溶性色素，使菌落周围的培养基出现颜色变化；有些细菌产生脂溶性色素，使菌落本身出现颜色改变。

（3）气味：有些细菌生长繁殖后可产生特殊气味。

我的结果：

_____

_____

_____

_____

（二）细菌在液体培养基中的生长现象

1. 浑浊　大多数细菌在液体培养基生长繁殖后呈现均匀混浊。

2. 沉淀　少数链状排列的细菌如链球菌、炭疽芽胞杆菌等则呈沉淀生长。

3. 菌膜　枯草芽胞杆菌、结核分枝杆菌和铜绿假单胞菌等专性需氧菌一般呈表面生长，常在液体表面形成菌膜。

4. 色素　产生水溶性色素的细菌可使培养液呈现相应的颜色。如铜绿假单胞菌的液体培养物可出现绿色。

我的结果：

_____

_____

（三）细菌在半固体培养基中的生长现象

半固体培养基琼脂含量少，有鞭毛的细菌在其中仍可自由游动，除了沿穿刺线生长外，在穿刺线两侧也可见羽毛状或云雾状混浊生长，为动力试验阳性。无鞭毛的细菌只能沿穿刺线呈明显的线状生长，穿刺线两边的培养基仍然澄清透明，为动力试验阴性。

我的结果：

_____

_____

【注意事项】

1. 严格无菌操作，注意生物安全。

2. 平板划线时，注意防止空气中细菌沉降于培养基表面。

3. 接种环在酒精灯上灼烧后，取菌前应接触培养基无菌区域 1～2 次，待接种环冷却后方可取菌或继续操作。

4. 平板上的划线要尽量做到密、直、匀；接种环与平板表面的角度要尽量小，以免划破培养基。

5. 接种液体培养基时尽量不要摇动或搅动培养基，以免产生气溶胶。

6. 穿刺接种时，要垂直于培养基表面直线穿刺至距离管底 2～3mm 处，沿原路线退出，不能抖动，以免影响结果判断。

【思考题】

1. 分区划线法和连续划线法的分离效果哪个好，为什么？

2. 穿刺法接种时为什么不能穿刺至试管底部？

四、细 菌 计 数

【实验目的】

1. 掌握常用细菌计数的方法及倾注平板法及结果判断。

2. 熟悉细菌计数法的应用。

【仪器和材料】

1. 仪器　高压蒸汽灭菌器,生物安全柜,50℃水浴箱,菌落计数仪,比浊仪(或分光光度计),恒温培养箱。

2. 试剂及材料　微量加样器,无菌微量吸头,无菌空平皿,细菌计数板,锥形瓶,无菌试管,酒精灯,普通营养琼脂,记号笔等。

【方法和步骤】

（一）比浊计数法

1. 制作标准曲线及测定

(1)取7支无菌试管,编号为1~7。

(2)配制标准菌液:取标准菌18小时蛋白胨水培养物,用细菌计数板计数浓度,以无菌生理盐水分别稀释为以下浓度:$1 \times 10^5/ml$、$2 \times 10^5/ml$、$4 \times 10^5/ml$、$1.5 \times 10^6/ml$、$3 \times 10^6/ml$、$6 \times 10^6/ml$、$1 \times 10^7/ml$。

(3)以10倍梯度稀释待测菌液几次,选取菌液肉眼浊度在标准菌液管1~7范围之内的稀释管进行测定。

(4)用分光光度计或酶标仪在560nm波长,以无菌生理盐水为空白对照,依次测定标准管及待测管的吸光度值。

(5)制作标准曲线,使用酶标仪软件自动生成标准曲线并计算出测定值,或者手工计算并绘制标准曲线。

2. 结果计算　按下式进行计算。

$$每ml标本中的细菌数 = 待测管细菌数 \times 稀释倍数$$

（二）倾注平板法

1. 标本准备　固体标本需要以无菌手续处理为匀浆,含油脂类标本用分散剂 Tween-80 处理,混有药物或消毒剂的标本需要加入中和剂。

2. 将标本用无菌生理盐水以1:10,1:100,1:1000,1:10 000,1:100 000等进行稀释。

3. 用微量加样器以无菌方式分别取1ml不同稀释度标本加入5个直径9mm的无菌空平皿中,同时另取一无菌空平皿用无菌生理盐水做对照。

4. 无菌操作将50℃无菌营养琼脂15~20ml倾注入加有待测标本或生理盐水的平皿内,混匀,待凝固后翻转,35℃培养18小时。

5. 取出平板,进行计数。选取平均菌落数在30~300之间的平板进行计数,乘以其相应稀释度即为每毫升标本中所含菌落总数。

【结果】

（一）倾注平板法不同稀释度平均菌落数的选择

1. 选取平均菌落数在30~300之间的平板报告结果。

2. 若两个相邻稀释度菌落平均数均在30~300之间,则计算其比值。若比值<2,应报

告两个稀释度的平均菌落数;若比值≥2,应报告两个稀释度中较多菌落数者。

3. 所有稀释度平均菌落数均大于300,应按最高稀释度的平均菌落数乘以稀释倍数报告。

4. 所有稀释度平均菌落数均小于30,应按稀释度最低的平均菌落数乘以稀释倍数报告。

5. 所有稀释度均不在30～300之间,应以最接近30或300的平均菌落数乘以稀释倍数报告。

6. 若所有稀释度均未见菌落,则报告小于10,而不报告0。可在两个平皿内加1ml未经稀释的标本进行实验,如均无菌落生成,则报告为1ml标本中无菌落生长,或1ml标本中菌落数<1。

(二)倾注平板法报告方式

1. 当测定的菌落数为1～100时,按实际数报告;大于100时,只记录两位有效数字作报告,可避免产生虚假的精确概念,第三位有效数字则用四舍五入法计算,从第二位有效数字之后都记为0,也可用10的指数来表示,例如菌落数为36 582时,即可写成3.7×10^4。

2. 测定的菌落数如系从菌落密布的平板上按比例估算而得,报告时,应在菌落数前加上"估计"二字。

3. 测定标本为固体时,用重量法取样检验时,以g为单位报告其菌落数;测定标本为液体,用容量法取样检验时,以ml为单位报告其菌落数;如测定标本为物体表面的涂擦液,则应以cm^2为单位报告其菌落数。

我的结果:

_____

_____

【注意事项】

(一)比浊法

样本本身的颜色会对检测结果造成干扰,稀释倍数越大干扰越小,但稀释误差越大,故选择合适的稀释倍数非常重要。

(二)倾注平板法

1. 计数平板上的菌落,必要时可借助放大镜进行观察,以防遗漏。

2. 尽量不要选用连成较大片状菌苔的平板进行计数,若片状不足平板一半时,可用其余的另一半计数后乘以2来计算。

3. 如果稀释度大的平板上菌落数比稀释度小的平板上菌落数高,应重做实验。

4. 注意药物及抑菌剂对实验结果的影响。

5. 本法的结果只包括能在普通营养琼脂中繁殖、嗜中温的需氧和兼性厌氧的细菌菌落的总数。

6. 每次实验都要设稀释液的空白对照。

【思考题】

1. 细菌计数方法可应用于哪些方面?

2. 各类细菌计数方法有何优缺点?

3. 能否使用涂布法来进行活菌计数的实验?

(张晓延)

实验三　细菌鉴定技术

一、生理生化鉴定

【实验目的】

1. 掌握细菌鉴别生化反应试验的实验原理、实验方法、结果判定。

2. 熟悉细菌鉴别生化反应试验的注意事项及临床应用。

3. 了解细菌鉴别生化反应所用的试剂与材料。

（一）糖发酵试验

【仪器和材料】

1. 菌种　伤寒沙门菌、大肠埃希菌。

2. 培养基　葡萄糖发酵管、乳糖发酵管、其他含糖培养基。

3. 指示剂　酚红、溴甲酚紫、溴麝香草酚蓝。

【原理】

不同细菌含有不同的酶,对各种糖(苷、醇)的代谢能力不同,产生的代谢产物不同,所产生的现象各异,从而可以鉴别细菌。

【实验方法】

无菌操作将待检细菌接种至葡萄糖或其他含糖发酵管中,35℃培养 18~24 小时,观察结果。

【结果】

首先确定是否有细菌生长,再确定细菌对糖的利用情况。观察培养基中指示剂颜色变化,液体培养基中倒置的小导管中有无气泡,半固体培养基中的穿刺线、管壁及管底有无微小气泡,固体培养基有无断裂现象。若产气,记录时以"⊕"表示。结果有三种,见表3-1。

表 3-1　糖发酵试验结果判定

反应现象	记录	结果描述
酸性变色、有气泡	⊕	分解××糖产酸、产气
酸性变色、无气泡	+	分解××糖产酸、不产气
培养基不变色	−	不分解××糖

我的结果:

_____

_____

【注意事项】

1. 常用指示剂有酚红、溴麝香草酚蓝和溴甲酚紫等,前两种指示剂虽敏感但稳定性差,对迟缓发酵或培养时间长的细菌应用溴甲酚紫和酸性复红。

2. 糖发酵试验中培养基的糖浓度为 1%,此浓度可减少逆反应。

【思考题】

糖发酵试验在细菌鉴别中有哪些应用?

（二）葡萄糖氧化-发酵试验（O/F 试验）

【仪器和材料】

1. 菌种　大肠埃希菌、铜绿假单胞菌。

2. 培养基　Hugh-Leifson 培养基。

3. 试剂　无菌液体石蜡。

【原理】

根据细菌在分解葡萄糖过程中对氧分子需求的不同，可将细菌分为氧化型、发酵型、产碱型三类。氧化型细菌只能在有氧环境中分解葡萄糖；发酵型细菌在有氧或无氧环境中都可以分解葡萄糖；产碱型细菌在有氧或无氧环境中都不能分解葡萄糖。

【实验方法】

将待检细菌接种至两支 Hugh-Leifson 培养基中，其中一支滴加无菌液体石蜡，35℃培养24～48 小时，观察结果。

【结果】

细菌分解葡萄糖产酸可使培养基变成黄色。两支培养基均变黄为发酵型，均不变色为产碱型，仅开放管（不加液体石蜡的）变黄为氧化型。

我的结果：

_____

【注意事项】

1. 滴加液体石蜡的高度至少为 1cm。

2. 有些细菌不能在 Hugh-Leifson 培养基中生长，可向培养基中加入无菌血清并使其浓度为 2%，再重做试验。

【思考题】

为什么滴加液体石蜡的高度至少为 1cm?

（三）甲基红试验（MR 试验）

【仪器和材料】

1. 菌种　大肠埃希菌、产气肠杆菌。

2. 培养基　葡萄糖磷酸盐蛋白胨水培养基。

3. 试剂　甲基红指示剂。

【原理】

有些细菌分解葡萄糖产生丙酮酸，丙酮酸进一步分解为甲酸、乙酸等酸性物质，使培养基 pH 在 4.5 以下，加入甲基红指示剂后呈现红色（阳性）。若产酸量少或进一步分解为醇、醛等非酸性物质，使培养基 pH 在 6.2 以上，加入甲基红指示剂后呈现橘黄色（阴性）。

【实验方法】

将待检细菌接种至葡萄糖磷酸盐蛋白胨水培养基中，35℃培养 18～24 小时，加入甲基红指示剂 2～3 滴，立即观察结果。

【结果】

红色为阳性，橘黄色为阴性。

我的结果：

_____

【注意事项】

培养基中的蛋白胨可影响试验结果,培养时间对试验结果也有影响。

【思考题】

培养基中的蛋白胨有什么作用?

(四) V-P 试验

【仪器和材料】

1. 菌种 大肠埃希菌、产气肠杆菌。

2. 培养基 葡萄糖磷酸盐蛋白胨水培养基。

3. 试剂 V-P 试验甲、乙液。

【原理】

有些细菌分解葡萄糖产生丙酮酸,丙酮酸进一步分解为乙酰甲基甲醇,乙酰甲基甲醇在碱性环境下被氧化为二乙酰,二乙酰与精氨酸中的胍基生成红色胍缩二乙酰(阳性)。

【实验方法】

将待检细菌接种至葡萄糖磷酸盐蛋白胨水培养基中,35℃培养 18～24 小时,加入 V-P 试验甲、乙液各一滴,充分摇动试管混匀,静置 10 分钟,观察结果。

【结果】

红色为阳性,若为阴性应将试管放于 35℃ 培养箱中,4 小时后再观察,如仍无红色为阴性。

我的结果:

【注意事项】

1. 滴加 V-P 试验甲、乙液后需要摇匀。

2. 如果已知的 V-P 反应阳性菌出现阴性结果,加热便可出现红色。

【思考题】

V-P 试验与甲基红试验的区别与联系有哪些?

(五) 枸橼酸盐利用试验

【仪器和材料】

1. 菌种 大肠埃希菌、产气肠杆菌。

2. 培养基 枸橼酸盐培养基。

3. 指示剂 溴麝香草酚蓝。

【原理】

某些细菌能在枸橼酸盐培养基上生长,可以利用枸橼酸盐作为唯一碳源,利用铵盐作为唯一氮源,分解后生成碳酸钠和氨,培养基变为碱性,使溴麝香草酚蓝指示剂由淡绿色变为深蓝色。

【实验方法】

将待检细菌接种至枸橼酸盐培养基中,35℃培养 24～48 小时,观察结果。

【结果】

培养基变为深蓝色为阳性,培养基不变色为阴性。

我的结果:

【注意事项】

1. 接种细菌量要合适,菌量过少易造成假阴性,菌量过多易造成假阳性。

2. 培养时间为24~48小时,有些细菌需在48小时以上才使培养基变色。

【思考题】

肠杆菌科中哪些细菌枸橼酸盐利用试验为阳性?

(六)吲哚(Indole)试验(靛基质试验)

【仪器和材料】

1. 菌种 大肠埃希菌、产气肠杆菌。

2. 培养基 蛋白胨水培养基。

3. 试剂 对二甲基氨基苯甲醛。

【原理】

具有色氨酸酶的细菌能分解蛋白胨中的色氨酸产生吲哚,后者与对二甲基氨基苯甲醛结合,形成红色的玫瑰吲哚。

【实验方法】

将待检细菌接种于蛋白胨水培养基中,35℃培养18~24小时,加入吲哚试剂2~3滴,观察结果。

【结果】

两液面交界处出现红色为阳性,不出现红色为阴性。

我的结果:

_____

【注意事项】

1. 滴加吲哚试剂须沿试管壁徐徐加入,稍待片刻,立即观察结果。

2. 不要用含葡萄糖的蛋白胨水培养基,因为吲哚试验阳性的细菌都可分解葡萄糖产酸,可抑制细菌的生长或抑制酶活性,而出现假阴性。

【思考题】

加入吲哚试剂后为什么会出现红色?

(七)苯丙氨酸脱氨酶试验

【仪器和材料】

1. 菌种 大肠埃希菌、变形杆菌。

2. 培养基 苯丙氨酸培养基。

3. 试剂 100g/L三氯化铁。

【原理】

某些细菌可产生苯丙氨酸脱氨酶,使苯丙氨酸脱去氨基生成苯丙酮酸,后者与加入的三氯化铁形成绿色螯合物。

【实验方法】

将待检细菌接种于苯丙氨酸培养基中,35℃培养18~24小时,加入100g/L三氯化铁溶液3~5滴,观察结果。

【结果】

立即出现绿色为阳性,加入后无绿色为阴性。

我的结果：

___

【注意事项】

滴加三氯化铁溶液3~5滴后,慢慢转动试管使试剂布满斜面,5分钟内出现绿色为阳性。

【思考题】

肠杆菌科中哪些细菌的苯丙氨酸脱氨酶试验为阳性?

(八)氨基酸脱羧酶试验

【仪器和材料】

1. 菌种　普通变形杆菌,乙型副伤寒沙门菌。

2. 培养基　赖氨酸脱羧酶培养基,鸟氨酸脱羧酶培养基,氨基酸脱羧酶对照培养基。

3. 指示剂　溴甲酚紫,溴麝香草酚蓝。

【原理】

某些细菌具有氨基酸脱羧酶,可分解氨基酸生成胺和 CO_2,培养基变为碱性,使指示剂发生颜色变化。

【实验方法】

将待检细菌接种于赖氨酸脱羧酶培养基、鸟氨酸脱羧酶培养基和氨基酸脱羧酶对照培养基中,每管均加入无菌液体石蜡,35℃培养 1~2 天,观察结果。

【结果】

对照管黄色,试验管紫色为阳性。两管均黄色为阴性。

我的结果：

___

【注意事项】

不加氨基酸的对照管内含有葡萄糖,如有细菌生长可以发酵葡萄糖产酸,使培养基变黄色,如对照管为紫色,则说明所有氨基酸脱羧酶试验无效。

【思考题】

溴甲酚紫指示剂的变色范围是多少?

(九)脲(尿素)酶试验

【仪器和材料】

1. 菌种　大肠埃希菌,铜绿假单胞菌。

2. 培养基　尿素培养基。

3. 指示剂　酚红。

【原理】

某些细菌具有脲酶,能分解尿素产氨,使酚红指示剂变为红色。

【实验方法】

将待检细菌接种于尿素培养基中,35℃培养 18~24 小时,观察结果。阴性时继续观察 72 小时。

【结果】

培养基变红色为阳性,不变色为阴性。

我的结果：

___

【注意事项】

细菌可利用培养基中的蛋白胨产氨,使指示剂酚红呈红色,造成假阳性,因此本实验缺乏特异性,可以用无尿素的培养基作对照,排除假阳性。

【思考题】

肠杆菌科细菌中哪些细菌的脲酶试验为阳性?

（十）硝酸盐还原试验

【仪器和材料】

1. 菌种　大肠埃希菌,铜绿假单胞菌。

2. 培养基　硝酸盐培养基。

3. 试剂　硝酸盐还原试剂甲液和乙液。

【原理】

某些细菌能将硝酸盐还原为亚硝酸盐、氨和氮等。亚硝酸盐与醋酸作用生成亚硝酸,亚硝酸与对氨基苯磺酸作用生成重氮苯磺酸,后者与 α-萘胺结合为红色的化合物。

【实验方法】

将待检细菌接种于硝酸盐培养基中,35℃培养 1~2 天,观察结果。

【结果】

观察结果前沿试管壁缓慢加入硝酸盐还原试剂甲液和乙液各 1 滴。10 分钟内出现红色为阳性,不出现红色为阴性。

我的结果:

___

【注意事项】

硝酸盐可被还原为氨和氮等产物而导致假阴性,这时可在试管内加入少许锌粉,出现红色则表明试验为阴性,若仍不产生红色,表明硝酸盐还原试验为阳性。

【思考题】

硝酸盐还原试验有哪些临床应用?

（十一）氧化酶试验

【仪器和材料】

1. 菌种　大肠埃希菌,铜绿假单胞菌。

2. 试剂　盐酸二甲基对苯二胺或盐酸四甲基对苯二胺。

【原理】

具有氧化酶的细菌可氧化细胞色素 C,氧化型的细胞色素 C 将盐酸二甲基对苯二胺或盐酸四甲基对苯二胺氧化成红色或蓝色化合物。

【实验方法】

用滤纸条蘸取待检菌落少许,用滴管吸取氧化酶试剂,滴加于滤纸条的菌落上(或直接将氧化酶试剂滴加于培养基的菌落上)。

【结果】

立即出现红色(盐酸二甲基对苯二胺)或蓝色(盐酸四甲基对苯二胺)为阳性,不变色为阴性。

我的结果:

___

【注意事项】

1. 观察结果时以菌落的颜色变化为判断依据,镊子接触部位在加入试剂后也会呈现红色,要注意鉴别。

2. 做氧化酶试验时接触含铁物质易出现假阳性。

3. 使用含葡萄糖培养基上的菌落易造成假阴性。

【思考题】

如何保证氧化酶试验结果的准确性?

(十二)触酶(过氧化氢酶)试验

【仪器和材料】

1. 菌种 金黄色葡萄球菌,表皮葡萄球菌,链球菌。

2. 试剂 3%过氧化氢。

【原理】

某些细菌具有过氧化氢酶,能分解过氧化氢生成水和初生态氧,初生态氧可形成氧分子而出现气泡。

【实验方法】

取固体培养基上的18~24小时待检菌落,置于洁净载玻片上,滴加3%过氧化氢溶液数滴,立即观察结果。

【结果】

在10秒内产生大量气泡者为阳性,不产生气泡者为阴性。

我的结果:

_____

【注意事项】

1. 3%过氧化氢溶液要新鲜配制。

2. 避免含铁物质或含铁培养基,遇铁会出现假阳性。

【思考题】

已知触酶试验为阳性的细菌,若出现阴性结果应如何处理?

(十三)血浆凝固酶试验

【仪器和材料】

1. 菌种 金黄色葡萄球菌,链球菌。

2. 试剂 新鲜兔血浆。

【原理】

某些细菌能产生血浆凝固酶,包括结合型和游离型两种。结合型的血浆凝固酶可使血浆中可溶性的纤维蛋白原变为不溶性的纤维蛋白,附着于细菌表面,在玻片上形成凝块;游离型的血浆凝固酶则可使试管中血浆发生凝固。

【实验方法】

玻片法:取新鲜的兔血浆(或人血浆)和生理盐水各1滴分别滴于载玻片上,挑取待检细菌少许,分别与生理盐水和血浆混合,立即观察结果。

试管法:将18~24小时培养的待检细菌接种于含0.5~1ml血浆的试管中,37℃水浴4小时,观察结果。

【结果】

玻片法:细菌在生理盐水中无凝集,在血浆中聚集成团块为血浆凝固酶试验阳性,细菌在血浆中呈均匀混浊为阴性。

试管法:血浆出现凝固为阳性,血浆无变化为阴性。

我的结果:

【注意事项】

1. 某些菌株产生的葡激酶在延长孵育时间后可使凝块溶解产生假阴性。

2. 若使用的不是无菌血浆可产生假阳性或假阴性结果。

【思考题】

如何保证血浆凝固酶试验结果的准确性?

(十四) DNA 酶试验

【仪器和材料】

1. 菌种 大肠埃希菌,金黄色葡萄球菌。

2. 培养基 DNA 琼脂培养基。

【原理】

DNA 酶可将 DNA 链水解成由几个单核苷酸组成的寡核苷酸链。长链 DNA 可被酸沉淀,而寡核苷酸可溶于酸。

【实验方法】

将待检细菌点种于 DNA 琼脂培养基上,35℃培养 18～24 小时后,用 1mol/L 盐酸覆盖琼脂,观察结果。

【结果】

菌落周围出现透明环的为阳性,无透明环的为阴性。

我的结果:

【思考题】

如何保证 DNA 酶试验的准确性?

(十五) 克氏双糖铁(KIA)试验

【仪器和材料】

1. 菌种 大肠埃希菌,铜绿假单胞菌,乙型副伤寒沙门菌。

2. 培养基 克氏双糖铁(KIA)培养基。

【原理】

克氏双糖铁培养基中葡萄糖含量仅为乳糖的 1/10,若细菌只分解葡萄糖而不分解乳糖,分解葡萄糖产酸使 pH 降低,因此斜面和底层均先呈黄色,但因葡萄糖含量较少,产生的少量酸可因接触空气而氧化,并因细菌生长繁殖时可利用含氮物质生成碱性化合物,使斜面部分又变成红色;底层由于处于缺氧状态,氨基酸降解产生的碱性物质不足以中和所形成的酸,故仍为黄色。细菌分解葡萄糖、乳糖产酸,使斜面与底层均呈黄色,若产气可有气泡或培养基出现断层。细菌产生硫化氢时与培养基中的硫酸亚铁作用,形成黑色的硫化亚铁。

【实验方法】

用接种针挑取待检细菌,先穿刺接种 KIA 培养基,距管底 3~5mm 为止,再从原路返回,在斜面上自下而上划曲线接种,35℃培养 18~24 小时,观察结果。

【结果】 常见的结果有以下几种,见表3-2。

表3-2 KIA 试验结果判定

反应现象	结果描述	记录
斜面碱性(K)/底层碱性(K)	不发酵乳糖,不发酵葡萄糖	K/K－－
斜面碱性(K)/底层酸性(A),有气泡	不发酵乳糖,发酵葡萄糖产酸,产气	K/A＋－
斜面碱性(K)/底层酸性(A)(黑色)	不发酵乳糖,发酵葡萄糖产酸,产硫化氢	K/A－＋
斜面酸性(A)/底层酸性(A),有气泡	发酵葡萄糖和乳糖	A/A＋－

我的结果:

_____

_____

_____

【注意事项】

穿刺接种时应距管底 3~5mm,以免影响结果观察。

【思考题】

如何判断 KIA 试验的结果?

（十六）动力、吲哚及脲酶(MIU)复合试验

【仪器和材料】

1. 菌种 大肠埃希菌,普通变形杆菌。

2. 培养基 MIU 培养基。

【实验原理】

培养基为含尿素、蛋白胨成分的半固体培养基,指示剂为酚红。可同时检测细菌是否具有色氨酸酶、脲酶和动力。

【实验方法】

用接种针将待检细菌垂直穿刺接种于 MIU 培养基,35℃培养 18~24 小时后,先观察动力和脲酶反应后,再滴加吲哚试剂,观察结果。

【结果】

有动力的细菌沿穿刺线向四周扩散生长,产脲酶的细菌能使整个培养基变红,具有色氨酸酶的细菌加入吲哚试剂后培养基与试剂交界面会出现红色。

我的结果:

_____

_____

_____

【注意事项】

穿刺接种时,穿刺到距离管底 0.4cm 处,再沿穿刺线退出接种针。

【思考题】

请列出肠杆菌科中常见细菌的 MIU 反应模式。

二、血清学鉴定

【实验目的】

1. 掌握玻片凝集试验的实验方法和结果判断。

2. 熟悉荚膜肿胀试验的实验方法和结果判断。

【仪器和材料】

1. 菌种　乙型副伤寒沙门菌,肺炎链球菌。

2. 试剂　沙门菌属诊断血清(A-F-O 多价),沙门菌群因子血清(O 因子),沙门菌型因子血清(H 因子 1 相,2 相),抗肺炎链球菌荚膜免疫血清。

3. 其他　生理盐水,亚甲蓝水溶液,载玻片等。

（一）玻片凝集试验

【原理】

颗粒性抗原与相应抗体混合时,在一定浓度电解质条件下,出现肉眼可见的凝集现象,称凝集试验。

【实验方法】

1. 取 1～2 接种环沙门菌属诊断血清(A-F-O)置于载玻片一端,取 1～2 接种环生理盐水置于载玻片另一端作阴性对照。

2. 取少量待检细菌,分别涂于多价血清和生理盐水中,并与之混匀,轻轻摇动玻片,数分钟后观察结果。

3. 多价血清凝集试验为阳性时,再用相同实验方法作因子血清的凝集试验。

【结果】

生理盐水对照呈均匀混浊。待检细菌与血清混匀后出现颗粒状凝集为阳性,呈均匀混浊为阴性。

我的结果:

_____

【注意事项】

试验时应设阴性对照,如果凝集现象不易观察,可放在显微镜下观察。

（二）荚膜肿胀试验

【实验原理】

特异性抗血清与相应的细菌荚膜相互作用时,可使细菌荚膜肿胀,在细菌周围出现一个宽阔的环状带。

【实验方法】

1. 在洁净载玻片两侧各加待检菌液 1～2 接种环。

2. 分别滴加抗肺炎链球菌荚膜血清和正常对照兔血清,各 1～2 接种环,与待检菌液混匀。

3. 再各加 1 接种环 1% 亚甲蓝水溶液,混匀后分别加盖玻片,放入湿盒中,室温下放置

5~10分钟后镜检。

【结果】

在蓝色菌体周围可见宽阔、界限清晰的无色环状带即为肿胀的荚膜,对照侧无变化,为荚膜肿胀试验阳性。试验和对照两侧均看不到肿胀的荚膜为阴性。

我的结果:

___

【注意事项】

试验时应设阴性对照。

三、数字编码鉴定

【实验目的】

1. 掌握细菌数字编码鉴定的实验原理和结果判断。

2. 熟悉细菌数字编码鉴定的操作方法和临床意义。

【仪器和材料】

1. 菌种 大肠埃希菌,铜绿假单胞菌。

2. 培养基 普通琼脂培养基,细菌鉴定系统微量培养管。

3. 试剂 靛基质试剂,VP试剂,氧化酶试剂。

4. 其他 0.5麦氏比浊管,电脑分析系统,编码本。

【原理】

数字编码鉴定是指通过数学的编码技术将细菌的生化反应模式转换成数学模式,给每种细菌的反应模式赋予一组数码,建立数据库或编成检索本。通过对未知细菌进行有关生化试验并将生化反应结果转换成数字(编码),查阅编码本或检索数据库,得到细菌名称。

【实验方法】

1. 制备细菌悬液 挑取平板上的单个菌落混于1ml无菌的生理盐水中,使菌液浓度为0.5麦氏比浊度(细菌数约$1.5 \times 10^8/ml$)。

2. 接种 按照操作要求将上述细菌悬液加入到细菌微量鉴定孔内或微量管内,35℃培养18~24小时。观察结果。

【结果】

1. 结果观察 根据细菌鉴定系统的判断标准观察结果,判断为 + 或 -,并记录在报告单上。

2. 编码鉴定 从第一项开始,每3项生化反应为一组。若组内第1项生化反应为阳性,则将该项的值记为"4"或"1",若第二项反应为阳性则将该项的值记为"2",若第三项反应为阳性,则将该项的值记为"1"或"4",反应为阴性则该项记为"0",然后将每组的三个数值相加,得到一个不大于7的数值,这些数值依次排列组成编码,检索编码手册或输入电脑,该编码所对应的细菌名称即为鉴定结果。

我的结果:

___

【注意事项】

1. 编码分组一般是三个鉴别试验为一组,但有些微量鉴定系统可能会两个或一个试验为一组,在编码时需参照鉴定系统的要求。

2. 有些鉴定系统不要求稀释菌液,实际操作需参照鉴定系统的要求。

【思考题】

请问细菌数字编码鉴定有哪些优缺点?

四、动物实验与细菌毒素检测

【实验目的】

1. 掌握常用实验动物接种技术及内毒素测定的实验方法。

2. 熟悉常用的动物采血方法。

3. 了解外毒素体内检测的实验方法。

【仪器和材料】

1. 动物 小白鼠,家兔等。

2. 试剂 2%碘酒,75%酒精,生理盐水,注射用水、标准内毒素(大肠埃希菌内毒素含量100ng/ml),鲎试剂,标准破伤风外毒素,破伤风抗毒素。

3. 器具 无菌注射器,棉球,体温计。

4. 待测物 血液或细菌培养液的上清。

(一)实验动物接种技术

将实验动物固定好,暴露针刺部位,消毒处理。用无菌注射器吸取待接种液,并排出管内的气泡。

1. 小白鼠腹腔接种法

(1)固定小白鼠:右手抓住小白鼠尾部,使其爬行于鼠笼或实验台上,左手食指和拇指抓住其两耳及颈部皮肤,反转使小鼠腹部朝上,将后肢拉直,以无名指和小指按住鼠尾(或左后腿和鼠尾)。

(2)注射:常选择小白鼠左下腹进行注射。用碘酒、酒精消毒皮肤,右手持注射器,使针尖在皮下前移约1cm,再以45°角刺入腹腔,刺入后有落空感,回抽时无肠液、血液等,即可缓缓注入接种液0.5~1.0ml。拔出针头,用消毒干棉球稍加按压针眼部位。

2. 小白鼠皮下接种法

(1)小白鼠固定方法同上。

(2)注射:常选择小白鼠腹部或大腿内侧进行注射。用碘酒、酒精消毒皮肤,注射时绷紧皮肤或轻轻捏起皮肤,斜向刺入并将0.5~1ml接种液缓慢注入皮下,可见皮肤稍有隆起。拔出针头,用消毒干棉球稍加按压针眼部位。

3. 小白鼠肌肉接种法

(1)小白鼠固定方法同上。

(2)注射:选择小白鼠左后腿,将小白鼠的左后肢从无名指背面横过,夹于无名指与小指之间,暴露大腿内侧,消毒皮肤。在大腿内侧由下而上斜刺入肌肉内,注射量为0.1~0.5ml。拔出针头,用消毒干棉球稍加按压针眼部位。

4. 家兔耳缘静脉接种法 固定家兔,轻弹家兔耳部使血管充血,消毒后,用左手拇指和中指捏住家兔耳尖部,食指放于耳下作为支持,右手持注射器,使针头斜面向上刺入血管内,注入接种物。拔出针头,用消毒干棉球稍加压按针眼部位。

【注意事项】

1. 正确抓取、固定实验动物,既不伤害实验动物,也不要被实验动物抓伤。

2. 标记好实验动物,填写实验动物记录卡,内容包括:实验动物名称、注射材料、部位、剂量、日期等,将卡片挂于动物笼上。

(二)实验动物采血技术

1. 家兔耳缘静脉采血法 固定家兔,轻弹其耳部使静脉怒张,用碘酒及酒精消毒,用无菌注射器静脉穿刺抽取血液 1~2ml。

2. 家兔心脏采血法 将家兔固定于仰卧位,用食指触其胸壁探明心脏搏动最明显处(约在左侧胸骨的第三肋间),去毛、消毒后,将针头垂直刺入心脏,待血液进入针筒后,缓慢采出所需血量。一般家兔抽取 20ml 血液仍可生存。

【注意事项】

1. 根据实验目的、所需血量及动物种类选择合适的采血方法。

2. 采血用的注射器和试管必须保持干燥,以免发生溶血。

(三)细菌内毒素的测定——鲎试验

【原理】

鲎的血液和淋巴液中有一种有核的变形细胞,胞浆内有大量的致密颗粒,内含凝固酶原及凝固蛋白原。当内毒素与鲎试剂(鲎变形细胞冻融后的溶解物)接触时,可激活凝固酶原,使可溶性的凝固蛋白原变成凝固蛋白而使鲎变形细胞冻融物呈凝胶状态。

【实验方法】

1. 打开三支鲎试剂安瓿,每支加入 0.1ml 注射用水使之溶解。

2. 向三支安瓿中分别加入标准内毒素(阳性对照)、待测品、无菌蒸馏水(阴性对照)各 0.1ml,轻轻摇匀。

3. 将安瓿管垂直放于 37℃ 温箱中,1 小时后观察结果。

【结果】

将试管从恒温箱中取出,缓缓倒转 180°,若管内形成凝胶,且凝胶不变形、不从管壁滑脱者为阳性。若没有形成凝胶,或凝胶不坚实、变形,或从管壁滑脱者为阴性。

我的结果:

_____

_____

【注意事项】

1. 所有试验物品和试剂不能有热原污染,以免造成假阳性。

2. 所用的鲎试剂应是弃 G 因子试剂,否则还有其他物质可以通过 G 因子途径激活鲎试剂的凝集反应,从而产生假阳性的结果。

(四)外毒素毒性检测

【实验原理】

细菌外毒素对机体的毒性作用可被相应的抗毒素中和,若先给动物注射抗毒素,再注射外毒素,动物不产生中毒症状。而未注射抗毒素的则产生中毒症状。破伤风痉挛毒素是破伤风梭菌产生的外毒素,可阻止抑制性神经介质的释放,从而导致肌肉强直性收缩。

【实验方法】

1. 取一只小白鼠,腹腔注射破伤风抗毒素 0.2ml(100 单位),30 分钟后在小白鼠的左后肢肌肉内注射 0.2ml 破伤风外毒素的稀释液(1:100 稀释)。

2. 另取一只小白鼠,左后肢肌肉内注射 0.2ml 破伤风外毒素的稀释液(1:100 稀释)。

3. 标记两只小白鼠,每天观察其发病情况。

【结果】

可见未注射抗毒素的小白鼠尾部强直,注射侧肢体强直性痉挛,继而另一侧肢体也出现痉挛,最后全身肌肉痉挛,并于 2~3 日内死亡。而先注射抗毒素的小白鼠未出现上述症状。

【注意事项】

1. 实验操作时注意安全,避免被小白鼠抓、咬伤。

2. 为保证实验的准确性,每只小白鼠应分笼喂养。

(焦凤萍)

实验四　抗菌药物敏感性试验与细菌耐药性检测

一、纸片扩散法

【实验目的】

掌握纸片扩散法(K-B 法)原理、操作方法、结果的判读、临床意义和质量控制。

【仪器和材料】

1. 菌种　金黄色葡萄球菌、大肠埃希菌和铜绿假单胞菌的临床菌株和标准菌株。

2. 培养基　水解酪蛋白(M-H)琼脂平板。

3. 抗菌药物纸片　哌拉西林,哌拉西林/他唑巴坦,头孢噻肟,头孢曲松,头孢他啶,头孢吡肟,阿米卡星,环丙沙星,亚胺培南,青霉素,头孢西丁,氨苄西林/舒巴坦,头孢唑啉,氨曲南,克林霉素,复方磺胺甲噁唑,红霉素,庆大霉素,氨苄西林。

4. 其他　无菌生理盐水,无菌棉签,0.5 麦氏比浊管(McFarland standard,相当于 1.5×10^8 CFU/ml),镊子,游标卡尺,接种环等。

【原理】

将含有定量抗菌药物的纸片贴在已接种测试菌的琼脂平板上,纸片中所含的药物吸收琼脂中的水分溶解后不断向纸片周围扩散形成递减的梯度浓度,在纸片周围抑菌浓度范围内测试菌的生长被抑制,从而形成无菌生长的透明圈即为抑菌圈。抑菌圈的大小反映测试菌对测定药物的敏感程度,并与该药对测试菌的 MIC 呈负相关。

【方法和步骤】

1. 平板制备　将放在 56℃ 左右保温的无菌 M-H 琼脂倾注于直径 90mm 的平板中(每个平板倾注约 25ml),使培养基的厚度为 4mm。

2. 菌液准备　挑取培养 16~24 小时的血琼脂平板上 4~5 个菌落置于无菌生理盐水中,校正其浊度于 0.5 麦氏比浊管标准。

3. 接种　用无菌棉拭蘸取菌液,在管内壁将多余菌液旋转挤去后,在琼脂平皿表面均匀涂抹接种 3 次,每次旋转平板 60°,最后沿平板内缘涂抹一周。

4. 贴抗菌药物纸片　平板在室温下干燥 3~5 分钟,用无菌镊子将抗菌药物纸片紧贴于琼脂表面,各纸片中心距离大于 24mm,纸片距平板内缘大于 15mm,纸片贴上后不可再移动,因为抗菌药物会自动扩散到培养基内。

5. 孵育 35℃培养16～18小时后,用游标卡尺量取抑菌圈直径。

6. 抗菌药物纸片的选择 根据待测菌株选择相应的抗菌药物纸片,参照表4-1选择抗菌药物纸片。

表4-1 抗菌药物纸片的选择

待测细菌	抗菌药物纸片					
金黄色葡萄球菌	青霉素	头孢西丁	庆大霉素	红霉素	环丙沙星	克林霉素
	复方磺胺甲噁唑					
大肠埃希菌	氨苄西林	哌拉西林	氨苄西林/舒巴坦	头孢唑啉	头孢噻肟	头孢曲松
	头孢他啶	亚胺培南	氨曲南	庆大霉素	阿米卡星	环丙沙星
铜绿假单胞菌	哌拉西林	哌拉西林/他唑巴坦	头孢他啶	头孢吡肟	亚胺培南	庆大霉素
	阿米卡星	环丙沙星				

7. 质量控制 标准菌株的抑菌圈直径应处于表4-2预期范围内。如果超出该范围,应视为失控而不发报告,须及时查找原因,予以纠正。

表4-2 标准菌株的抑菌圈预期值范围

抗菌药物	纸片含药量	抑菌圈直径(mm)		
		大肠埃希菌 ATCC25922	金黄色葡萄球菌 ATCC25923	铜绿假单胞菌 ATCC27853
阿米卡星	30μg	19～26	20～26	18～26
庆大霉素	10μg	19～26	19～27	17～23
青霉素	10单位	-	26～37	-
头孢西丁	30μg	23～29	23～29	-
氨苄西林	10μg	16～22	27～35	-
氨苄西林/舒巴坦	10/10μg	19～24	29～37	-
哌拉西林	100μg	24～30	-	25～33
哌拉西林/他唑巴坦	100/10μg	24～30	27～36	25～33
头孢唑啉	30μg	21～27	29～35	-
头孢噻肟	30μg	29～35	25～31	18～22
头孢曲松	30μg	29～35	22～28	17～23
头孢他啶	30μg	25～32	16～20	22～29
万古霉素	30μg	-	17～21	-
红霉素	15μg	-	22～30	-
环丙沙星	5μg	30～40	22～30	25～33
克林霉素	2μg	-	24～30	-
复方磺胺甲噁唑	1.25/23.75μg	23～29	24～32	-

续表

抗菌药物	纸片含药量	抑菌圈直径(mm)		
		大肠埃希菌 ATCC25922	金黄色葡萄球菌 ATCC25923	铜绿假单胞菌 ATCC27853
亚胺培南	10μg	26~32	-	20~28
氨曲南	30μg	28~36	-	23~29
头孢吡肟	30μg	31~37	23~29	24~30

【结果】

1. 结果判读 用游标卡尺量取抑菌环直径,参照表4-3、4-4和4-5的标准判读结果,按敏感(susceptible,S)、耐药(resistant,R)和中介(intermediate,I)报告。

表4-3 金黄色葡萄球菌抗菌药物敏感性试验评价结果

抗菌药物	纸片含药量	抑菌环直径(mm)			对应MIC值(μg/ml)		
		S	I	R	S	I	R
青霉素	10单位	≥29	-	≤28	≤0.12	-	≥0.25
头孢西丁	30μg	≥22	-	≤21	≤4	-	≥8
万古霉素	30μg	-	-	-	≤2	4-8	≥16
庆大霉素	10μg	≥15	13~14	≤12	≤4	8	≥16
红霉素	15μg	≥23	14~22	≤13	≤0.5	1~4	≥8
环丙沙星	5μg	≥21	16~20	≤15	≤1	2	≥4
克林霉素	2μg	≥21	15~20	≤14	≤0.5	1~2	≥4
复方磺胺甲噁唑	1.25/23.75μg	≥16	11~15	≤10	≤2/38	-	≥4/76

备注:①对于金黄色葡萄球菌,苯唑西林的纸片结果不可靠,用头孢西丁代替苯唑西林进行实验;基于头孢西丁的结果报告苯唑西林敏感或耐药。②对于所有的葡萄球菌,万古霉素的药敏试验应进行MIC测定,因为纸片扩散法不能区分万古霉素敏感或中介的金黄色葡萄球菌,或不能区分万古霉素敏感、中介或耐药的凝固酶阴性葡萄球菌。③诱导克林霉素耐药能够通过D试验或微量肉汤稀释法进行测定。

表4-4 大肠埃希菌抗菌药物敏感性试验评价结果

抗菌药物	纸片含药量	抑菌环直径(mm)			对应MIC值(μg/ml)		
		S	I	R	S	I	R
氨苄西林	10μg	≥17	14~16	≤13	≤8	16	≥32
哌拉西林	100μg	≥21	18~20	≤17	≤16	32~64	≥128
氨苄西林/舒巴坦	10/10μg	≥15	12~14	≤11	≤8/4	16/8	≥32/16
头孢唑啉	30μg	≥23	20~22	≤19	≤2	4	≥8
头孢噻肟	30μg	≥26	23~25	≤22	≤1	2	≥4

续表

抗菌药物	纸片含药量	抑菌环直径（mm）			对应 MIC 值（μg/ml）		
		S	I	R	S	I	R
头孢曲松	30μg	≥23	20～22	≤19	≤1	2	≥4
头孢他啶	30μg	≥21	18～20	≤17	≤4	8	≥16
亚胺培南	10μg	≥23	20～22	≤19	≤1	2	≥4
氨曲南	30μg	≥21	18～20	≤17	≤4	8	≥16
庆大霉素	10μg	≥15	13～14	≤12	≤4	8	≥16
阿米卡星	30μg	≥17	15～16	≤14	≤16	32	≥64
环丙沙星	5μg	≥21	16～20	≤15	≤1	2	≥4

表 4-5　铜绿假单胞菌抗菌药物敏感性试验评价结果

抗菌药物	纸片含药量	抑菌环直径（mm）			对应 MIC 值（μg/ml）		
		S	I	R	S	I	R
哌拉西林	100μg	≥21	15～20	≤14	≤16		≥128
哌拉西林/他唑巴坦	100/10μg	≥21	15～20	≤14	≤16/4	32/4～64/4	≥128/4
头孢他啶	30μg	≥18	15～17	≤14	≤8	16	≥32
头孢吡肟	30μg	≥18	15～17	≤14	≤8	16	≥32
亚胺培南	10μg	≥19	16～18	≤15	≤2	4	≥8
庆大霉素	10μg	≥15	13～14	≤12	≤4	8	≥16
阿米卡星	30μg	≥17	15～16	≤14	≤16	32	≥64
环丙沙星	5μg	≥21	16～20	≤15	≤1	2	≥4

2. 结果解释　敏感（S）是指所分离菌株能被使用推荐剂量的抗菌药物在感染部位通常可达到的浓度所抑制。耐药（R）是指所分离菌株不被常规剂量的抗菌药物在感染部分可达到的浓度所抑制，和（或）证明分离菌株可能存在某些特定的耐药机制，或治疗研究显示药物对分离菌株的临床疗效不可靠。中介（I）是指抗菌药物 MIC 接近血液和组织中通常可达到的浓度，疗效低于敏感菌株；还表示抗菌药物在生理浓集的部位具有临床效力或者可用高于正常剂量的药物进行治疗。另外，中介作为一个缓冲区，以避免微小的、不能控制技术因素造成重大的结果解释错误。

我的结果：

_____

_____

_____

_____

_____

【注意事项】

培养基的质量、抗菌药物纸片的质量、接种菌量、试验操作质量、孵育条件、抑菌圈测量工具的精度和标准菌株本身的药敏特性等均能影响纸片扩散法抗菌药物敏感试验结果的准确性和精密度。

【思考题】

1. 纸片扩散法的基本原理是什么？

2. 纸片扩散法的影响因素有哪些？如何进行质量控制？

二、稀　释　法

【实验目的】

熟悉肉汤稀释法和琼脂稀释法的原理、操作方法、结果判读和质量控制。

【仪器和材料】

1. 菌株　金黄色葡萄球菌、大肠埃希菌和铜绿假单胞菌的临床菌株和标准菌株。

2. 培养基　M-H琼脂平板和M-H肉汤。

3. 抗菌药物　庆大霉素、头孢噻肟等。

4. 其他　无菌生理盐水，蒸馏水，0.1mmol/L磷酸盐缓冲液（pH 6.0），0.5麦氏比浊管，无菌试管，无菌吸头，无菌96孔聚乙烯U形微量板，微量加样器，直径为90mm的平板，多点接种器和接种环等。

【原理】

1. 肉汤稀释法原理　以水解酪蛋白（M-H）肉汤将抗菌药物稀释成不同浓度，然后种入待测菌株，定量测定抗菌药物对待测菌株的最低抑菌浓度（minimal inhibitory concentration，MIC）或最低杀菌浓度（minimal bactericidal concentration，MBC）。

2. 琼脂稀释法原理　接种待测菌株到含不同药物浓度的M-H琼脂平板上，经一定温度和时间孵育后观察，凡平板上无细菌生长的最低抗菌药物浓度即为待测菌株的MIC。

【方法和步骤】

1. 抗菌药物原液的配制　配制各种抗菌药物原液的溶剂和稀释剂为蒸馏水和0.1mol/L磷酸盐缓冲液（pH 6.0），参见表4-6。原液浓度常为测定最高浓度的10倍以上。肉汤和琼脂稀释法常用抗菌药物容积稀释法见表4-7。

表4-6　配制抗菌药物原液的溶剂和稀释剂

抗菌药物	溶剂	稀释液
羟氨苄西林、克拉维酸 青霉烷砜、替卡西林 氨苄西林	磷酸盐缓冲液，pH 6.0,0.1mol/L	磷酸盐缓冲液，pH 6.0,0.1mol/L
阿奇霉素、氯霉素、红霉素	95%乙醇	水
氨曲南	饱和碳酸钠溶液	水
头孢替坦	二甲基亚砜（DMSO）	水
头孢泊肟	0.1%碳酸钠水溶液	水
头孢噻甲羧肟	碳酸钠	水

抗菌药物	溶剂	稀释液
头孢噻吩	磷酸盐缓冲液,pH 6.0,0.1mol/L	水
依诺沙星、诺氟沙星、氧氟沙星、西诺沙星、萘啶酸	1/2 体积的水再加 1mol/L NaOH 滴至溶解	水
亚胺培南	磷酸盐缓冲液,pH 7.2,0.01mol/L	磷酸盐缓冲液,pH 7.2,0.01mol/L
利福平	甲醇	水
磺胺类	1/2 体积的热水和2.5mol/L NaOH 的最小量至溶解	水(可加热)

表 4-7 肉汤和琼脂稀释法常用抗菌药物容积稀释法

药物浓度 (μg/ml)	取药液量 (ml)	加稀释剂 (ml)	药物稀释浓度 (μg/ml)	琼脂或肉汤中 最终含药浓度(μg/ml) 药物:琼脂(或肉汤)= 1:9
5120(原液)	1	0	5120	512
5120	1	1	2560	256
5120	1	3	1280	128
1280	1	1	640	64
1280	1	3	320	32
1280	1	7	160	16
160	1	1	80	8
160	1	3	40	4
160	1	7	20	2
20	1	1	10	1
20	1	3	5	0.5
20	1	7	2.5	0.25
2.5	1	1	1.25	0.125
2.5	1	3	0.625	0.0625
2.5	1	7	0.312	0.0312

2. 宏量肉汤稀释法

(1)抗菌药物稀释:取 26 支试管排成两排,每排 13 支。另取 2 支试管,分别标记上"肉汤对照""测试菌生长对照"和"质控菌生长对照"等。用 M-H 肉汤稀释抗菌药物原液到待测最高浓度,如 128μg/ml。除每排的第一支试管外,每支试管内加 M-H 肉汤 2ml。每排的第一、二管分别加入 2ml 抗菌药物稀释液,依次对倍稀释到第 13 管,各管中抗菌药物的终浓度依次为 128、64、32、16、8、4、2、1、0.5、0.25、0.12、0.06 和 0.03μg/ml。

(2)测试菌和质控菌的准备:调制菌液至 0.5 麦氏比浊管标准同纸片扩散法。再用M-H

肉汤1:10稀释,使含菌量达到 10^7 CFU/ml。

(3)用微量加样器取0.1ml稀释菌液,由低药物浓度向高药物浓度加于各排试管中,其最终细菌接种量为 5×10^5 CFU/ml。最后加生长对照管。加样时加样器吸头必须插到管内液面下加菌并注意避免与管内壁接触。加毕菌液后的试管应避免晃动。

(4)孵育:35℃培养16~20小时后,观察结果。

3. 微量肉汤稀释法

(1)标记:在无菌96孔聚苯乙烯U形微量板的每排标记上"测试菌、质控菌和待测药物"等的编号和顺序。

(2)抗菌药物稀释:用M-H肉汤稀释抗菌药物原液到待测最高浓度,如 $128\mu g/ml$。用微量加样器在每排第12孔同加 $50\mu l$ M-H肉汤,然后按照从低药物浓度到高药物浓度的顺序从第11孔到第1孔依次加入 $50\mu l$ 稀释的药液。

(3)菌株准备和接种:调制菌液至0.5麦氏比浊管标准同纸片扩散法。再用M-H肉汤1:100稀释,使含菌量达到 10^6 CFU/ml,然后每孔接种 $50\mu l$。每排抗菌药物的最终稀释浓度分别为128、64、32、16、8、4、2、1、0.5、0.25和 $0.12\mu g/ml$,其最终接种量为 5×10^5 CFU/ml。

(4)孵育:将微孔板振荡1分钟,使各孔内溶液混匀,加盖并用胶纸密封以减少孵育过程中的蒸发,置温盒于35℃培养16~20小时。

4. 琼脂稀释法

(1)含药琼脂的制备:①按表4-7所示稀释待测抗菌药物;②分别取2ml加入一系列已做好标记、内径为90mm的平板内;③再取融化后已在50℃水浴中平衡半小时的M-H琼脂18ml加入无菌空平皿内,边加边轻轻摇晃,使药物和培养基充分混匀。

(2)接种:用多点接种器在水平台上对平板逐个接种,该接种器1次可接种37株菌。每点的接种菌量为1~ $2\mu l$(含菌量约 10^7 CFU/ml)。

(3)孵育:待接种点菌液干后,平板置35℃培养16~20小时。

5. 质量控制 每批或每次应同时进行质控菌的测定,质控菌的MIC必须在预期范围内。

【结果】

1. 宏量肉汤稀释法 测试菌或质控菌不出现肉眼可见细菌生长的最低药物浓度即该抗菌药物对该菌的MIC。

2. 微量肉汤稀释法 根据生长对照孔中测试菌或质控菌的生长特性,进行比较判断。无肉眼可见细菌生长的最低药物浓度即该抗菌药物对该菌的MIC。

3. 琼脂稀释法 完全抑制菌落生长的最低药物浓度为该抗菌药物对检测菌的MIC。单一菌落生长可忽略不计。

我的结果:

_____

_____

_____

【注意事项】

培养基的质量、接种菌量、抗菌药物的配制、试验操作质量、孵育条件、结果观察的时间等因素影响稀释法的实验结果。

【思考题】

1. 什么是最低抑菌浓度？

2. 稀释法的基本原理是什么？

三、E-Test 法

【实验目的】

熟悉 E 试验的原理、操作方法、结果判读和质量控制。

【仪器和材料】

1. 菌株　金黄色葡萄球菌、大肠埃希菌和铜绿假单胞菌的临床菌株和标准菌株。

2. 试剂和材料　M-H 琼脂平板，无菌生理盐水，0.5 麦氏比浊管，E 试验试条。

3. 其他　无菌棉签、镊子、刻度尺和接种环等。

【原理】

E 试验条是一条宽 5mm，长 50mm，内含有干化、稳定的、浓度由高到低呈指数梯度分布的一种抗菌药物的商品化塑料试条，试条上面用数字标出所含抗菌药物的浓度刻度（μg/ml）。E 试验结合了稀释法和扩散法的原理和特点，操作简便同扩散法，但可以像稀释法一样直接定量测出抗菌药物对测试菌的 MIC，结果准确，重复性好。

【方法和步骤】

1. 菌液准备和平板涂抹同纸片扩散法。

2. 用镊子将药敏试条放置在相应位置上，每个直径 140mm 的平板内可放置 6 条 E 试验试条，而 90mm 平板只能放 1~2 条。

3. 培养温度和时间与纸片扩散法相同。

4. 质量控制每批或每次应同时进行质控菌的测定，质控菌的 MIC 必须在预期范围内。

【结果】

培养后围绕试条可形成一个椭圆形的抑菌圈，抑菌圈和试条的横向相关处的刻度读数即该抗菌药物对测试菌的 MIC。

我的结果：

_____

_____

【注意事项】

1. 抑菌圈与试条相交介于所示上下刻度之间时，应读取较高的刻度值。

2. 出现双层抑菌圈时，应读取生长被完全抑制的所示刻度值。

3. 抑菌圈与试条相交处出现散在菌落，应读取生长被完全抑制的所示刻度值。

4. 抑菌圈与试条相交处呈凹陷延伸时，应读取凹陷起始部位所示的刻度值。

【思考题】

1. E 试验的特点是什么？

2. E 试验的注意事项有哪些？

四、联合药敏试验

【实验目的】

了解联合药敏试验的原理、方法和结果判读。

【仪器和材料】

微量棋盘稀释法见微量肉汤稀释法;琼脂棋盘稀释法见琼脂稀释法。

【原理】

类似稀释法,本实验两种抗菌药物分别以其 MIC 的两倍浓度开始对倍稀释,依次进行 6~8 个稀释度,测定方法同稀释法。通过计算 A 药联合时 MIC 和 A 药单测时 MIC 的比值加上 B 药联合时 MIC 和 B 药单测时 MIC 的比值,即 FIC 指数,判断 A、B 药联合应用的情况。

【方法和步骤】

1. 分别测定拟联合的抗菌药物 A 和 B 对待测菌的 MIC,根据抗菌药物 A 和 B 的 MIC 确定抗菌药物联合测定的稀释度,一般选择 6~8 个稀释度。

2. 每种抗菌药物的最高浓度为其 MIC 的 2 倍,采用棋盘稀释法,假设 A 药的 MIC = $32\mu g/ml$,B 药的 MIC = $8\mu g/ml$,其棋盘稀释法操作见表 4-8。

具体操作时,微量棋盘稀释法同微量肉汤稀释法,琼脂棋盘稀释法同琼脂稀释法。

表 4-8 棋盘稀释法示意表

	16/2	16/4	16/8	16/16	16/32	16/64
	8/2	8/4	8/8	8/16	8/32	8/64
药物 B 稀释 ↓	4/2	4/4	4/8	4/16	4/32	4/64
	2/2	2/4	2/8	2/16	2/32	2/64
	1/2	1/4	1/8	1/16	1/32	1/64
	0.5/2	0.5/4	0.5/8	0.5/16	0.5/32	0.5/64
	←药物 A 稀释					

【结果】

FIC 指数 = A 药联合时的 MIC/A 药单测时 MIC + B 药联合时的 MIC/B 药单测时 MIC;判断标准:FIC 指数 <0.5 为协同作用;0.5~1 为相加作用;1~2 为无关作用; >2 为拮抗作用。

我的结果:

_____

【思考题】

FIC 指数是什么?其判断标准是什么?

五、特殊耐药菌及耐药酶的表型检测

(一)MRSA 检测

【实验目的】

1. 掌握头孢西丁纸片法检测耐甲氧西林金黄色葡萄球菌的方法、结果判读。

2. 熟悉苯唑西林琼脂稀释法检测耐甲氧西林金黄色葡萄球菌。

【仪器和材料】

1. 菌种 临床分离的金黄色葡萄球菌、金黄色葡萄球菌 ATCC43300、金黄色葡萄球菌 ATCC25923。

2. 试剂和材料 头孢西丁($30\mu g$)纸片,M-H 琼脂平板,苯唑西林琼脂稀释法的 M-H 琼脂平板需加 4% NaCl 和 $6\mu g/ml$ 苯唑西林。

3. 其他 无菌生理盐水,试管,接种环,镊子,无菌棉签,0.5 麦氏比浊管等。

【原理】

对于耐甲氧西林金黄色葡萄球菌,由于菌体细胞膜 *mecA* 基因介导的青霉素结合蛋白(PBPs)发生改变,导致 β 内酰胺类抗菌药物不能与之结合或者亲和力降低,表现为该类细菌对所有 β 内酰胺类抗菌药物耐药。这种耐药可通过细菌是否对苯唑西林或头孢西丁耐药初步检测出来。

【方法和步骤】

1. 头孢西丁纸片扩散法

(1)挑选培养 16~24 小时的上述细菌,制备 0.5 麦氏比浊管标准的菌液。

(2)按照纸片扩散法的要求,每种细菌接种一个 M-H 平板,盖上平板的盖子,放置 3~10 分钟后,贴上头孢西丁纸片。

(3)35℃培养 16~18 小时,量取抑菌环直径。

(4)质量控制:观察金黄色葡萄球菌 ATCC43300 头孢西丁抑菌圈直径应≤21mm,金黄色葡萄球菌 ATCC25923 头孢西丁抑菌圈直径应为 23~29mm。

2. 苯唑西林琼脂稀释法

(1)制备含 6μg/ml 苯唑西林和 4% NaCl 的 M-H 琼脂平板。

(2)挑选培养 16~24 小时的上述细菌,制备 0.5 麦氏比浊管的菌液。用无菌棉签蘸取菌液,在平板表面点种或划线。

(3)35℃培养 20~24 小时,对于苯唑西林耐药的凝固酶阴性葡萄球菌,孵育 48 小时后再检测最可靠。

(4)质量控制:观察金黄色葡萄球菌 ATCC43300 的生长情况,该菌在棉签点种处应出现菌落,而金黄色葡萄球菌 ATCC25923 在棉签点种处应没有菌落出现。

【结果】

1. 头孢西丁纸片扩散法 头孢西丁对临床分离的金黄色葡萄球菌抑菌圈直径≤21mm 应报告甲氧西林耐药的金黄色葡萄球菌(MRSA),≥22mm 应报告甲氧西林敏感的金黄色葡萄球菌(MSSA)。

2. 苯唑西林琼脂稀释法 对临床分离菌株,观察棉签点种处是否出现菌落,若出现 1 个菌落以上,报告检出 MRSA,否则报告未检出 MSSA。

我的结果:

_____

_____

_____

【思考题】

1. 什么是 MRSA?

2. MRSA 检测常用哪些方法?

(二)β 内酰胺酶检测

【实验目的】

1. 掌握头孢硝噻吩纸片法检测 β 内酰胺酶的原理、方法。

2. 掌握纸片扩散法检测超广谱 β 内酰胺酶(ESBLs)的原理、结果判断。

【仪器和材料】

1. 菌种 临床分离的金黄色葡萄球菌,临床分离的大肠埃希菌,临床分离的肺炎克雷伯菌,临床分离的奇异变形杆菌,肺炎克雷伯菌 ATCC700603 和大肠埃希菌 ATCC25922。

2. 培养基 M-H 琼脂平板。

3. 抗菌药物纸片 头孢硝噻吩,头孢泊肟(10μg),头孢他啶(30μg),氨曲南(30μg),头孢噻肟(30μg),头孢曲松(30μg),头孢他啶/克拉维酸(30μg/10μg),头孢噻肟/克拉维酸(30μg/10μg)。

4. 其他 无菌生理盐水,试管,接种环,镊子,无菌牙签,无菌棉签,0.5 麦氏比浊管等。

【原理】

1. β 内酰胺酶细菌产生的 β 内酰胺酶能够水解产色头孢菌素——头孢硝噻吩,使之产生红色底物。

2. 超广谱 β 内酰胺酶是革兰阴性杆菌产生的一种水解酶,可水解多种 β 内酰胺类抗菌药物,导致产酶菌对青霉素类、复合青霉素、头孢菌素类等 β 内酰胺类抗菌药物耐药。该酶可以被酶抑制剂(克拉维酸、舒巴坦、他唑巴坦)水解。

【方法和步骤】

1. β 内酰胺酶的头孢硝噻吩纸片法

(1)革兰阳性球菌直接用无菌牙签挑取 16～20 小时的菌落或其细菌悬液涂抹头孢硝噻吩纸片。

(2)革兰阴性杆菌需提取细菌裂解液涂抹头孢硝噻吩纸片,10 分钟后观察结果。

(3)同时用肺炎克雷伯菌 ATCC700603 菌液涂抹头孢硝噻吩纸片作为质控。

2. 超广谱 β 内酰胺酶纸片扩散法

(1)初筛试验:按照纸片扩散法的规定进行操作。肺炎克雷伯菌、产酸克雷伯菌和大肠埃希菌应贴头孢泊肟或头孢他啶或氨曲南或头孢噻肟或头孢曲松,奇异变形杆菌应贴上头孢泊肟或头孢他啶或头孢噻肟。35℃培养 16～18 小时后量取抑菌圈直径。

(2)确证试验:如果 ESBLs 初筛试验阳性,需要进一步进行确证试验。按照标准纸片扩散法的规定进行,贴上头孢他啶、头孢噻肟、头孢他啶/克拉维酸、头孢噻肟/克拉维酸纸片。35℃培养 16～18 小时后量取抑菌圈直径。

【结果】

1. β 内酰胺酶的头孢硝噻吩纸片法 10 分钟后观察结果,纸片由黄色变为红色为阳性,表示产生 β 内酰胺酶;纸片未变色,表示不产生 β 内酰胺酶。

2. 超广谱 β 内酰胺酶纸片扩散法

(1)初筛试验:对于肺炎克雷伯菌、产酸克雷伯菌和大肠埃希菌,头孢泊肟抑菌圈直径≤17mm、头孢他啶 ≤22mm、氨曲南 ≤27mm、头孢噻肟 ≤27mm 和头孢曲松≤25mm,任何一种药物抑菌圈直径达到上述标准,提示菌株可能产 ESBLs。对于奇异变形杆菌 ESBLs,头孢泊肟≤22mm、头孢他啶 ≤22mm 和头孢噻肟≤27mm,提示菌株可能产 ESBLs。

(2)确证试验:任何一种复合物纸片抑菌圈直径大于或等于其单独药敏纸片抑菌圈直径 5mm,可确证该菌株产 ESBLs。

我的结果:

_____

_____

_____

【思考题】

1. β内酰胺酶检测在革兰阳性球菌和革兰阴性杆菌的异同?

2. ESBLs初筛试验检测细菌种类有哪些? ESBLs确证试验结果的判断标准?

(三)耐药肠球菌检测

【实验目的】

1. 掌握纸片扩散法检测氨基糖苷类高水平耐药肠球菌的方法。

2. 了解肠球菌对万古霉素耐药的检测方法。

【仪器和材料】

1. 菌种 临床分离的肠球菌,粪肠球菌 ATCC29212,粪肠球菌 ATCC51299。

2. 试剂和材料 M-H 琼脂平板,M-H 肉汤,庆大霉素(120μg)纸片,庆大霉素,万古霉素。

3. 其他 无菌生理盐水,试管,接种环,镊子,无菌棉签,0.5 麦氏比浊管标准等。

【方法和步骤】

1. 氨基糖苷类高水平耐药肠球菌

(1)纸片扩散筛选试验

1)按照标准纸片扩散法制备 M-H 琼脂平板,用无菌镊子将庆大霉素纸片贴于琼脂表面。

2)35℃培养 16~18 小时后,量取抑菌圈直径。

3)临床意义:肠球菌细胞壁厚,对多种抗菌药物天然耐药(包括常规剂量氨基糖苷类抗菌药物),当肠球菌对氨基糖苷类(庆大霉素)高水平敏感时,临床上通过使用青霉素、氨苄西林或万古霉素和一种氨基糖苷类抗菌药物联合应用,用于严重的肠球菌感染抗感染治疗;而当肠球菌对氨基糖苷类(庆大霉素)高水平耐药时,则意味着氨基糖苷类抗菌药物不能和作用于细胞壁的抗菌药物(如青霉素、氨苄西林、万古霉素)起协同作用,上述的联合应用即不可用。

(2)肉汤稀释法和琼脂稀释法

1)若采用肉汤稀释法,庆大霉素的浓度为 500μg/ml,按照标准肉汤稀释法进行;若采用琼脂稀释法,按照标准琼脂稀释法进行,庆大霉素的浓度为 500μg/ml,0.5 麦氏比浊管悬液点种琼脂表面。

2)35℃培养 16~20 小时后,观察结果。

2. 万古霉素耐药肠球菌检测

(1)若采用肉汤稀释法,万古霉素的浓度为 6μg/ml,按照标准肉汤稀释法进行;若采用琼脂稀释法,按照标准琼脂稀释法进行,万古霉素的浓度为 6μg/ml,0.5 麦氏比浊管悬液点种琼脂表面。

(2)35℃培养 24 小时后,观察结果。

【结果】

1. 氨基糖苷类高水平耐药肠球菌

(1)纸片扩散筛选试验:若抑菌圈直径≥10mm 为敏感,表明肠球菌低耐氨基糖苷类抗菌药物;抑菌圈直径在 7~9mm 之间为中介;抑菌圈直径≤6mm 为耐药,表明肠球菌高耐氨基糖苷类抗菌药物。

(2)肉汤稀释法和琼脂稀释法:肉汤稀释法细菌生长即耐药,不生长即敏感;琼脂稀释法点种处出现一个菌落以上即耐药,不生长即敏感。

2. 万古霉素耐药肠球菌检测　肉汤稀释法细菌生长即耐药,不生长即敏感;琼脂稀释法点种处出现一个菌落以上即耐药,不生长即敏感。

我的结果:

_____

_____

【思考题】

1. 氨基糖苷类高水平耐药肠球菌检测的临床意义是什么?

2. 万古霉素耐药肠球菌检测时,万古霉素的浓度是多少?

(四) D 试验

【实验目的】

熟悉葡萄球菌克林霉素诱导耐药的原理、检测方法和结果判读。

【仪器和材料】

1. 菌种　临床分离的葡萄球菌。

2. 试剂和材料　血琼脂平板,M-H 琼脂平板,克林霉素(2μg)纸片,红霉素(15μg)纸片。

3. 其他　无菌生理盐水,试管,接种环,镊子,无菌棉签,0.5 麦氏比浊管标准等。

【原理】

对大环内酯耐药的葡萄球菌可能有天然或诱导性对克林霉素的耐药[通过 *erm* 基因编码的 23S RNA 甲基化也称为 MLSB(大环内酯、林可霉素和 B 型链阳霉素)耐药],或只对大环内酯类耐药(由 *msrA* 基因编码的外排机制)。本试验可以测定诱导性的克林霉素耐药。

【操作】

1. 按常规方法制备 M-H 琼脂平板或血平板,按纸片扩散法涂抹细菌,采用纸片相邻试验。对于葡萄球菌,距红霉素纸片边缘 15～26mm 处放置克林霉素纸片进行检测;对于β-溶血链球菌,将克林霉素纸片和红霉素纸片贴在相邻的位置,纸片边缘相距 12mm。

2. 35℃培养 16～18 小时后,观察结果。

【结果】

邻近红霉素纸片侧克林霉素抑菌环出现"截平"现象(称为"D"抑菌环),提示存在可诱导的克林霉素耐药,应报告分离株对克林霉素耐药,在报告中应注明"通过诱导克林霉素耐药试验,推测此菌株对克林霉素耐药,克林霉素对某些患者可能仍有效";若克林霉素抑菌环不出现"截平"现象,则应报告分离株对克林霉素敏感。

我的结果:

_____

_____

【思考题】

1. D 试验适用于哪种细菌?

2. D 试验阳性可推测红霉素诱导哪种药物的耐药?

(五) 改良 Hodge 试验

【实验目的】

熟悉改良 Hodge 试验的方法和结果判读。

【试剂与器材】

1. 菌种 临床分离的肠杆菌科细菌,大肠埃希菌 ATCC25922。

2. 试剂和材料 M-H 琼脂平板,厄他培南(10μg)纸片或美洛培南(10μg)纸片。

3. 其他 无菌生理盐水,试管,吸头,接种环,镊子,无菌棉签,0.5 麦氏比浊管标准等。

【原理】

细菌产生的碳青霉烯酶可以使碳青霉烯类抗菌药物出现敏感性下降或耐药。

【方法和步骤】

1. 将浓度为 0.5 麦氏比浊标准的大肠埃希菌 ATCC25922 均匀涂布于 M-H 琼脂平板上。

2. 接种环取待测菌,从平板中央向边缘划线接种。

3. 待平板置于室温 15 分钟后将厄他培南或美洛培南纸片贴到平板中央,35℃ 培养 16～20小时,观察结果。

【结果】

如果厄他培南或美洛培南抑菌圈内出现待检菌矢状生长者,即改良 Hodge 试验阳性。注意:不是所有产碳青霉烯酶肠杆菌科菌株均是改良 Hodge 试验阳性,在非产碳青霉烯酶所致碳青霉烯耐药机制的分离株中可出现改良 Hodge 试验阳性结果。

我的结果:

_____

_____

【思考题】

改良 Hodge 试验用于检测细菌对哪种抗菌药物的耐药性?

六、分子生物学

【实验目的】

熟悉 PCR 法检测 *mecA* 基因的原理、方法和结果解释。

【仪器和材料】

1. 菌种 培养物临床分离的金黄色葡萄球菌、金黄色葡萄球菌 ATCC43300、金黄色葡萄球菌 ATCC25923。

2. 引物 上游引物序列:5′-AAAATCGATAAAGGTTGGC-3′;下游引物序列:5′-AGT-TCTGCAGTACCGGATTTGC-3′;扩增产物片段长度为 533bp。

3. 试剂 200ng/ml 蛋白酶 K 溶液,TaqDNA 聚合酶(1U/L),脱氧核苷三磷酸(dNTP,25mmol/L),$MgCl_2$ 溶液(25mmol/L),PCR 反应缓冲液(10×),琼脂糖,电泳缓冲液(0.5×TBE),10mg/ml 溴化锭,上样缓冲液(0.25% 溴酚蓝),DNA 分子量参照物等。

4. 仪器 PCR 仪,凝胶成像分析系统,移液器及吸头,电泳槽,电泳仪,离心机,旋涡混合器,水浴箱,0.5ml 离心管,0.2ml PCR 反应管,1.5ml Eppendorf 管。

【原理】

耐甲氧西林金黄色葡萄球菌(MRSA)是由于菌体细胞膜 *mecA* 基因介导的青霉素结合蛋白(PBPs)发生改变,导致 β 内酰胺类抗菌药物不能与之结合或者亲和力降低,表现为该类细菌对所有 β 内酰胺类抗菌药物耐药。可通过检测 *mecA* 基因鉴定 MRSA。

【方法和步骤】

1. PCR 扩增模板制备 挑取培养物置入 0.5ml 离心管内(已预置 200ng/ml 蛋白酶 K 溶液)。95℃水浴 10 分钟。离心 15000r/min 30 秒,移液器吸取上清液移入另一新的 0.5ml 离心管,作为模板液置入 −20℃冰箱备用。

2. 配制反应体系

(1)取两个 0.2ml PCR 反应管,一个为样品管,另一个为对照管。按表 4-9 加入各试剂。对照管中不加模板,以去离子水替代其体积。

表 4-9 PCR 反应体系的配制(以 25μl 体积计算)

PCR 反应体系	试剂浓度	体积(μl)	终浓度
去离子水		16.3	
引物混合物	10mol/L	2.0	0.4mol/L
10 × PCR 反应缓冲液	10 ×	2.5	1 ×
$MgCl_2$ 溶液	25mmol/L	2.5	2.5mmol/L
dNTP	25mmol/L	0.2	0.2mmol/L
TaqDNA 聚合酶	1U/L	1.0	0.04U/L
模板 DNA	100ng/L	0.5	50ng/反应

(2)把含有上述试剂的试管在旋涡混合器上作瞬时混合,12000r/min 离心 15 秒,使液体沉到管底。

3. 扩增反应 把 PCR 反应管放入 PCR 仪,按仪器操作要求启动扩增程序。本实验扩增程序为:93℃预变性 2 分钟后进入循环扩增,即 93℃变性 60 秒,55℃退火 60 秒,72℃延伸 60 秒。重复 35 个循环后,于 72℃再延伸 5 分钟。

反应结束后,将 PCR 反应管于 2000r/min 离心 15 秒,取扩增产物进行电泳分析(亦可将 PCR 产物置 4℃保存待检)。

4. 产物分析

(1)10μl 扩增产物与 1μl 上样缓冲液在 Eppendorf 管中混合,用移液器将样品依次加入已配制的凝胶样品槽内。除待检样本以外,还应加入 DNA 分子量参照物同时电泳,以检测扩增产物片段的大小。

(2)盖上电泳槽,以电压 100V 电泳 30 ~ 45 分钟。

(3)电泳结束后关闭电源,取出凝胶,在紫外灯下观察结果。

【结果】

金黄色葡萄球菌 ATCC43300 的扩增产物中可见一条约 533bp 的条带,金黄色葡萄球菌 ATCC25923 的扩增产物中无扩增条带,临床分离的金黄色葡萄球菌的扩增产物中可见一条约 533bp 的条带即 MRSA,临床分离的金黄色葡萄球菌的扩增产物中无扩增条带的即 MSSA。

我的结果:

_____

_____

【思考题】

检测 mecA 基因的临床意义?

(陶传敏)

实验五　医院感染的微生物监测

一、消毒灭菌效果监测

【实验目的】

1. 掌握压力蒸汽灭菌器灭菌效果的监测方法及结果评价。

2. 熟悉空气消毒效果监测的方法及结果评价。

3. 了解血液透析液监测的方法与结果评价。

【仪器和材料】

1. 培养基　普通琼脂培养基,血液琼脂培养基,溴甲酚紫葡萄糖蛋白胨水培养基。

2. 指示剂　酚红,溴甲酚紫,溴麝香草酚蓝。

3. 其他　化学指示卡,化学指示带,生物指示剂。

(一)压力蒸汽灭菌器灭菌效果的监测

1. 化学监测法　分为化学指示卡(管)监测法和化学指示胶带监测法。

【实验方法】

(1)化学指示卡(管)监测法:将化学指示卡(管)放入每一个待灭菌物品包的中央,灭菌后取出化学指示卡(管),根据其颜色和性状的变化判断是否达到灭菌效果。高危险性物品包内均应放置化学指示卡(管)。

(2)化学指示胶带监测法:将化学指示胶带粘贴于每一个待灭菌物品包外,灭菌后观察其颜色的变化。它只能表示物品是否经过灭菌处理,不能表示灭菌是否合格。

【结果】

(1)领取灭菌物品包时,化学指示胶带变成黑色表示此包装经过灭菌处理。

(2)使用灭菌物品包时,打开包装观察化学指示卡(管)的变色情况,如达到标准色块要求,表示物品包灭菌合格。

我的结果:

【注意事项】

(1)所用的化学指示卡(管)和指示胶带必须经卫生部批准,并在有效期内使用。指示卡应印有标准色块作为参照物,以避免人为判断误差。

(2)勿将化学指示卡色块与金属物品和玻璃直接接触,以免被冷凝水浸湿,影响变色。

2. 生物监测法　用国际标准抗力的细菌芽胞制成的干燥菌片或由菌片和培养基组成的生物指示剂(biological indicator,BL)进行的监测。通过生物指示剂是否全部被杀灭来判断灭菌物品包内的微生物是否被杀灭。生物监测是判断灭菌效果的直接指标,属于裁定性监测。

【实验方法】

(1)生物指示剂在灭菌器内的布放:将两个嗜热脂肪芽胞杆菌片分别装入灭菌小纸袋内置于标准检测包的中心部位。可在手提式灭菌器下部放一个标准检测包。

(2)取样:经一个灭菌周期后,无菌操作取出指示菌片并接种于溴甲酚紫葡萄糖蛋白胨水培养基内,56℃培养24小时观察初步结果,连续培养7天观察培养基的颜色变化。同时设阴性与阳性对照。

【结果】

阳性对照有细菌生长,阴性对照无细菌生长。溴甲酚紫培养基变黄表示有细菌生长为阳性,灭菌不合格。溴甲酚紫培养基为紫色表示无细菌生长,灭菌合格。

我的结果:

【注意事项】

1. 所用的菌片必须经卫生部认可,并在有效期内使用。

2. 培养温度为55~65℃,如温度不够,生长不好,甚至阳性对照也不变色,判断结果时要注意观察。

(二)空气消毒效果的监测

【实验方法】 平板沉降法

1. 采样要求 通常只在室内消毒处理后或医疗活动前进行空气标本采样,若是其他时段采样需要注明,使用9cm普通营养琼脂培养基采样。

2. 采样高度 平板应置于距地面垂直高度1m处。

3. 布点方法 室内面积≤30m²,在房间一条对角线上取3个采样点,即中心一点,两端距离墙面1m处各取一点;室内面积>30m²,取5个采样点,即东、南、西、北4角和中央5点,其中东、南、西、北四点均距墙面1m。

4. 采样方法 将普通培养基在采样点打开盖,并将平板盖扣放于平板旁边,暴露5分钟,然后盖上平板盖。

5. 培养 35℃培养48小时,计数菌落,并分离致病菌。

【结果】

1. 细菌总数计算

$$细菌总数(CFU/m^3) = 50000N/(A \times T)$$

A为平板面积(cm²),T为平板暴露时间(min),N为平均菌落数(CFU)。

2. 结果判定

(1)Ⅰ类环境:细菌总数≤10CFU/m³(或0.2CFU/皿),未检出金黄色葡萄球菌、溶血性链球菌等致病菌为消毒合格。

(2)Ⅱ类环境:细菌总数≤200CFU/m³(或4CFU/皿),未检出金黄色葡萄球菌、溶血性链球菌等致病菌为消毒合格。

(3)Ⅲ类环境:细菌总数≤500CFU/m³(或10CFU/皿),未检出金黄色葡萄球菌、溶血性链球菌等致病菌为消毒合格。

(4)环境分类:Ⅰ类环境包括层流洁净手术室、层流洁净病房;Ⅱ类环境包括普通手术室、产房、婴儿室、早产婴儿室、供应室无菌区、烧伤病房、重症监护病房、普通保护性隔离室;Ⅲ类环境包括儿科病房、妇产科检查室、注射室、换药室、治疗室、供应室清洁区、急诊室、检验科、各类普通病房和房间。

我的结果:

【注意事项】

采样前先关好门窗,在无人走动后,静止 10 分钟采样。

(三)血液透析液监测

【实验方法】倾注平板法

1. 用无菌吸管吸取进入透析器的透析用水和离开透析器的透析液各 1ml,放入两个无菌的空培养皿内。

2. 将高压蒸汽灭菌后的营养琼脂冷却至 45℃ 左右,倾注于上述两个平皿内,将平皿放于桌面上摇动,使琼脂与待测液体混匀,静置,待琼脂凝固。

3. 将平板倒放于培养箱内,35℃ 培养 48 小时,计数菌落,并分离致病菌。

【结果】

1. 透析用水细菌菌落总数≤200CFU/ml,不得检出致病微生物。

2. 透析液细菌菌落总数≤2000CFU/ml,不得检出致病微生物。

我的结果:

_____

_____

【注意事项】

1. 如透析液污染严重,可将透析液做 10 倍稀释(1ml 透析液加 9ml 无菌生理盐水),然后再进行培养计数。

2. 怀疑患者在透析中出现热原反应时,应随时监测。怀疑有透析液污染或严重感染病例时,应增加采样点,如原水口、反渗水出口、透析液配比器具、浓缩透析液等。监测时间为每月一次。

二、耐药性监测

医院感染的细菌耐药性监测的实验目的是确定地区和部门的细菌耐药性现状,指导临床抗感染的经验治疗和制定或修正医院内感染控制政策;监测细菌耐药性变化,确定某种抗生素的使用范围和时间;预测细菌耐药性变化趋势,提供有关耐药性机制的某些信息;掌握耐药菌株在特定人群的分布、发展信息,为遏制细菌耐药性蔓延提供参考依据。

【实验目的】

1. 掌握细菌耐药性监测的类型、多重耐药菌的耐药监测实验方法。

2. 了解细菌耐药预警机制的建立。

【实验方法】

1. 建立细菌耐药预警机制 针对不同的细菌耐药水平采取不同的措施:

细菌耐药率 >30% 预警通报

细菌耐药率 >40% 慎重经验用药

细菌耐药率 >50% 参照药敏试验结果用药

细菌耐药率 >75% 暂停临床应用

2. 细菌耐药性监测类型

(1)回顾性数据分析:对某一阶段、某一地区、某种类型的耐药细菌进行分析,反映的是过去时,其目的是了解该地区临床分离菌株阶段性的耐药情况,为临床医师进行经验治疗和政府部门制定政策提供依据。

（2）前瞻性耐药分析：对某一特定的个人、人群及环境进行某种耐药菌株的分析，如 MR-SA、CRE、CRAB 等携带情况进行调查分析，目的是了解特定病人对某种耐药菌株的携带情况，为预防感染发生、传播提供依据。

3. 多重耐药菌的耐药性监测　多重耐药菌的耐药性监测主要包括耐甲氧西林金黄色葡萄球菌（MRSA）、耐万古霉素肠球菌（VER）、产超广谱-β 内酰胺酶（ESBL）细菌、耐碳青霉烯类抗菌药物肠杆菌科细菌（CRE）等。具体实验方法可参照实验四的相关内容。

三、同源性分析

在医院感染监测的研究中，对菌株进行同源性分析有助于确定感染和传播途径，以便采取有效的预防和控制措施，从而防止医院感染或暴发流行。细菌 DNA 同源性分析技术如 DNA 中 G + C mol% 的测定、聚合酶链反应、DNA 探针杂交以及序列分析等，它们在确定病原菌之间的同源性方面有着重要的作用。

【实验目的】

1. 掌握细菌 DNA G + C mol% 的测定和核酸分子杂交。

2. 熟悉聚合酶链式反应-单链构象多态技术。

3. 了解染色体 DNA 的限制性内切核酸酶分析。

（一）细菌 DNA G + C mol% 的测定

DNA 碱基比例是指 G + C mol% 值，简称 GC 比。亲缘关系相近的两物种，其基因组的核苷酸序列相近，故两者的 GC 比也接近。GC 比差距很大的两物种，它们的亲缘关系必然很远。GC 比是建立新分类单元时的可靠指标，种内各菌株间的差别在 2.5% ~ 4.0% 间，相差在 5% 以上时，属于不同的种，相差在 10% 以上，属于不同的属。目前常用的测定方法是解链温度法。

【仪器和材料】

1. 样品　待测大肠埃希菌的 DNA 样品。

2. 仪器　超级恒温器，半导体点温计，紫外分光光度计，比色杯等。

【实验原理】

在 DNA 双链的碱基对组成中，AT 间仅形成两个氢键，结合较弱，GC 间形成 3 个氢键，结合较牢固。在加热变性时，双螺旋逐步变为单链，导致核苷酸中的碱基陆续暴露，在 260nm 处紫外吸收值明显增高。能使 DNA 紫外吸收增高至最高值的中点所对应的温度，称为热变性温度（Tm），即为解链温度。

【实验方法】

1. 预热分光光度计，波长调至 260nm。

2. 用 1SSC 稀释细菌的 DNA 样品，装入石英比色杯中（连接点温计），将比色杯放入连接超级恒温器的分光光度计比色架内，DNA 样品浓度 OD_{260} 调至 0.2 ~ 0.4。

3. 记录室温（20℃左右）下的 OD_{260} 值，然后迅速升温至 50℃。继续加热比色杯至 DNA 变性开始前 3 ~ 5℃，停止升温，稳定 5 ~ 10 分钟。比色杯内的温度可以通过点温计测量。当比色杯内温度不再上升时，再升温，每升温 1℃停 5 分钟，使 DNA 充分变性，准确记录每次升温前杯内的温度和相应的 OD_{260} 值,直至 OD_{260} 不再增加。

4. 以温度为横坐标,以 OD_{260} 值为纵坐标,绘制出 DNA 热变性曲线图。此曲线中点所对应的温度即为待检细菌 DNA 样品的 Tm 值。

【结果】

在 Tm 测定中,常用已做过化学测定的菌株 DNA 为参考,如大肠埃希菌 K_{12} 菌株(51.2% G+C),待测菌 DNA G+C 与参考菌 DNA 的关系公式为:

1SSC% G+C = 51.2 + 2.44 × (Tm 未知菌-Tm 大肠埃希菌 K_{12} 株)

【注意事项】

测定时大多数细菌提取一次 DNA 可测定 3 次 Tm,取其平均值计算 G+C 值。

(二)核酸分子杂交法

按碱基互补配对原理,用人工方法将两条不同来源的单链核酸进行复性,重新构建一条新的杂合双链的技术,称为核酸杂交。GC 比范围在 5% 以内的菌株,可通过 DNA-DNA 核酸分子杂交来鉴定它们是否属于同一个物种。杂交百分率高的两者为同种,杂交百分率居中的两者亲缘接近,不能杂交的两者无亲缘关系。

【仪器和材料】

1. 样品 待测大肠埃希菌的 DNA 样品。

2. 材料 硝酸纤维素滤膜(NC 膜),乙醇,引物,dNTP,Klenow 片段,TE 缓冲液(pH 8.0),0.2mol/L EDTA,预杂交液,显色液。

3. 仪器 水浴箱,高速离心机。

【实验原理】

把待测菌株的双链 DNA 解成单链,并固定在硝酸纤维素滤膜上,加入含有探针标记、酶切的参照菌株的单链 DNA 溶液,在适宜的条件下在膜上复性,形成杂合双链 DNA,洗去膜上未结合的标记 DNA 片段后,显色。

【实验方法】

下面为 Dot blotting 的具体操作方法。

1. DNA 探针的标记

(1)模板 DNA 在 100℃ 下水浴 10 分钟,使模板 DNA 变性,立即置于 −20℃ 保存的冰冻乙醇中冷却 5 分钟。

(2)离心后将变性的模板 DNA 定容至 $15\mu l$,然后加入 $2\mu l$ 六核苷酸引物,$2\mu l$ dNTP 标记混合液,$1\mu l$ Klenow 片段,37℃ 水浴 20 小时以上。

(3)加入 $2\mu l$ 0.2mol/L EDTA(pH 8.0)终止反应。

(4)加入 $2.5\mu l$ 4mol/L LiCl 和 $45\mu l$ 无水乙醇,充分混合。

(5)−20℃ 放置 2 小时。

(6)12000r/min 离心 10 分钟沉淀探针,用 70% 乙醇洗涤,充分干燥。

(7)将探针 DNA 溶入 $50\mu l$ TE 缓冲液(pH 8.0)中。

2. 标记探针对样品 DNA 的检测

(1)取一张适当大小的 NC 膜,画好格子,做好标记。

(2)吸取 $2\mu l$ 样品点于膜上各个格子的中央。

(3)将 NC 膜(点样面朝上)放于已用变性液(0.5mol/L NaOH,1.5mol/L NaCl)饱和的双层滤纸上变性 10 分钟,再放于已用中和液(0.5mol/L Tris-Cl,3.0mol/L NaCl pH 7.4)饱和

的双层滤纸上中和 5 分钟。

（4）NC 膜室温干燥 30 分钟，然后 80℃干烤 2 小时固定 DNA。

（5）将 NC 膜放于预杂交液（5×SSC，0.2% SDS，2% Blocking Reagent，0.1%（W/V）N-lauroylsarcosine）于 68℃反应 2 小时，期间经常摇动 NC 膜。

（6）将探针置于沸水中变性 10 分钟，取出立即置于冰冻的无水乙醇中 5 分钟。

（7）将变性的探针倒入预杂交液中，充分混匀即成杂交液，将 NC 膜放入其中，68℃杂交 6 小时以上。

（8）将 NC 膜放于洗液 I（2×SSC，0.1%SDS）中于室温洗涤 2 次，每次 15 分钟。

（9）将 NC 膜放于洗液 II（0.5×SSC，0.1%SDS）中 68℃条件下洗涤 2 次，每次 15 分钟。

（10）置 NC 膜于缓冲液 I（0.1mol/L Tris-Cl，0.15mol/L NaCl，pH 7.5）中，洗 1 分钟。

（11）置 NC 膜于缓冲液 II（buffer I ＋2% blocking reagent）中反应 30 分钟，再用缓冲液 I 洗 1 分钟。

（12）在 20ml 缓冲液 II 中加入 4μl 抗 Digoxiaenin 抗体（碱性磷酸酶标记物，使用前离心 5 分钟，10 000r/min），将膜放于其中，37℃浸泡 30 分钟。

（13）缓冲液 I 洗涤，每次 5 分钟，洗涤 5 次。

（14）置 NC 膜于缓冲液 III（0.1mol/L Tris-Cl，0.1mol/L NaCl，0.05mol/L $MgCl_2$，pH 9.5）中，浸泡 2 分钟。

（15）在适当大小的容器中加入 10ml 缓冲液 III 和 100μl 底物显色液（NBT 和 BCIP 混合物），将 NC 膜放入其中显色 10 分钟。

（16）加入 TE 缓冲液（pH 8.0）终止显色反应。

【结果】

如出现蓝色斑点则可认为两者是同种。

【注意事项】

本实验操作烦琐，所用试剂种类多，操作时请按实验方法谨慎进行。

（三）聚合酶链式反应-单链构象多态技术

聚合酶链式反应-单链构象多态技术（polymerase chain reaction-single strand conformation polymorphism，PCR-SSCP）是在 PCR 技术基础上发展起来的，用来显示在 PCR 产物中是否出现 DNA 单碱基突变。可用于病原体的检测及病原体同源性分析。若是同种细菌则两者的 SSCP 图谱完全相同；若将不同菌株的标准菌株的 SSCP 图谱建立一个数据库，将临床分离的病原菌的 SSCP 图谱与之比较，可简便、快速地检测细菌。

【仪器和材料】

1. 样品 待测大肠埃希菌的 DNA 样品。

2. 材料 PCR 试剂盒，电泳缓冲液。

3. 仪器 水浴箱，PCR 扩增仪，电泳仪。

【实验原理】

将双链 DNA 变性为单链 DNA，每一条单链 DNA 都有其独特的折叠构象，即使相同长度的单链 DNA 其碱基顺序不同，甚至单个碱基的不同，都会形成不同的构象。这些单链 DNA 在非变性条件下，用非变性聚丙烯酰胺凝胶电泳分离，单链 DNA 的迁移率和带型主要取决于单链 DNA 的构象。

【实验方法】

1. PCR 扩增 在 0.5ml 的 Ep 管中加入下列成分,总体积为 10μl。

10Buffer	1μl
dNTP	70μmol/L
DNA 模板	100ng
引物	按比例加入
Tag DNA 酶	按比例加入
α-^{32}P- Dctp	0.1μl
双蒸水	加至 10μl

根据实验要求选择循环参数,获取 PCR 扩增产物。

2. 聚丙烯酰胺凝胶电泳

(1)清洗:用洗涤剂清洗玻璃板,自然干燥。

(2)制胶:按 DNA 片段的大小、含量选择凝胶的浓度,一般为 5% ~8%。

(3)样品处理:将 PCR 扩增产物与变性上样液按 1:5 比例加入 0.5ml 的 Ep 管中,混匀。样品需要 98℃变性 10 分钟,立即冰浴。上样 3 ~5μl。

(4)电泳:室温下电泳,电压为 1 ~8v/cm。

(5)剥胶:电泳结束后,取下玻璃板与凝胶,从玻璃板底部一角小心分开玻璃板,切取凝胶左上角,作为点样顺序标记。

(6)显色:用放射自显影或银染法显色。

【实验结果】

根据凝胶上单链 DNA 和条带判断结果。

我的结果:

_____

_____

【注意事项】

1. DNA 序列不宜过长,否则灵敏度下降。

2. DNA 样品电泳的长度最好在 16 ~18cm 以上。

(焦凤萍)

第三章

临床常见细菌的培养与鉴定

实验六 球 菌

一、葡萄球菌属

【实验目的】

1. 熟悉葡萄球菌属的菌落形态和镜下形态特征。

2. 掌握葡萄球菌属的属间和种间鉴定。

【仪器和材料】

1. 菌种 金黄色葡萄球菌,表皮葡萄球菌,腐生葡萄球菌。

2. 培养基 普通琼脂平板,血琼脂平板,M-H琼脂平板,甘露醇发酵管,甲苯胺蓝核酸琼脂,M-H肉汤。

3. 试剂 革兰染色液,3% H_2O_2,新鲜的EDTA抗凝兔血浆,抗肠毒素血清,致敏乳胶试剂。

4. 其他 新生霉素纸片,生理盐水,载玻片,10mm×100mm小试管,一次性卡片,聚苯乙烯酶标板。

【方法和步骤】

1. 形态与染色性 挑取新鲜培养的待检菌分别做涂片,革兰染色后显微镜油镜下观察,记录细菌的染色性、大小、形态和排列特征。

2. 培养及菌落观察 将上述菌株接种在普通琼脂平板和血琼脂平板上,35℃培养18～20小时后观察菌落,记录菌落大小、形态、表面、边缘、湿润程度、气味、透明及颜色(可以白色滤纸刮取菌落观察菌落颜色)。在血琼脂平板上除观察上述内容外,尚需观察菌落周围有无溶血环及溶血特点(α或β溶血)。

3. 生化反应

(1)触酶试验:分别挑取固体培养基上待检的各种葡萄球菌菌落,置于洁净玻片上,滴加3%过氧化氢溶液1～2滴,30秒内观察试验结果。

(2)血浆凝固酶试验

1)玻片法:在洁净的玻片两端分别滴一滴生理盐水,用接种环或木牙签挑取待检菌制成浓的菌悬液,然后在其中一侧加入新鲜的EDTA抗凝兔血浆,5～10秒内观察结果。如滴加血浆一侧出现明显的凝聚颗粒,生理盐水一侧无凝聚颗粒为试验阳性。

2)试管法:取3支10mm×100mm试管,各加0.5ml新鲜EDTA抗凝兔血浆,依次加入3～5个金黄色葡萄球菌菌落、表皮葡萄球菌和腐生葡萄球菌菌落,充分研磨混匀使菌悬液呈牛奶样混浊,置35℃水浴4小时,观察结果,试管内血浆凝固成胶冻状为阳性,不凝固仍然流动者初步判断为阴性,应继续放置室温中过夜后观察,仍不凝固者为阴性。

3)注意事项:①血浆凝固酶试验最好不用枸橼酸盐抗凝的血浆,因为部分能利用枸橼酸盐的细菌会产生假阳性结果;②玻片法应在10秒内观察结果,超过10秒可出现假阳性;③路邓葡萄球菌和施氏葡萄球菌结合型血浆型凝固酶阳性而游离型凝固酶阴性,金黄色葡萄球菌两者皆阳性;④玻片法和试管法两者皆阴性的才报告血浆凝固酶阴性葡萄球菌(CoNS);⑤生长在高盐培养基上的菌落可出现自凝;⑥有些细菌产生纤维溶素能使试管法阳性的血浆凝块溶解导致假阴性,因此试管法阳性结果必须在4小时内观察。

(3)耐热核酸酶试验

1)方法

a. 玻片法:取融化好的甲苯胺蓝DNA琼脂3ml均匀浇在载玻片上,待琼脂凝固后打上6~8个孔径2~5mm的小孔,各孔分别加1滴经沸水浴3分钟处理过的待检葡萄球菌和阳性、阴性对照葡萄球菌培养物,35℃培养3小时,观察有无粉红色圈及其大小。

b. 划线刺种法:将葡萄球菌24小时肉汤培养物沸水浴处理15分钟,用接种环划线刺种于甲苯胺蓝DNA琼脂平板上,35℃培养24小时,观察刺线周围有无淡粉红色出现。

2)结果判断:玻片法孔外出现粉红色圈的为阳性;划线刺种法在刺种线周围出现淡粉色为阳性。金黄色葡萄球菌耐热核酸酶阳性,表皮葡萄球菌和腐生葡萄球菌耐热核酸酶阴性。

(4)甘露醇发酵试验

1)方法:将三种葡萄球菌分别接种于甘露醇发酵管并滴加液体石蜡,35℃大气环境培养18~24小时后观察结果。

2)结果判断:培养基浑浊、由紫色变为黄色为甘露醇发酵试验阳性,仍为紫色者为阴性。金黄色葡萄球菌甘露醇发酵试验为阳性,表皮葡萄球菌和腐生葡萄球菌为阴性。

(5)新生霉素敏感试验

1)方法:取相当于0.5麦氏浊度的待检菌均匀涂布于MH琼脂平板上,再贴上新生霉素(5μg/片)纸片,35℃大气环境培养16~20小时,观察抑菌圈大小。试验时应以金黄色葡萄球ATCC 25923作为阳性对照,以确认纸片是否失效。

2)结果判断:抑菌圈直径<12mm为耐药,>12mm为敏感。腐生葡萄球菌新生霉素耐药,而其他大部分凝固酶阴性葡萄球菌和金黄色葡萄球菌新生霉素敏感。

4. 肠毒素测定

1)方法:将金黄色葡萄球菌肠毒素抗体用0.1mol/L pH 9.5碳酸盐缓冲液稀释成5μg/ml,取200μl加入聚苯乙烯酶标板每孔中,36℃孵育30分钟后用0.02mol/L pH 7.2吐温-20缓冲液(洗涤液)洗涤五次。再加入待测标本200μl,36℃孵育60分钟后,同上洗涤。每孔加入酶标抗体200μl,36℃培养30分钟后,同上洗涤。加入酶反应底物,36℃培养30分钟后,加入2mol/L硫酸50μl。置于酶标仪上读取OD值。

2)结果:测定孔与阴性孔的OD比值≥2为阳性,<2为阴性。

我的结果:

_____

_____

_____

_____

二、链 球 菌 属

【实验目的】

1. 了解链球菌的菌落特点、菌体形态及染色性。

2. 掌握链球菌属的分离培养与鉴定方法。

3. 熟悉抗链球菌溶血素"O"试验。

【仪器和材料】

1. 菌种　草绿色溶血链球菌,肺炎链球菌,牛链球菌,化脓性链球菌,无乳链球菌,金黄色葡萄球菌。

2. 培养基　血琼脂平板,血清肉汤,血清菊糖发酵管。

3. 试剂　革兰染色液,苯丙氨酸脱氨酶试剂,100g/L 去氧胆酸钠溶液,20g/L 去氧胆酸钠溶液,链球菌分群乳胶试剂,ASO 乳胶试剂和亚甲蓝溶液。

4. 其他　杆菌肽纸片,Optochin 纸片,无菌生理盐水,血清,乳胶反应板,家兔,小试管,注射器,剪刀等。

【方法和步骤】

1. 培养及菌落观察　将各链球菌接种在血琼脂平板上,35℃大气环境或 5% CO_2 环境培养 18～24 小时后观察菌落,记录菌落大小、形态、表面、边缘、湿润程度、气味、透明及颜色、菌落周围有无溶血环(α 或 β 溶血)等。接种肺炎链球菌的血琼脂平板培养 2～3 天后,观察菌落中心有无凹陷呈"脐窝状"。常见链球菌在血平板上的菌落特征见表 6-1。

表 6-1　常见链球菌在 5%羊血平板上的菌落特征

菌名	菌落特征
A 群 β 溶血链球菌	菌落灰白色、透明或半透明、无光泽或有光泽,菌落周围有较大的 β 溶血环
B 群 β 溶血链球菌	菌落较 A 群 β 溶血链球菌大,平坦、有光泽、半透明或不透明,菌落周围有狭窄的 β 溶血环,有些菌株无溶血环
C 群 β 溶血链球菌	菌落灰白色、闪亮,周围有较宽的 β 溶血环
F 群 β 溶血链球菌	菌落灰白色、小、无光泽、周围有狭窄或较宽的 β 溶血环
G 群 β 溶血链球菌	菌落灰白色、无光泽,菌落周围有较宽的 β 溶血环
肺炎链球菌	菌落较小、灰色、闪亮、α 溶血,培养时间稍久后菌落中间出现"脐窝"状凹陷,有荚膜菌株的菌落呈黏液状
草绿色溶血链球菌群	菌落中等偏小,灰色、圆屋顶样凸起、光滑无光泽、α 溶血或不溶血

2. 形态与染色性　挑取单个菌落涂片,革兰染色后用显微镜油镜观察。记录细菌染色性、大小、形态、排列及有无荚膜。链球菌为革兰阳性球菌、圆形或卵圆形、成双或呈链状排列,链的长度因菌种和培养基而有明显差异,一般在液体培养基中易形成长链。肺炎链球菌为矛头状、成双排列、有荚膜的革兰阳性球菌。

3. 生化反应

(1)触酶试验:参见第一章第三节,链球菌属触酶试验阴性。

(2)杆菌肽敏感试验

1)方法:挑取 2~3 个待检链球菌菌落,密集涂布于血琼脂平板上,用镊子将杆菌肽纸片(0.04U/片)贴于血琼脂平板上,35℃大气环境培养 18~24 小时后观察结果。

2)结果:在杆菌肽纸片周围出现抑菌环为敏感菌,推断待检菌为 A 群链球菌。

3)注意事项:涂布接种待检菌时,接种量应大,以免出现假阳性;放置杆菌肽纸片后应用镊子在纸片表面轻按,使纸片同血平板表面紧密接触。

(3)CAMP 试验

1)方法:在羊血琼脂平板上,用金黄色葡萄球菌划种一条横线,再将被检菌距金黄色葡萄球菌接种线 3~4mm 处呈直角接种一短线,35℃培养 18~24 小时后观察结果。同时接种阳性对照(B 群链球菌)和阴性对照(A 群或 D 群链球菌)菌株。

2)结果:在两种细菌划线交界处出现箭头状透明溶血区为阳性。此试验是鉴别 B 群链球菌和其他链球菌的一个重要试验,前者为阳性,后者为阴性。

(4)Optochin 敏感试验

1)方法:挑取 2~3 个待检菌落密集划线接种于羊血琼脂平板,用镊子贴放 Optochin 纸片(5μg/片)于平板上,35℃、5% CO_2 培养 18~24 小时,观察抑菌圈大小。

2)结果:抑菌圈直径≥14mm 为敏感,推断为肺炎链球菌;抑菌圈直径<14mm 时,参照胆汁溶菌或其他试验结果判断是肺炎链球菌还是草绿色链球菌;无抑菌圈出现为耐药。

3)注意事项:草绿色链球菌偶尔会出现对 Optochin 敏感,应联合使用多种方法进行鉴定;本试验平板如果在大气环境中培养,会导致肺炎球菌生长不良而出现较大的抑菌圈。

(5)胆汁溶菌试验

1)方法:①平板法:在血琼脂平板上选择培养 18~24 小时的单个草绿色溶血的菌落,在菌落上加一滴 100g/L 去氧胆酸盐溶液,35℃大气环境培养 30 分钟后观察结果;②试管法:将 A 群链球菌和肺炎链球菌血清肉汤培养液 1ml 分别加入 2 支试管,再于各管中加入 20g/L 去氧胆酸钠溶液 0.1ml,摇匀后置 35℃水浴 30 分钟后观察结果。

2)结果:平板法以菌落消失为阳性,菌落不消失为阴性。试管法若液体由浑浊变透明为阳性,菌悬液仍然浑浊为阴性。此试验是鉴别肺炎链球菌和其他 α 溶血性链球菌的重要试验,前者为阳性,后者为阴性。

3)注意事项:观察平板法结果时,应注意区别被检菌落是真正溶解还是被试剂冲走移位。

4. 血清学试验

(1)链球菌快速分群胶乳凝集试验

1)方法:挑取 2~3 个待检菌落转种于含有 0.4ml 提取酶的试管中,并使其呈乳化均匀的菌悬液,置 35℃水浴 10~15 分钟,待用。在卡片的相应区域各加一滴 A、B、C、D、F、G 群抗体致敏乳胶液,再分别加入提取酶处理后的菌悬液各一滴,混匀,轻轻摇动卡片,观察结果。

2)结果:在 2~10 分钟内发生胶乳凝集,为阳性。待检菌与哪群抗体致敏的胶乳颗粒凝集,就表明该菌为相应血清群的链球菌。

3)注意事项:①待检菌必须为纯培养物;②若所有的乳胶试剂都出现凝集,必须重做试验;③自凝菌株不能用这个试验分群;④如果待检菌的菌量不够,可能出现假阴性结果;⑤非溶血菌株可以与 A、B、C、F 或 G 群乳胶悬液反应,需用生化方法进行鉴定;⑥α 溶血或非溶血性菌株的血清学实验不明显,需要进行生化实验以确定分离株是肠球菌还是非肠球菌;

⑦一些 D 群链球菌也可以和 G 群发生凝集反应。

（2）肺炎链球菌胶乳凝集试验

1）方法：在两片干燥、洁净的玻片上各加 1 滴生理盐水并加入待检菌，研磨以得到乳化的菌悬液；在一片玻片上滴加 1 滴抗肺炎链球菌乳胶，在另一玻片上滴加一滴质控乳胶；使用一次性搅拌棒充分混匀。轻轻摇动玻片，最多不超过 2 分钟，读取结果。

2）结果：阳性结果是指 2 分钟内待检菌与抗肺炎链球菌乳胶出现反应，产生清晰可见的凝集，而不与质控乳胶发生凝集；阴性结果是指与两个试剂均不产生凝集。

3）注意事项：使用前应将试剂盒放置到室温（18～25℃），使用时混匀乳胶试剂，并去除滴瓶中泡沫。

5. 抗链球菌溶血素"O"（乳胶法）　抗链球菌溶血素"O"（anti-streptolysin O，ASO）抗体的检测有溶血法和乳胶法两种，两法的实验设计不同，但后者方法简单、快速，使用越来越广泛，现仅介绍乳胶法。

1）方法：先将患者血清 56℃30 分钟灭活，然后用生理盐水做 1∶15 稀释。在反应板各孔内分别滴加稀释血清、阳性和阴性血清各一滴（约 50μl），再于各孔内滴加一滴溶血素"O"溶液，轻摇一分钟混匀，最后在各孔内分别滴加一滴胶乳试剂，轻摇 3 分钟（18～20℃）后观察结果。

2）结果：出现清晰可见凝集为阳性，不凝集为阴性（一般血清中 ASO≤250U/ml）。

3）注意事项：①做 ASO 乳胶凝集试验时应在加入乳胶试剂后，轻摇至说明书规定的时间并立即记录结果；②超过规定时间出现凝集不能作为阳性报告；③若标本发生溶血，或是高脂、高胆红素、高胆固醇血液，以及样本被细菌污染都会影响结果；④胶乳试剂不可冻存，宜放 4℃冰箱中，有效期为一年，用前摇匀；⑤室温低于 10℃，滴加乳胶试剂后应延长反应时间 1 分钟，室温升高 10℃，则缩短反应时间 1 分钟。

我的结果：

_____

_____

_____

_____

三、肠球菌属

【实验目的】

1. 掌握肠球菌属的分离培养和鉴定方法。

2. 掌握肠球菌属的菌落形态、特点及染色性。

【仪器和材料】

1. 菌种　肠球菌，D 群链球菌。

2. 培养基　血琼脂平板，血清肉汤，胆汁-七叶苷斜面培养基，65g/L NaCl 肉汤培养基。

3. 试剂　革兰染色液，PYR 试剂。

4. 其他　PYR 纸片，生理盐水，载玻片等。

【方法和步骤】

1. 培养与菌落观察　将各菌株接种在血琼脂平板上，35℃大气环境或 5% CO_2 培养

18～24 小时后观察菌落,记录菌落形态、大小、表面、边缘、湿润程度、气味、透明及颜色、菌落周围有无溶血环等特点。肠球菌在血琼脂平板上呈灰白色、不透明、表面光滑的小菌落,菌落周围多出现 α 溶血,也可无溶血环或 β 溶血。

2. 形态与染色性　将有不同特征的菌落分别做涂片,用革兰染色法进行染色并显微镜观察,记录显微镜下细菌染色性、大小、形态、排列。肠球菌形态类似链球菌,为单个、成双或短链状排列的卵圆形革兰阳性球菌。

3. 生化反应

(1)触酶试验:参见第一章第三节,肠球菌触酶试验阴性。

(2)胆汁-七叶苷试验

1)方法:将被检菌 1～2 个菌落接种于胆汁-七叶苷琼脂培养基,35℃培养 24～48 小时。

2)结果:细菌生长且培养基变黑色或棕褐色为阳性,不变色为阴性。此试验是鉴定肠球菌的重要实验,但不能区分肠球菌与 D 群链球菌。

3)注意事项:进行胆汁-七叶苷试验时,接种细菌量不可过大,若接种细菌量过大,细菌不需生长而本身固有的酶足以造成七叶苷分解,出现假阳性结果。观察该试验结果时,要求至少 1/2 斜面变黑才可判为阳性,如只有细菌生长,而斜面不变黑,或仅小部分变黑,不能判为阳性。

(3)PYR 试验

1)方法:用接种环挑取待检菌落在含 PYR 的纸片上涂擦,然后置于 35℃培养 5 分钟,再于纸片上滴加 PYR 试剂,观察纸片颜色。

2)结果:约 1 分钟后纸片呈红色为阳性,不变色为阴性。本试验可用于鉴定产生吡咯烷酮芳基酰胺酶的细菌如肠球菌、A 群链球菌和某些凝固酶阴性的葡萄球菌,也常用于肠球菌和 D 群链球菌的鉴别,肠球菌 PYR 试验阳性,D 群链球菌为阴性(表6-2)。

表6-2　肠球菌属、D 群链球菌和乳球菌属的鉴别

试验	肠球菌属	D 群链球菌属	乳球菌属
胆汁-七叶苷试验	+	+	+
PYR 试验	+	–	V
65g/L NaCl 中生长	+	–	V
45℃生长	+	+	V
10℃生长	+	–	+
Lancefield 血清分型	D 群	D 群	N 群

注:"＋"为90%以上菌株阳性,"－"为90%以上菌株阴性,"V"为11%～89%菌株阳性

(4)LAP 试验

1)方法:用木牙签挑取少量培养 18～24 小时的待测菌纯培养物至含 LAP 的纸片上,室温放置 5 分钟,于纸片上加一滴肉桂醛试剂,观察结果。

2)结果:加试剂后 1 分钟内出现红色为阳性,无颜色改变或轻微变黄为阴性。本试验主要用于鉴定触酶阴性的革兰阳性球菌,肠球菌、链球菌本试验阳性。

(5)65g/L NaCl 生长试验

1）方法：将待检菌接种于 65g/L NaCl 肉汤培养基中，35℃大气环境培养 18～24 小时。

2）结果：细菌生长且使培养基变黄为阳性，细菌不生长为阴性。此试验是鉴别肠球菌和 D 群链球菌的重要试验，前者为阳性，后者为阴性。

3）注意事项：本试验主要测定细菌在高盐中的生长能力，如细菌能耐受高盐，在培养基中生长后可分解培养基中的葡萄糖使指示剂呈酸性改变。细菌接种量不能过大，否则细菌不需要繁殖即可使葡萄糖产酸导致假阳性结果。

我的结果：

四、奈瑟菌属

【实验目的】

1. 掌握淋病奈瑟菌和脑膜炎奈瑟菌的形态和培养特性。

2. 掌握淋病奈瑟菌和脑膜炎奈瑟菌的鉴定要点。

【仪器和材料】

1. 淋病奈瑟菌革兰染色示教片。

2. 菌种　淋病奈瑟菌，脑膜炎奈瑟菌。

3. 培养基　巧克力琼脂平板，血琼脂平板，葡萄糖发酵管，麦芽糖发酵管，蔗糖发酵管，硝酸盐培养基，DNA 琼脂平板。

4. 试剂　革兰染色液，氧化酶试剂，硝酸盐还原试剂，1mol/L 盐酸。

【方法和步骤】

1. 培养与菌落观察　将淋病奈瑟菌和脑膜炎奈瑟菌接种在血琼脂平板和巧克力平板上，置35℃、5% CO_2 培养箱（保持一定的湿度）中培养48～72 小时，观察、记录细菌生长情况及菌落形态特征。

2. 镜下特征观察　将上述菌落涂片，革兰染色，镜下观察细菌染色性及形态特征。

3. 生化反应　挑取可疑菌落做氧化酶试验，挑取可疑菌落做葡萄糖、麦芽糖和蔗糖发酵试验。

【结果】

1. 菌落特点　淋病奈瑟菌在巧克力琼脂平板上呈圆形凸起、半透明、灰白色、边缘光滑或不整齐、有光泽、直径为 0.5～1.0mm 的小菌落；经传代培养后，菌落增大并变扁平；在血平板上生长不良。脑膜炎奈瑟菌在血琼脂平板上不溶血、不产生色素，在巧克力琼脂平板上的菌落直径为 1～2mm，呈圆形凸起、光滑湿润、灰白色、透明或半透明、边缘整齐、似露滴状；有荚膜的菌株菌落外观呈黏液样。

2. 菌体形态　淋病奈瑟菌和脑膜炎奈瑟菌均为革兰阴性球菌，菌体呈肾形或咖啡豆形，成双排列，凹面相对。

3. 生化反应结果　淋病奈瑟菌只分解葡萄糖，不发酵其他糖类。其他见表 6-3。

表6-3 奈瑟菌和卡他莫拉菌的主要生化反应

菌种	氧化酶	葡萄糖	麦芽糖	蔗糖	硝酸盐还原	DNA酶
脑膜炎奈瑟菌	+	+	+	−	−	−
淋病奈瑟菌	+	+	−	−	−	−
卡他莫拉菌	+	−	−	−	+	+

我的结果：

_____

_____

_____

_____

【注意事项】

1. 奈瑟菌属细菌抵抗力不强,运送标本时需要保温,最好床边接种。

2. 污染的标本如尿道分泌物等需要用选择性培养基进行分离培养。

3. 淋病奈瑟菌在平板上培养48小时后可出现自溶,应及时转种。

4. 在急性感染的临床标本的革兰染色片中,淋病奈瑟菌多位于吞噬细胞内,少数在吞噬细胞外,但慢性淋病性尿道炎患者标本中多数细菌在吞噬细胞外。

五、莫 拉 菌 属

【实验目的】

1. 熟悉卡他莫拉菌的形态和培养特性。

2. 掌握莫拉菌属的鉴定要点。

【仪器和材料】

1. 卡他莫拉菌革兰染色示教片。

2. 菌种 卡他莫拉菌。

3. 培养基 巧克力色琼脂平板,血琼脂平板,葡萄糖发酵管,麦芽糖发酵管,蔗糖发酵管,硝酸盐培养基,DNA琼脂平板。

4. 试剂 革兰染色液,氧化酶试剂,硝酸盐还原试剂,1mol/L 盐酸。

【方法和步骤】

1. 培养与菌落观察 将卡他莫拉菌接种在血琼脂平板和巧克力色琼脂平板上,置35℃、5% CO_2 培养箱(保持一定的湿度)中培养48～72小时后观察菌落形态。卡他莫拉菌在25℃可以生长良好。

2. 形态与染色性 将上述菌落涂片,革兰染色,镜下观察。

3. 生化反应 挑取可疑菌落做氧化酶试验。挑取可疑菌接种葡萄糖、麦糖和蔗糖发酵试验管、硝酸盐还原试验管,做DNA酶试验。

【结果】

1. 培养与菌落观察 卡他莫拉菌在血琼脂平板上初为灰白色或不产色素、光滑、圆形、凸起、不透明的菌落,继续培养,菌落表面干燥、坚韧,如用接种环推移,整个菌落可在平板上完整移动。

2. 形态与染色性　卡他莫拉菌为革兰阴性咖啡豆,成双排列,痰标本中可存在于吞噬细胞内或外。

3. 生化反应　卡他莫拉菌氧化酶阳性,不分解任何糖类,DNA 酶试验阳性。硝酸盐还原试验卡他莫拉菌为阳性,奈瑟菌属多为阴性(但黏液奈瑟菌为阳性)。

我的结果:

_____

_____

【注意事项】

污染的标本如上呼吸道标本、尿道分泌物等需要选择性培养基进行分离培养。

(刘根焰)

实验七　肠杆菌科

一、埃希菌属

【实验目的】

1. 掌握大肠埃希菌的形态染色、培养特性及鉴定要点。

2. 熟悉肠道内感染大肠埃希菌的血清学鉴定及动物试验。

【仪器和材料】

1. 菌种　大肠埃希菌,EPEC,ETEC,EIEC,EHEC,EAEC。

2. 培养基　血琼脂平板,SS 琼脂平板,麦康凯(MAC)琼脂平板或中国蓝琼脂平板或伊红美蓝(EMB)平板,山梨醇-麦康凯平板,克氏双糖铁(KIA),动力吲哚尿素(MIU)培养基,Elek 平板,Honda 肉汤,M-H 液体培养基,系列微量生化管(硝酸盐、苯丙氨酸、葡萄糖蛋白胨水、肠杆菌科细菌生化编码鉴定管)。

3. 试剂　EPEC 诊断血清(包括 3 组多价诊断血清和 12 种单价诊断血清),EIEC 诊断血清(包括 OK Ⅰ、Ⅱ 两组多价诊断血清和 8 种单价诊断血清),氧化酶试剂或纸片,100g/L 氯化铁,VP 试剂,靛基质试剂,硝酸盐还原试验试剂,20g/L 伊文思蓝溶液,LT 抗血清。

4. 其他　多黏菌素 B 纸片,健康豚鼠(体重 300~400g),家兔(体重 2kg 左右),无菌手术器械,纱布,无菌滴管,载玻片,生理盐水,革兰染色液,无菌石蜡等。

【方法和步骤】

1. 形态观察　将细菌做涂片,进行革兰染色,显微镜下观察。记录细菌染色性、大小、形态、排列方式。

2. 培养和菌落观察　分别取普通大肠埃希菌及 EPEC、ETEC、EIEC、EHEC、EAEC 接种于血琼脂平板、SS 琼脂平板、中国蓝琼脂平板或伊红美蓝或麦康凯平板上,经 35℃培养 18~24 小时后观察结果。

3. 生化反应

(1)初步鉴定生化反应

1)氧化酶试验:用滤纸条蘸取菌落少许,用滴管吸取氧化酶试剂,滴加于滤纸条上的菌落(或直接将试剂滴加于平板菌落上),立刻出现红色,继而逐渐加深为阳性,不变色为阴性。

2)硝酸盐还原试验:将大肠埃希菌接种硝酸盐生化管,35℃培养 18~24 小时;加入硝酸盐还原试剂甲液和乙液,立即或 10 分钟内观察结果。如出现红色为阳性。如不出现红色,可于试管内加入锌粉后观察,若出现红色表示硝酸盐仍存在,试验为阴性;若加入锌粉后仍不产生红色,表示硝酸盐已被还原为氨或氮,试验为阳性。

　　3)苯丙氨酸脱氨酶试验:将大肠埃希菌接种苯丙氨酸生化管,35℃培养 18～24 小时,加三氯化铁试剂,出现绿色为阳性,否则为阴性。

　　4)VP 试验:将大肠埃希菌接种葡萄糖蛋白胨水培养基,35℃培养 24～48 小时,加 VP 试剂(先加 5% α-萘酚酒精,再加 40% KOH),振摇后观察结果。于数分钟内呈红色为阳性。

　　5)KIA 及 MIU 试验:将大肠埃希菌接种于 KIA 及 MIU 培养基中,35℃培养 18～24 小时后观察结果。KIA 结果判定:发酵葡萄糖和乳糖产酸产气,则斜面和底层均呈黄色且有气泡产生;只发酵葡萄糖而不发酵乳糖,则底层变黄,斜面仍为红色;如底层变黑,说明该菌产生 H_2S,生成黑色硫化铁沉淀。MIU 结果判定:先观察动力和脲酶反应后,再滴加靛基质试剂。接种线变宽、变模糊、培养基变浑浊,则动力阳性;培养基全部变成红色,则脲酶试验阳性;加入靛基质试剂的界面形成玫瑰红色,则靛基质试验阳性。

　　(2)系统生化反应:大肠埃希菌的最后鉴定要通过系列生化反应。有条件的科室可通过全自动细菌鉴定仪进行鉴定,一般实验室可采用系列生化编码管,根据反应结果编码作出最后鉴定。下面就 11 项生化反应组合进行编码鉴定,见表 7-1。

表 7-1　肠杆菌科细菌编码鉴定的数码组合表

组别代号	生化反应项目		代号(指数)	试验结果	各组阳性结果数码合计
1	葡萄糖	产酸	A		
		产气	G		
2	赖氨酸脱羧酸		4		
	鸟氨酸脱羧酶		2		
	硫化氢		1		
3	靛基质		4		
	乳　糖		2		
	卫矛醇		1		
4	苯丙氨酸脱氨酶		4		
	尿素酶		2		
	柠檬酸盐利用试验		1		

　　将细菌接种于上表所示的生化管中,鸟氨酸脱羧酶、赖氨酸脱羧酶及氨基酸对照管均需无菌液体石蜡密封,葡萄糖管需倒置,35℃培养 18～24 小时,观察结果。

　　4. EPEC 的鉴定　怀疑 EPEC 感染者,首先形态染色、培养特性、生化反应符合大肠埃希菌,通过血清凝集鉴定。

　　(1)确定 EPEC:挑取可疑菌落,分别与 EPEC 的 OK 多价 I、II、III 组诊断血清做玻片凝集试验,同时做生理盐水对照。如发生明显凝集,生理盐水对照不凝集,表示该菌为 EPEC。

　　(2)确定 K 抗原:如细菌与 OK I、II、III 组诊断血清发生凝集,则进一步用凝集组的单价血清做玻片凝集试验。如发生明显凝集,生理盐水对照不凝集,表示细菌具有某型 EPEC

的 K 抗原。

（3）确定 O 抗原：用生理盐水制备 1×10^9 cfu/ml 的菌液，加热 100℃ 1 小时后再与分型血清做玻片凝集。发生凝集者，即为具有某型 EPEC 的 O 抗原。

5. ETEC 的鉴定　首先形态染色、培养特性、生化反应符合大肠埃希菌，血清学鉴定符合 ETEC 血清型，在此基础上通过检测肠毒素进一步鉴定。

（1）双向琼脂扩散试验检测 LT

1）将被检菌接种 Elek 平板，涂成椭圆形（图 7-1），同法接种产 LT 和不产 LT 菌株作对照，35℃培养 48 小时。

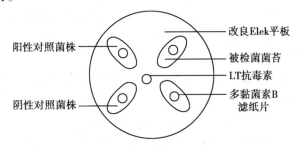

图 7-1　双向琼脂扩散检测 LT 示意图

2）在每一菌苔上贴一张多黏菌素 B 纸片，35℃培养 5～6 小时，使肠毒素渗入琼脂中。在离菌苔各 5mm 处的中央，挖一个直径 4mm 的圆孔，并用一滴琼脂垫底，在孔内滴加 LT 抗血清 30μl。

3）将平板置 35℃培养 18～24 小时，观察结果。

4）结果判定：凡与 LT 抗血清产生沉淀线的试验菌为 LT 阳性，否则为阴性。

（2）兔肠段结扎法检测 LT

1）取体重 2kg 左右的健康家兔一只，禁食 2 天后固定于实验动物手术台上。乙醚麻醉。

2）以无菌操作的方法剖腹、取出小肠，自回盲末端开始结扎肠段 6 个，每段 5cm 长。一段做阳性对照（注入 7922 或 7910 标准产肠毒素菌株培养上清液 2ml），一段做阴性对照（注入 *E. coli* K-12W 1485 培养上清液 2ml），其余四段注入待测大肠埃希菌培养上清液 2ml。

3）注射完毕后，将小肠送回腹腔内，手术部位连续缝合后，用无菌纱布包扎，经 18～24 小时后观察手术结果。

4）结果判断：检查各段肠内液体蓄积量。阴性对照肠段肠内有非常少的液体，阳性对照肠段内应充满液体（可达到 1ml/cm³）。试验组以液体潴留量与肠段长度之比作为毒素活力指标。一般以试验肠段平均积液量 ≥1ml/cm³ 者为阳性。

（3）乳鼠灌胃试验检测 ST

1）将被检菌株接种于 Honda 产毒肉汤，35℃培养 24 小时；3000r/min 离心 30 分钟，取上清液经薄膜滤器过滤，60℃加热 30 分钟，每毫升滤液内加入 2% 伊文思蓝溶液 0.02ml。

2）取滤液 0.1ml 经口饲喂 1～4 日龄的瑞士种乳鼠，平行接种 3～4 只。禁食 3～4 小时后用氯仿麻醉，取出全部肠管，称量肠管（包括积液）重量及剩余的体重。

3）结果判定：肠管重量与剩余体重之比大于或等于 0.09，ST 为阳性；小于 0.07，ST 为阴性。

6. EHEC 的鉴定　首先形态染色、培养特性、生化反应符合大肠埃希菌，并且在山梨醇-麦康凯琼脂平板上形成无色菌落，在此基础上通过血清凝集鉴定。挑取山梨醇培养基上的菌落,与大肠埃希菌 O_{157} 抗血清(最好同时再以 H_7 血清)做玻片凝集试验,同时以生理盐水作为对照。

7. EIEC 的鉴定　首先形态染色、培养特性、生化反应符合大肠埃希菌,血清学鉴定符合 EIEC 血清型,在此基础上通过动物试验进一步鉴定。

豚鼠角膜结膜试验(Sereny 试验):用无菌滴管取浓菌液滴入豚鼠眼内,2~5 天内观察现象。注射后如果豚鼠产生红肿、流泪、充血等典型的角膜结膜炎症状,则 Sereny 试验阳性。

8. EAEC 的鉴定　首先形态染色、培养特性、生化反应符合大肠埃希菌,血清学鉴定符合 EAEC 血清型,在此基础上进一步鉴定。

大肠埃希菌接种 M-H 液体培养基,35℃培养 18~24 小时观察结果。培养基表面(部分下沉管底)形成菌块者为阳性,均匀混浊无菌块者为阴性。

【结果】

1. 形态特征　大肠埃希菌为革兰阴性、中等大小杆菌,两端钝圆,多呈单个分散排列。
2. 菌落特征　见表7-2。

表7-2　大肠埃希菌的菌落特征

培养基	菌落特征
血琼脂平板	灰白色、圆形、凸起、湿润、不透明菌落
SS 琼脂	红色、圆形、凸起、湿润、不透明菌落
麦康凯琼脂平板	红色、圆形、凸起、不透明菌落
中国蓝琼脂平板	蓝色、圆形、凸起、不透明菌落
伊红亚甲蓝琼脂平板	紫黑色具有金属光泽、圆形、大而隆起、不透明菌落
山梨醇-麦康凯琼脂平板	$O_{157}:H_7$:无色(菌落中心可呈棕色)菌落; 其他大肠埃希菌:红色菌落

3. 生化反应

(1)初步鉴定生化反应:见表7-3。

表7-3　大肠埃希菌初步生化反应结果

氧化酶试验	硝酸盐还原试验	苯丙氨酸脱氨酶试验	VP试验	KIA				MIU		
				斜面	底层	气体	H_2S	动力	吲哚	脲酶
−	+	−	−	A	A	+	−	+	+	−
−	+	−	−	K	A	−	−	+/−	+	−
−	+	−	−	K	A	+	−	+/−	+	−
−	+	−	−	K	A	−	−	+	+	−

注:A:产酸;K:产碱;+:90%以上菌株阳性;−:90%以上菌株阴性

(2)系统生化反应:记录实验结果,见表7-4。

表 7-4　肠杆菌科细菌编码鉴定的数码组合表

组别代号	生化反应项目		代号（指数）	试验结果	各组阳性结果数码合计
1	葡萄糖	产酸	A	+	A
		产气	G	+	G
2	赖氨酸脱羧酸		4	+	6
	鸟氨酸脱羧酶		2	+	
	硫化氢		1	−	
3	靛基质		4	+	6
	乳　糖		2	+	
	卫矛醇		1	−	
4	苯丙氨酸脱氨酶		4	−	0
	尿素酶		2	−	
	柠檬酸盐利用试验		1	−	

将每组出现阳性结果指数相加,得出数码累计 AG660,然后从编码表中查找 AG660 对应的细菌为大肠埃希菌。

4. EPEC 的鉴定　可疑菌落与任意一组多价血清发生凝集,继而根据确定的 K 抗原和 O 抗原,即可报告检出致病大肠 $O_{xx} : k_{xx}(B_{xx})$。如果可疑菌落与 OK 多价血清均不出现凝集,报告未检出 EPEC。

5. ETEC 的鉴定　根据实验结果判断细菌产生 LT 和 ST 的情况,不论哪项为阳性,均可鉴定为 ETEC。

6. EHEC 的鉴定　与大肠埃希菌 O_{157} 抗血清发生凝集,即可判定为 EHEC。

7. EIEC 的鉴定　Sereny 试验阳性,即可确定为 EIEC。

8. EAEC 的鉴定　试验阳性即可确定为 EAEC。

我的结果:

_____

_____

_____

_____

_____

_____

【注意事项】

1. 由于 SS 琼脂上的菌落可使滤纸变成紫红色,故对肠道杆菌进行触酶和氧化酶试验时,宜从普通平板或 KIA 斜面上取菌,方能正确反映试验结果。

2. 判断鸟氨酸脱羧酶、赖氨酸脱羧酶试验结果时,其前提是氨基酸对照管产酸,如果氨基酸对照管无变化,则试验无效。

【思考题】

肠道外感染和肠道内感染大肠埃希菌的分离鉴定程序有何不同？

二、志 贺 菌 属

【实验目的】

1. 掌握志贺菌属形态染色、培养特性及鉴定要点。

2. 掌握志贺菌血清学鉴定方法。

【仪器和材料】

1. 菌种 福氏志贺菌,鲍氏志贺菌,宋内志贺菌,痢疾志贺菌。

2. 培养基 SS 平板,麦康凯或中国蓝或伊红亚甲蓝琼脂平板,XLD 培养基,KIA,MIU,系列微量生化管(硝酸盐、苯丙氨酸、葡萄糖蛋白胨水、肠杆菌科细菌生化编码鉴定管)。

3. 试剂 氧化酶试剂或纸片,硝酸盐还原试剂,100g/L 氯化铁试剂,VP 试剂,靛基质试剂,志贺菌诊断血清(包括志贺菌属四种多价血清及福氏、鲍氏、宋内、痢疾志贺菌单价血清)。

4. 其他 清洁载玻片,革兰染色液,生理盐水等。

【方法和步骤】

1. 形态观察 取单个菌落涂片,革兰染色,镜下观察。

2. 菌落观察 将菌接种在 SS、麦康凯或中国蓝或伊红亚甲蓝琼脂平板上,经35℃孵育18~24 小时,观察结果。

3. 生化反应

(1)初步鉴定生化反应:各细菌进行氧化酶试验,挑取单个菌落接种于硝酸盐、苯丙氨酸、葡萄糖蛋白胨水、KIA 及 MIU 培养基中,35℃培养 18~24 小时后观察结果。

(2)系统生化反应:志贺菌的最后鉴定要通过系列生化反应。接种肠杆菌科细菌生化编码鉴定管,依编码鉴定,结果判断同大肠埃希菌。

4. 血清学鉴定 凡生化反应符合志贺菌者,继续用志贺菌诊断血清进行凝集试验进一步鉴定。

(1)先用志贺菌属多价(四种)诊断血清与被检菌做玻片凝集试验,同时以生理盐水作为对照。如出现特异性凝集,确定属于志贺菌属。

(2)志贺菌属四种多价血清凝集者,选用相应群多价诊断血清做凝集试验,同时以生理盐水作为对照,以确定被检菌所属的群。

(3)如群多价血清凝集,则选用型、亚型诊断因子血清做凝集试验,同时以生理盐水作为对照,以确定被检菌的型和亚型。

【结果】

1. 形态特征 革兰阴性杆菌,不规则排列。

2. 菌落特征 志贺菌在不同培养基上均形成圆形、湿润、光滑、凸起、大小为 1~2mm 的菌落,宋内志贺菌也可形成粗糙型菌落,见表7-5。

表7-5 志贺菌的菌落特征

SS	麦康凯平板	中国蓝平板	伊红亚甲蓝平板	XLD 培养基
无色或淡黄色	无色或淡黄色	无色	无色或琥珀色	红色

3. 生化反应

（1）初步鉴定生化反应结果：见表7-6。

表7-6 志贺菌初步生化反应结果

细菌	氧化酶试验	硝酸盐还原	苯丙氨酸脱氨酶试验	VP试验	KIA				MIU		
					斜面	底层	气体	H$_2$S	动力	吲哚	脲酶
痢疾志贺菌	–	–	–	–	K	A	–	–	–	+/–	–
福氏志贺菌	–	–	–	–*	K	A	–	–	–	+/–	–
鲍氏志贺菌	–	–	–	–	K	A	–	–	–	–/+	–
宋内志贺菌	–	–	–	–	d	A	–	–	–	–	–

注：A：产酸；K：产碱；"＋"：90%以上菌株为阳性；"－"：90%以上菌株为阴性；d：迟缓阳性72h以上；*：* 福氏志贺菌6型有时可产少量气体

（2）系统生化反应：记录实验结果，见表7-7。

表7-7 肠杆菌科细菌编码鉴定的数码组合表

组别代号	生化反应项目		代号（指数）	试验结果	各组阳性结果数码合计
1	葡萄糖	产酸	A	+	A
		产气	G	–	
2	赖氨酸脱羧酸		4	–	2
	鸟氨酸脱羧酶		2	+	
	硫化氢		1	–	
3	靛基质		4	–	1
	乳糖		2	–	
	卫矛醇		1	+	
4	苯丙氨酸脱氨酶		4	–	0
	尿素酶		2	–	
	柠檬酸盐利用试验		1	–	

将每组出现阳性结果指数相加，得出数码累计为A210，然后从编码表中查找A210对应的细菌为鲍氏志贺菌，但阳性几率仅为0.7025。因为阳性符合率不高，根据编码表提供的补充试验，分别与沙门菌属多价血清和志贺菌属多价血清进行凝集鉴定，前者阴性而后者阳性，即可确定为鲍氏志贺菌。

4. 血清学鉴定　生理盐水对照呈均匀混浊，待检菌与血清混合后数分钟内出现肉眼可见的颗粒状凝集物为阳性。

我的结果：

_____

_____

_____

_____

_____

【注意事项】

1. 志贺菌与某些大肠埃希菌有相同抗原,可产生交叉凝集反应,故鉴定时应结合生化反应,不能单靠血清学结果。

2. 志贺菌属有 4 个血清群,如生化鉴定符合志贺菌,而与 4 种多价血清不凝集的菌株,应考虑为 K 抗原的阻断作用,应制作浓菌液加热到100℃维持 15～30 分钟后,重复进行凝集试验。

【思考题】

从腹泻标本中分离鉴定福氏志贺菌的实验步骤有哪些?

三、沙门菌属

【实验目的】

1. 掌握沙门菌形态染色、培养特性及鉴定要点。

2. 掌握沙门菌的血清学鉴定。

3. 熟悉肥达试验的原理、操作方法、结果分析及临床意义。

【仪器和材料】

1. 菌种 伤寒沙门菌,甲型和乙型副伤寒沙门菌,鼠伤寒沙门菌。

2. 培养基 SS 平板,麦康凯(MAC)或中国蓝或伊红亚甲蓝(EMB)琼脂平板,KIA,MIU,系列微量生化管(硝酸盐、苯丙氨酸、葡萄糖蛋白胨水、肠杆菌科细菌生化编码鉴定管)。

3. 试剂 沙门菌诊断血清(沙门菌 A-F-O 多价诊断血清、O 及 H 因子血清),伤寒或副伤寒患者血清,伤寒沙门菌"O""H"诊断菌液及甲、乙、丙型副伤寒沙门菌 H 诊断菌液,氧化酶试剂,硝酸盐还原试剂,靛基质试剂,VP 试剂,100g/L 氯化铁试剂等。

4. 其他 小试管,试管架,1ml 及 5ml 吸管,水浴箱,载玻片,革兰染色液,生理盐水,无菌石蜡等。

【方法和步骤】

1. 形态观察 取菌落涂片,革兰染色,显微镜下观察。

2. 菌落观察 将细菌接种在血琼脂平板、SS 平板、麦康凯或中国蓝或伊红亚甲蓝琼脂平板,35℃培养 18～24 小时,观察结果。

3. 生化反应

(1)初步鉴定生化反应:挑取菌落进行氧化酶试验,无菌接种于硝酸盐还原试验、苯丙氨酸脱氨酶试验、MR 和 VP 试验生化管以及 KIA 及 MIU 培养基,35℃培养 18～24 小时后观察结果。

（2）系统生化反应：沙门菌的最后鉴定要通过系列生化试验。接种肠杆菌科细菌系列生化试验鉴定管，依编码鉴定，各种生化反应的结果判断同大肠埃希菌。

4. 血清学试验　凡初步生化反应符合沙门菌者，做血清学试验进一步鉴定。

（1）先用沙门菌 A～F 群多价 O 诊断血清与被检菌做玻片凝集，确定细菌是否属于沙门菌 A～F 群。

（2）A～F 群多价 O 诊断血清凝集后，用代表群的 O 因子血清与被检菌进行玻片凝集试验，确定属于哪一个群。O_2 凝集为 A 群，O_4 凝集为 B 群，O_7 凝集为 C_1 亚群，O_8 凝集为 C_2 亚群，O_9 凝集为 D 群，$O_{3,10}$ 凝集为 E 群，O_{11} 凝集为 F 群。

（3）用 H 因子血清检查待检菌 H 抗原的第 Ⅰ 相和第 Ⅱ 相，以确定菌型。在试验时以生理盐水作对照，一般先选用本地区检出率最高血清型的相应血清做玻片凝集反应。

（4）与 A～F 群多价 O 诊断血清不发生凝集，但生化反应比较典型者，应用 Vi 抗血清进行凝集试验（伤寒和丙型副伤寒沙门菌具有 Vi 抗原）。若凝集，则用无菌生理盐水将菌洗下，制成浓厚的悬液，100℃水浴 15～60 分钟（破坏 Vi 抗原），再与 A～F 群多价 O 诊断血清做凝集试验。

5. 肥达试验

（1）原理：用已知的伤寒沙门菌 O 抗原、H 抗原和甲、乙、丙型副伤寒沙门菌 H 抗原，与病人血清做定量凝集试验，以测定患者血清中有无相应抗体存在，作为伤寒、副伤寒诊断的参考。

（2）方法：准备 4 排小试管，每排 7 支，标明记号，每排第 2～7 支管各加生理盐水 0.5ml。另取中试管 1 支，加入生理盐水 3.8ml 及被检血清 0.2ml，混匀，即为 1:20 稀释。然后按每管 0.5ml 分别放入各排小试管的第 1～2 支管中。将每排第 2 支管混匀，此时血清为 1:40 稀释，再吸取此稀释度 0.5ml 分别加入各排小试管的第 3 支管中。以此类推连续稀释到各排第 6 支试管为止，第 7 支试管为生理盐水阴性对照。然后按表 7-8 操作。

表 7-8　肥达试验方法

| | 试验管（每管 0.5ml 稀释血清） | | | | | | 对照管 |
	1:20	1:40	1:80	1:160	1:320	1:640	生理盐水 0.5ml
O 抗原	0.5	0.5	0.5	0.5	0.5	0.5	0.5
H 抗原	0.5	0.5	0.5	0.5	0.5	0.5	0.5
PA 抗原	0.5	0.5	0.5	0.5	0.5	0.5	0.5
PB 抗原	0.5	0.5	0.5	0.5	0.5	0.5	0.5
PC 抗原	0.5	0.5	0.5	0.5	0.5	0.5	0.5
血清最终稀释度	1:40	1:80	1:160	1:320	1:640	1:1280	–

振荡片刻，置 45℃水浴箱中 2 小时或 35℃水浴箱中 4 小时，取出置室温过夜，次日观察并记录结果。

【结果】

1. 形态特征　各沙门菌均为革兰阴性杆菌，不规则排列。

2. 菌落特征　各沙门菌均形成光滑、湿润、凸起菌落，见表 7-9。

表7-9　常见沙门菌在肠道选择培养基上的菌落特征

	血琼脂平板	SS 平板	麦康凯平板	中国蓝平板	伊红亚甲蓝平板
伤寒沙门菌	湿润光滑	褐色	无色	无色	无色或琥珀色
甲型副伤寒沙门菌	湿润光滑	无色或褐色	无色	无色	无色或琥珀色
乙型副伤寒沙门菌	湿润光滑	黑心菌落	无色	无色	无色或琥珀色
丙型副伤寒沙门菌	湿润光滑	黑心菌落	无色	无色	无色或琥珀色
鼠伤寒沙门菌	湿润光滑	黑心菌落	无色	无色	无色或琥珀色

3. 生化反应

（1）初步鉴定生化反应结果：见表7-10。

表7-10　沙门菌初步鉴定生化反应结果

细菌	氧化酶试验	硝酸盐还原试验	苯丙氨酸脱氨酶试验	VP试验	KIA				MIU		
					斜面	底层	气体	H_2S	动力	吲哚	脲酶
伤寒沙门菌	−	−	−	−	K	A	−	+／−	+	−	−
甲型副伤寒沙门菌	−	−	−	−	K	A	+	−／+	+	−	−
乙型副伤寒沙门菌	−	−	−	−	K	A	+	+	+	−	−
丙型副伤寒沙门菌	−	−	−	−	K	A	+	+	+	−	−
鼠伤寒沙门菌	−	−	−	−	K	A	+	+	+	−	−

注：A：产酸；K：产碱；+：阳性；−：阴性；+／−：50%以上菌株为阳性；−／+：50%以上菌株为阴性

（2）系统生化反应：记录实验结果，见表7-11。

表7-11　肠杆菌科细菌编码鉴定的数码组合表

组别代号	生化反应项目		代号（指数）	试验结果	各组阳性结果数码合计
1	葡萄糖	产酸	A	+	A
		产气	G	+	G
2		赖氨酸脱羧酸	4	+	
		鸟氨酸脱羧酶	2	+	7
		硫化氢	1	+	
3		靛基质	4	−	
		乳　糖	2	−	1
		卫矛醇	1	+	
4		苯丙氨酸脱氨酶	4	−	
		尿素酶	2	−	0
		柠檬酸盐利用试验	1	−	

将每组出现阳性结果指数相加,得出数码累计为 AG710。从编码表中查找 AG710 对应的细菌为沙门菌属某些种。根据血清学试验进一步鉴定到种。

4. 血清学鉴定　生理盐水对照呈均匀混浊,待检菌与血清混合后数分钟内出现肉眼可见的凝集物即为阳性。根据结果可鉴定沙门菌型别。

5. 肥达试验　先观察对照管,正确结果应无凝集反应;再观察各试管凝集情况,根据液体透明度和凝集块多少,以 ＋＋＋＋、＋＋＋、＋＋、＋、－ 符号记录。

＋＋＋＋　上清液完全澄清,细菌凝集块全部沉于管底。

＋＋＋　上清液澄清度达 75%,大部分细菌凝集成块沉于管底,周围有细小凝块。

＋＋　上清液澄清度达 50%,约 50% 细菌凝集成块沉于管底。

＋　上清液体混浊,管底仅有少数细菌凝集成块,上清液澄清度仅 25%。

－　液体均匀混浊,无凝集块。

以出现 ＋＋凝集现象的血清最高稀释倍数作为该血清的凝集效价。一般认为,伤寒沙门菌 O 抗体凝集价在 1∶80 以上,H 抗体在 1∶160 以上,甲、乙、丙型副伤寒沙门菌凝集价在 1∶80 以上才有诊断意义。

我的结果:

_____

_____

_____

_____

_____

【注意事项】

1. 进行血清学鉴定试验时,有 Vi 抗原的菌株,Vi 抗原会阻挡 O 抗原与相应血清凝集,此时可将细菌制成菌液,隔水煮沸 15～60 分钟,破坏 Vi 抗原后,再与 O 血清做凝集试验。

2. 确诊为伤寒的患者中,约有 10% 患者的抗体始终为阴性,故肥达试验阴性结果不能排除伤寒。

3. 观察肥达试验结果时,不要振荡试管,应先对着光线观察液体透明度和凝集块。必要时再轻摇试管使凝块从管底升起,最后按液体的清浊、凝块的大小进行记录。

【思考题】

进行沙门菌血清学鉴定时,若被检菌为 H 双相菌株,但只检出其中一相,应如何处理?

四、枸橼酸杆菌属

【实验目的】

1. 熟悉枸橼酸杆菌属细菌的形态染色、培养特性及鉴定要点。

2. 了解枸橼酸杆菌属细菌的临床意义。

【仪器和材料】

1. 菌种　弗劳地枸橼酸杆菌,异型枸橼酸杆菌。

2. 培养基　SS 平板,麦康凯或中国蓝或伊红亚甲蓝琼脂平板,KIA,MIU,丙二酸钠斜面,侧金盏花醇微量管,系列微量生化管(硝酸盐、苯丙氨酸、葡萄糖蛋白胨水、肠杆菌科细菌生化编码鉴定管）。

3. 试剂 氧化酶试剂,硝酸盐还原试剂,VP 试剂,100g/L 氯化铁试剂,靛基质试剂。

4. 其他 载玻片,革兰染色液,生理盐水,无菌石蜡等。

【方法和步骤】

1. 形态观察 取单个菌落涂片,革兰染色,显微镜下观察。

2. 菌落观察 将细菌接种于 SS 平板、麦康凯或中国蓝或伊红亚甲蓝琼脂平板上,35℃ 孵育 18～24 小时,观察结果。

3. 生化反应

（1）初步鉴定生化反应:挑取菌落进行氧化酶试验,无菌接种于苯丙氨酸脱氨酶试验和 VP 试验生化管,以及 KIA 及 MIU 培养基,35℃培养 18～24 小时后观察结果。

（2）系统生化反应:枸橼酸杆菌的最后鉴定要通过系列生化试验。接种肠杆菌科细菌系列生化试验鉴定管,依编码鉴定,各生化反应结果判断同大肠埃希菌。

【结果】

1. 形态特征 枸橼酸杆菌为革兰阴性杆菌,单个或成双排列。

2. 菌落特征 枸橼酸杆菌在各种培养基上均形成湿润、光滑、凸起、边缘整齐的菌落, 见表 7-12。

表 7-12 枸橼酸杆菌菌落特征

	SS	麦康凯平板	中国蓝平板	伊红亚甲蓝平板
弗劳地枸橼酸杆菌	黑心菌落	红色	蓝色	紫黑色
异型枸橼酸杆菌	无色	红色或无色	蓝色或无色	紫黑色或无色

3. 生化反应

（1）初步鉴定生化反应结果:见表 7-13。

表 7-13 枸橼酸杆菌初步生化反应结果

细菌	氧化酶试验	硝酸盐还原	苯丙氨酸脱氨酶试验	VP试验	KIA				MIU		
					斜面	底层	气体	H_2S	动力	吲哚	脲酶
弗劳地枸橼酸杆菌	-	-	-	-	A/K	A	+	+/-	+	-/+	-/+
异型枸橼酸杆菌	-	-	-	-	K/A	A	+	-	+	+	+/-

注:A:产酸;K:产碱;"+":90%以上菌株为阳性;"-":90%以上菌株为阴性;+/-:50%以上菌株为阳性;-/+:50%以上菌株为阴性

（2）系统生化反应:记录实验结果,见表 7-14。

表 7-14 肠杆菌科细菌编码鉴定的数码组合表

组别 代号	生化反应项目		代号(指数)	试验结果	各组阳性 结果数码合计
1	葡萄糖	产酸	A	+	A
		产气	G	+	G
2	赖氨酸脱羧酸		4	−	
	鸟氨酸脱羧酶		2	−	1
	硫化氢		1	+	
3	靛基质		4	−	
	乳糖		2	−	1
	卫矛醇		1	+	
4	苯丙氨酸脱氨酶		4	−	
	尿素酶		2	+	2
	柠檬酸盐利用试验		1	−	

将每组出现阳性结果指数相加,得出数码累计 AG112,然后从编码表中查找 AG112 对应的细菌为弗劳地枸橼酸杆菌。

我的结果:

_____

_____

_____

_____

_____

_____

【注意事项】

枸橼酸杆菌的鉴定时通过系列生化反应,实验过程中务必严格无菌操作,以保证实验结果的准确性。

【思考题】

弗劳地枸橼酸杆菌的最低鉴定特征是什么?

五、克雷伯菌属、肠杆菌属和沙雷菌属

【实验目的】

1. 掌握克雷伯菌属、肠杆菌属和沙雷菌属细菌的形态染色、培养特性及鉴定要点。

2. 熟悉克雷伯菌属、肠杆菌属和沙雷菌属细菌的临床意义。

【仪器和材料】

1. 菌种 肺炎克雷伯菌,阴沟肠杆菌,产气肠杆菌和黏质沙雷菌。

2. 培养基 血琼脂平板,麦康凯或中国蓝琼脂平板,KIA,MIU,系列微量生化管(硝酸盐、苯丙氨酸、葡萄糖蛋白胨水、肠杆菌科细菌生化编码鉴定管)。

3. 试剂 肺炎克雷伯菌抗血清,硝酸盐还原试剂,VP 试剂,靛基质试剂,400g/L KOH

溶液,100g/L氯化铁试剂。

4. 其他　载玻片,无菌石蜡,生理盐水,荚膜染色液,革兰染色液,亚甲蓝染液等。

【方法和步骤】

1. 形态观察

(1)革兰染色:挑取单个菌落涂片,进行革兰染色,镜下观察。

(2)荚膜染色:挑取单个菌落涂片,进行荚膜染色,镜下观察。

2. 菌落观察　将菌种接种在血琼脂平板和麦康凯或中国蓝琼脂平板,35℃培养18~24小时,观察菌落特点。

3. 生化反应

(1)初步鉴定生化反应:挑取单个菌落进行氧化酶试验,无菌接种于苯丙氨酸脱氨酶试验、硝酸盐还原试验和VP试验生化管,以及KIA及MIU培养基,35℃培养18~24小时后观察结果。

(2)系统生化反应:接种肠杆菌科细菌系列生化试验鉴定管。各生化反应结果判断同大肠埃希菌。

4. 荚膜肿胀试验　将经35℃孵育18~24小时的液体培养物,取1~2接种环于载玻片上,再加抗血清1~2接种环,35℃作用5~10分钟,然后加墨汁或亚甲蓝1滴混合,加盖玻片,于油镜下观察。同时做不加抗血清的对照。

【结果】

1. 形态观察

(1)革兰染色:均为革兰阴性杆菌。肺炎克雷伯菌为卵圆形或球杆状细菌,常成双排列;阴沟肠杆菌和产气肠杆菌为短而粗的杆菌;黏质沙雷菌为短小杆菌,散在排列或5~6个相连。

(2)荚膜染色:肺炎克雷伯菌的菌体外有明显的荚膜,常较菌体宽2~3倍。产气肠杆菌也有明显的荚膜,黏质沙雷菌无荚膜。

2. 菌落特征　见表7-15。

表7-15　克雷伯菌、肠杆菌、沙雷菌的培养特性

细菌	血琼脂平板	麦康凯琼脂平板
肺炎克雷伯菌	呈灰白色、黏液状、不溶血、易融合,有拉丝现象	呈红色、黏液型菌落
产气肠杆菌	呈灰白色、黏液状、不溶血	呈红色、黏液型菌落
阴沟肠杆菌	呈灰白色、黏液状、不溶血	呈红色、黏液型菌落
黏质沙雷菌	呈白色或粉色或红色、圆形光滑,中心呈颗粒状	呈白色或红色、凸起菌落

3. 生化反应

(1)初步鉴定生化反应结果:见表7-16。

(2)系统生化反应:记录实验结果,见表7-17。

将每组出现阳性结果指数相加,得出数码累计分别为AG433、AG621、AG603,然后从编码表中查找AG433对应的细菌为肺炎克雷伯菌,AG621对应的细菌为产气肠杆菌,AG603对应的细菌为黏质沙雷菌。

表 7-16 克雷伯菌属、肠杆菌属、沙雷菌属初步鉴定生化反应结果

细菌	氧化酶试验	苯丙氨酸脱氨酶试验	VP试验	KIA				MIU		
				斜面	底层	气体	H$_2$S	动力	吲哚	脲酶
肺炎克雷伯菌	–	–	+	A	A	+	–	–	–	+
产气肠杆菌	–	–	+	A	A	+	–	+	–	–
阴沟肠杆菌	–	–	+	A	A	+	–	+	–	–
黏质沙雷菌	–	+	+	K	A	–	–	+	–	–

注:A:产酸;K:产碱;＋:90%以上菌株为阳性；－:90%以上菌株为阴性

表 7-17 肠杆菌科细菌编码鉴定的数码组合表

组别代号	生化反应项目		代号（指数）	试验结果			各组阳性结果数码合计		
1	葡萄糖	产酸	A	+	+	+	A	A	A
		产气	G	+	+	+	G	G	G
2		赖氨酸脱羧酸	4	+	+	+	4	6	6
		鸟氨酸脱羧酶	2	–	+	+			
		硫化氢	1	–	–	–			
3		靛基质	4	–	–	–	3	2	0
		乳糖	2	+	+	+			
		卫矛醇	1	+	–	–			
4		苯丙氨酸脱氨酶	4	–	–	–	3	1	3
		尿素酶	2	+	–	+			
		柠檬酸盐利用试验	1	+	+	+			

4. 荚膜肿胀试验 加抗血清标本在菌体周围出现较大的空白圈。

我的结果:

_____

_____

_____

_____

_____

【注意事项】

肺炎克雷伯菌可以引起肺外感染,对小儿肠炎患者除做菌种鉴定外,尚需做肠毒素测定,以明确被检菌的致病性。

【思考题】

黏质沙雷菌在麦康凯琼脂培养基上形成红色菌落,其原理与肺炎克雷伯菌及产气肠杆菌形成红色菌落一样吗?

六、变形杆菌属、普罗维登菌属和摩根菌属

【实验目的】

1. 掌握变形杆菌属细菌的形态染色、培养特性及鉴定要点。

2. 熟悉普罗维登菌属和摩根菌属细菌的形态染色、培养特性及鉴定要点。

【仪器和材料】

1. 菌种　普通变形杆菌,奇异变形杆菌,斯氏普罗维登菌,摩根摩根菌。

2. 培养基　血琼脂平板,SS 平板,麦康凯琼脂平板,KIA 和 MIU 培养基,系列微量生化管(硝酸盐、苯丙氨酸、葡萄糖蛋白胨水、肠杆菌科细菌生化编码鉴定管)。

3. 试剂　氧化酶试剂,硝酸盐还原试剂,100g/L 氯化铁,VP 试剂,靛基质试剂。

4. 其他　生理盐水,载玻片,无菌石蜡,革兰染液,鞭毛染液等。

【方法和步骤】

1. 形态观察

(1)革兰染色:分别取单个菌落涂片,进行革兰染色,镜下观察。

(2)鞭毛染色:取血平板上的单个菌落进行鞭毛镀银染色(方法见细菌染色技术),镜下观察。

2. 菌落观察　将菌接种于血琼脂平板、SS 平板和麦康凯琼脂平板,35℃培养 18~24 小时后观察结果。

3. 生化反应

(1)初步鉴定用生化反应:挑取 SS 平板上单个菌落,进行氧化酶试验,无菌接种于硝酸盐、苯丙氨酸、葡萄糖蛋白胨水生化管,以及 KIA 及 MIU 培养基,35℃培养 18~24 小时后观察结果。

(2)系统生化反应:变形杆菌、普罗威登菌和摩根摩根菌的最后鉴定要通过系列生化试验。接种肠杆菌科细菌系列生化试验鉴定管,各生化反应结果判断同大肠埃希菌。

4. 变形杆菌的快速鉴定　因临床上绝大多数变形杆菌为奇异变形杆菌或普通变形杆菌,当待鉴定菌在血平板上呈现迁徙生长现象,可确定为变形杆菌属。然后通过快速斑点吲哚试验、氨苄西林敏感试验、麦芽糖或鸟氨酸脱羧酶试验进行快速鉴定。

【结果】

1. 形态特征

(1)革兰染色:均为革兰阴性,多数为杆状,两端钝圆,也可见球杆状或丝状,呈明显的多形性,散在排列。

(2)鞭毛染色:均有周鞭毛。

2. 菌落特征　菌落特点见表 7-18。

表 7-18　变形杆菌、普罗威登菌、摩根摩根菌的菌落特点

细菌	血琼脂平板	SS 平板	麦康凯琼脂平板
普通变形杆菌	迁徙生长	扁平、黑心菌落	扁平、无色菌落
奇异变形杆菌	迁徙生长	扁平、黑心菌落	扁平、无色菌落
斯氏普罗威登菌	灰白菌落	无色菌落	无色菌落
摩根摩根菌	无色菌落	无色菌落	无色菌落

3. 生化反应

（1）初步鉴定生化反应结果：见表7-19。

表7-19　变形杆菌、普罗威登菌和摩根摩根菌初步生化反应结果

细菌	氧化酶试验	硝酸盐还原试验	苯丙氨酸脱氨酶试验	VP试验	KIA				MIU		
					斜面	底层	气体	H₂S	动力	吲哚	脲酶
普通变形杆菌	–	–	+	–	K	A	+	+	+	+	+
奇异变形杆菌	–	–	+	–	K	A	+	+	+	–	+
斯氏普罗威登菌	–	–	+	+	K	A	+/–	–	+	+	–
摩根摩根菌	–	–	+	–	K	A	d	–	+	+	+

注：A：产酸，K：产碱，+：90%以上菌株为阳性；–：90%以上菌株为阴性；d：不确定

（2）系统生化反应：记录实验结果，见表7-20。

表7-20　肠杆菌科细菌编码鉴定的数码组合表

组别代号	生化反应项目		代号（指数）	试验结果				各组阳性结果数码合计			
1	葡萄糖	产酸	A	+	+	+	+	A	A	A	A
		产气	G	+	+	–	+	G	G		G
2	赖氨酸脱羧酸		4	–	–	–	–				
	鸟氨酸脱羧酶		2	–	+	–	+	1	3	0	2
	硫化氢		1	+	+	–	–				
3	靛基质		4	+	–	+	+				
	乳糖		2	–	–	–	–	4	0	4	4
	卫矛醇		1	–	–	–	–				
4	苯丙氨酸脱氨酶		4	+	+	+	+				
	尿素酶		2	+	+	–	+	6	7	5	6
	柠檬酸盐利用试验		1	–	+	+	–				

将每组出现阳性结果指数相加，得出数码累计分别为 AG146、AG307、A045 和 AG246，从编码表中查找对应的细菌分别为普通变形杆菌、奇异变形杆菌、斯氏普罗威登菌和摩根摩根菌。

4. 变形杆菌的快速鉴定结果　见表7-21。

表7-21　变形杆菌的快速鉴定结果

变形杆菌	迁徙生长	快速斑点吲哚试验	氨苄西林敏感试验	麦芽糖分解试验	鸟氨酸脱羧酶试验
普通变形杆菌	+	+			
奇异变形杆菌	+	–	S/R	–	+
潘氏变形杆菌	+	–	R	+	–

当平板上有迁徙生长现象,快速斑点吲哚试验阳性,可报告为普通变形杆菌;当快速斑点吲哚试验阴性、对氨苄西林敏感,可报告为奇异变形杆菌;当快速斑点吲哚试验阴性、对氨苄西林耐药,不分解麦芽糖或鸟氨酸脱羧酶试验阳性,即可报告为奇异变形杆菌;当快速斑点吲哚试验阴性、对氨苄西林耐药,分解麦芽糖或鸟氨酸脱羧酶试验阴性,即可报告为潘氏变形杆菌。

我的结果:

_____

_____

_____

_____

_____

【注意事项】

进行变形杆菌操作时务必严格无菌,一旦变形杆菌污染其他菌种,其他菌种进行纯化非常困难。

【思考题】

变形杆菌属内主要鉴别试验有哪些?

七、小肠结肠炎耶尔森菌

【实验目的】

熟悉小肠结肠炎耶尔森菌的形态染色、培养特性和鉴定要点。

【仪器和材料】

1. 菌种 小肠结肠炎耶尔森菌。

2. 培养基 麦康凯琼脂平板,耶尔森菌专用选择性培养基(CIN),KIA 和 MIU 培养基,半固体培养基,系列微量生化管(硝酸盐、苯丙氨酸、葡萄糖蛋白胨水、肠杆菌科细菌生化编码鉴定管)。

3. 试剂 氧化酶试剂,硝酸盐还原试剂,100g/L 氯化铁,VP 试剂,靛基质试剂。

4. 其他 25℃和37℃孵箱,生理盐水,载玻片,无菌石蜡,革兰染液等。

【方法和步骤】

1. 形态观察 取单个菌落涂片,进行革兰染色,镜下观察。

2. 菌落观察 将小肠结肠炎耶尔森菌接种于麦康凯琼脂平板和耶尔森菌专用选择性培养基(CIN)上,25℃培养24～48小时,观察结果。

3. 动力温度试验 接种2支半固体培养基,分别置25℃和35℃孵育箱培养,18～24小时观察结果。亦可用悬滴法或压滴法检查动力。

4. 生化反应

(1)初步鉴定生化反应:挑取单个菌落,进行氧化酶试验,无菌接种于硝酸盐、苯丙氨酸和葡萄糖蛋白胨水生化管,以及 KIA 及 MIU 培养基,分别在 25℃和35℃环境培养18～24小时后观察结果。

(2)系统生化反应:耶尔森菌的最后鉴定要通过系列生化试验。接种肠杆菌科细菌系列生化试验鉴定管,35℃培养。各生化反应结果判断同大肠埃希菌。

【结果】

1. 形态特征　为革兰阴性短小杆菌,两端钝圆,多见两极浓染。

2. 菌落特征　小肠结肠炎耶尔森菌在麦康凯平板上形成圆形、扁平、无色、半透明的小菌落。在 CIN 平板上形成粉红色菌落。

3. 动力温度试验　25℃动力阳性,35℃动力阴性。

4. 生化反应

(1)初步鉴定生化反应结果:见表 7-22。

表 7-22　小肠结肠炎耶尔森菌初步生化反应结果

培养温度	氧化酶试验	硝酸盐还原试验	苯丙氨酸脱氨酶试验	VP试验	K I A				M I U		
					斜面	底层	气体	H$_2$S	动力	吲哚	脲酶
25℃	−	−	−	+	K	A	−	−	+	d	+
35℃	−	−	−	−	K	A	−	−	−	d	+

注:A:产酸,K:产碱,+:90%以上菌株为阳性;−:90%以上菌株为阴性;d:不确定

(2)系统生化反应:记录实验结果,见表 7-23。

表 7-23　肠杆菌科细菌编码鉴定的数码组合表

组别代号	生化反应项目		代号(指数)	试验结果	各组阳性结果数码合计
1	葡萄糖	产酸	A	+	A
		产气	G	−	
2		赖氨酸脱羧酸	4	−	2
		鸟氨酸脱羧酶	2	+	
		硫化氢	1	−	
3		靛基质	4	−	0
		乳　糖	2	−	
		卫矛醇	1	−	
4		苯丙氨酸脱氨酶	4	−	2
		尿素酶	2	+	
		柠檬酸盐利用试验	1	−	

将每组出现阳性结果指数相加,得出数码累计为 A202,从编码表中查找 A202 对应的细菌为小肠结肠炎耶尔森菌。

我的结果:

_____

_____

_____

_____

_____

_____

【注意事项】

小肠结肠炎耶尔森菌可在 SS 和麦康凯培养基上生长,但初次分离 35℃常不生长或生长缓慢,应将该平板继续在室温下培养 24～48 小时,可获得满意结果。

【思考题】

小肠结肠炎耶尔森菌的最低鉴定特征是什么?

(张玉妥)

实验八　不发酵革兰阴性杆菌和其他革兰阴性杆菌

一、假单胞菌属

【实验目的】

1. 掌握铜绿假单胞菌的形态、染色、菌落特征、培养特性以及主要生化反应。

2. 熟悉铜绿假单胞菌的检验程序、方法、注意事项。

3. 了解铜绿假单胞菌的致病特点。

【仪器和材料】

1. 菌株　铜绿假单胞菌。

2. 培养基　血琼脂平板,麦康凯琼脂平板,营养琼脂平板,O/F 培养基(葡萄糖、麦芽糖、木糖),硝酸盐培养基,精氨酸双水解酶培养基,赖氨酸脱羧酶培养基,枸橼酸盐培养基,肉汤培养基等。

3. 试剂　氧化酶试剂(1% 盐酸二甲基对苯二胺),触酶试剂(3% H_2O_2),硝酸盐还原试剂,生理盐水,革兰染色液,鞭毛染色液等。

4. 仪器　显微镜,培养箱。

5. 其他　载玻片,盖玻片,接种环/针,酒精灯,火柴等。

【方法和步骤】

1. 镜下形态

(1)直接涂片进行革兰染色,干燥后置显微镜油镜下观察。

(2)压滴法或悬滴法检查动力。

(3)直接涂片进行鞭毛染色,干燥后置显微镜油镜下观察。

2. 分离培养　将细菌分区划线接种于营养琼脂平板、血琼脂平板、麦康凯琼脂平板,35℃培养 18～24 小时,观察不同平板上的菌落特征、色素。

3. 生化反应　取细菌进行氧化酶、触酶试验,并将其接种到各种生化培养基管中,置于35℃培养箱,空气环境中培养 18～24 小时,观察结果。

【结果】

1. 镜下形态

(1)革兰阴性杆菌,菌体细长且长短不一,有时呈球杆状,成对或短链状排列。

(2)运动活泼(有动力)。

(3)鞭毛染色可见菌体单端有 1～3 根鞭毛。

2. 分离培养　铜绿假单胞菌在营养琼脂平板上形成圆形、大小不一、扁平、光滑、湿润的菌落,琼脂可被染成黄绿色、绿色、蓝绿色等颜色;血琼脂平板上可观察到较大、边缘不齐、湿润、光滑、有生姜气味的灰绿色或绿色菌落,部分菌株有金属光泽,菌落周围可见透明溶血环。麦康凯琼脂平板上也可形成大小不一、扁平、黄绿色或半透明的菌落,48 小时后菌落中央常呈棕绿色。

3. 生化反应　触酶阳性,氧化酶阳性,精氨酸双水解酶阳性,可利用枸橼酸盐,氧化分解葡萄糖、木糖,不分解麦芽糖,硝酸盐还原产氮,赖氨酸脱羧酶试验阴性。

我的结果:

_____

_____

_____

【注意事项】

部分患者下呼吸道标本中可分离到黏液型铜绿假单胞菌,可不产生色素,生长缓慢,需要培养 24 ~ 48 小时后才可观察到湿润、胶冻或黏液状融合的菌落。

【思考题】

简述铜绿假单胞菌的菌落特征与主要生化反应特点。

二、不动杆菌属

【实验目的】

1. 掌握鲍曼不动杆菌的形态、染色、菌落特征、培养特性以及主要生化反应。

2. 熟悉鲍曼不动杆菌与属内其他细菌的鉴别要点。

【仪器和材料】

1. 菌株　鲍曼不动杆菌。

2. 培养基　血琼脂平板,麦康凯琼脂平板,O/F 培养基(葡萄糖、麦芽糖),硝酸盐培养基,精氨酸双水解酶培养基,赖氨酸脱羧酶培养基,枸橼酸盐培养基,肉汤培养基等。

3. 试剂　氧化酶试剂(1% 盐酸二甲基对苯二胺),触酶试剂(3% H_2O_2),硝酸盐还原试剂,生理盐水,革兰染色液。

4. 仪器　显微镜,培养箱。

5. 其他　载玻片,盖玻片,接种环/针,酒精灯,火柴等。

【方法和步骤】

1. 镜下形态　直接涂片进行革兰染色,干燥后置显微镜油镜下观察;压滴或悬滴法观察动力。

2. 分离培养　将细菌分区划线接种于血琼脂平板、麦康凯琼脂平板,35℃培养 18 ~ 24 小时,观察不同平板上的菌落特征及色素产生情况。

3. 生化反应　取细菌进行氧化酶、触酶试验,并将其接种到各种生化培养基管中,置于 35℃培养箱,空气环境中培养,观察不同生化反应试验结果。

【结果】

1. 镜下形态　革兰染色可见染成红色的革兰阴性杆菌、球杆菌,常成双排列;压滴或悬滴法观察细菌无自主运动,无动力。

2. 菌落特征　血琼脂平板上可观察到灰白色、较大、圆形、湿润、光滑、突起、不溶血的菌落。麦康凯琼脂平板上可形成圆形、较大、无色或淡粉红色的菌落。

3. 生化反应　触酶阳性,氧化酶阴性,精氨酸双水解酶阳性,利用枸橼酸盐,氧化分解葡萄糖,不分解麦芽糖,赖氨酸脱羧酶试验阴性,硝酸盐还原试验阴性。

我的结果:

_____

_____

_____

【注意事项】

1. 鲍曼不动杆菌进行革兰染色时不易被脱色,易染成革兰阳性,常被误认为革兰阳性球菌,因此在做实验时应注意操作并做好对照。

2. 鲍曼不动杆菌可在41℃及44℃生长,可与属内其他细菌进行区别。

【思考题】

鲍曼不动杆菌如何与肠杆菌科细菌进行鉴别?

三、嗜麦芽窄食单胞菌

【实验目的】

掌握嗜麦芽窄食单胞菌的形态、染色、菌落特征以及主要生化反应。

【仪器和材料】

1. 菌株 嗜麦芽窄食单胞菌。

2. 培养基 血琼脂平板,麦康凯琼脂平板,(葡萄糖、麦芽糖、木糖)O/F培养基,硝酸盐培养基,精氨酸双水解酶培养基,赖氨酸脱羧酶培养基,枸橼酸盐培养基,肉汤培养基等。

3. 试剂 氧化酶试剂(1%盐酸二甲基对苯二胺),触酶试剂(3% H_2O_2),硝酸盐还原试剂,生理盐水,革兰染色液。

4. 仪器 显微镜,培养箱。

5. 其他 载玻片,盖玻片,接种环/针,酒精灯,火柴等。

【方法和步骤】

1. 镜下形态

(1)直接涂片进行革兰染色,干燥后置显微镜油镜下观察。

(2)压滴或悬滴法观察动力。

(3)直接涂片进行鞭毛染色,干燥后置显微镜油镜下观察。

2. 分离培养 将细菌分区划线接种于血琼脂平板、麦康凯琼脂平板,35℃培养18~24小时,观察不同平板上的菌落特征、色素。

3. 生化反应 取细菌进行氧化酶、触酶试验,并将其接种到各种生化培养基管中,35℃培养18~24小时,观察不同生化反应试验结果。

【结果】

1. 细菌形态

(1)革兰阴性杆菌,直或稍弯曲。

(2)鞭毛染色可观察到细菌极端有数根鞭毛。

(3)细菌有动力。

2. 菌落特征 在血琼脂平板上形成中等大小、湿润、凸起的菌落,部分菌株产生水溶性黄色或绿色色素,有β溶血。在麦康凯琼脂平板上可以生长,形成中等大小、无色或浅黄色、透明、湿润的菌落。

3. 生化反应　触酶阳性,氧化酶多为阳性(反应可能较为缓慢,部分细菌氧化酶反应为弱阳性或不易观察);氧化分解葡萄糖、麦芽糖;赖氨酸脱羧酶阳性,精氨酸双水解酶阴性,枸橼酸盐利用试验阳性,动力阳性,硝酸盐还原试验阴性。

我的结果:

_____

_____

_____

【注意事项】

嗜麦芽窄食单胞菌在 O/F 培养基上氧化分解麦芽糖比葡萄糖迅速且明显,葡萄糖 O/F 试验有时需放置48 小时后才能观察到明显的氧化产酸现象。

【思考题】

简述嗜麦芽窄食单胞菌与铜绿假单胞菌的鉴别要点。

四、伯克霍尔德菌属

【实验目的】

掌握洋葱伯克霍尔德菌的形态、染色、菌落特征以及主要生化反应。

【仪器和材料】

1. 菌株　洋葱伯克霍尔德菌。

2. 培养基　血琼脂平板,麦康凯琼脂平板,(葡萄糖、麦芽糖)O/F 培养基,硝酸盐培养基,精氨酸双水解酶培养基,赖氨酸脱羧酶培养基,枸橼酸盐培养基,肉汤培养基等。

3. 试剂　氧化酶试剂(1%盐酸二甲基对苯二胺),触酶试剂(3% H_2O_2),硝酸盐还原试剂,生理盐水,革兰染色液。

4. 仪器　显微镜,培养箱。

5. 其他　载玻片,盖玻片,接种环/针,酒精灯,火柴,小试管等。

【方法和步骤】

1. 细菌形态观察　将细菌直接涂片,分别进行革兰染色、鞭毛染色以及不染色直接观察动力。

2. 分离培养　将细菌分区划线接种于血琼脂平板、麦康凯琼脂平板,35℃空气环境中培养18～24 小时,观察不同平板上的菌落特征及色素产生情况。

3. 生化反应　取洋葱伯克霍尔德菌进行氧化酶、触酶试验,并将其接种到各种生化培养基管中,置于35℃培养箱,空气环境中培养18～24 小时,观察不同生化反应试验结果。

【结果】

1. 细菌形态

(1)革兰阴性杆菌,直或稍弯曲。

(2)鞭毛染色可观察到细菌极端有数根鞭毛。

(3)细菌有动力。

2. 菌落特征　该菌在血琼脂平板上形成中等大小、湿润、凸起的菌落,部分菌株产生水溶性黄色或绿色色素,有 β 溶血。在麦康凯琼脂平板上可以生长,形成中等大小、无色或浅黄色、透明、湿润的菌落。

3. 生化反应　触酶阳性,氧化酶多为阳性(反应可能较为缓慢,部分细菌氧化酶反应为弱阳性或不易观察);氧化分解葡萄糖、麦芽糖;赖氨酸脱羧酶阳性,精氨酸双水解酶阴性,枸橼酸盐利用试验阳性,动力阳性,硝酸盐还原试验阴性。

我的结果:

_____

_____

_____

【注意事项】

洋葱伯克霍尔德菌7个不同的基因型其生化反应各有不同,鉴定时需进行42℃生长试验、蔗糖、氧化酶、赖氨酸脱羧酶、色素、半乳糖苷酶、硝酸盐还原试验。

【思考题】

简述洋葱伯克霍尔德菌的主要生化反应特征。

五、流感嗜血杆菌和副流感嗜血杆菌

【实验目的】

1. 掌握流感嗜血杆菌和副流感嗜血杆菌的形态、染色、培养特性。

2. 熟悉流感嗜血杆菌的主要生化反应特点、流感嗜血杆菌和副流感嗜血杆菌的鉴别要点。

【仪器和材料】

1. 菌株 流感嗜血杆菌,副流感嗜血杆菌,金黄色葡萄球菌。

2. 培养基 血琼脂平板,巧克力琼脂平板,MH琼脂平板。

3. 试剂 氧化酶试剂(1%盐酸二甲基对苯二胺),触酶试剂(3% H_2O_2),V因子纸片,X因子纸片,V+X因子纸片,流感嗜血杆菌荚膜多糖抗体,流感嗜血杆菌抗血清(a~f),葡萄糖,蔗糖,乳糖,革兰染色液,生理盐水。

4. 仪器 显微镜,二氧化碳培养箱。

5. 其他 载玻片,盖玻片,接种环/针,酒精灯,火柴,小试管等。

【方法和步骤】

1. 形态观察 取流感嗜血杆菌及副流感嗜血杆菌涂片,进行革兰染色,显微镜下观察。

2. 分离培养 将细菌分区划线接种于血琼脂平板、巧克力色琼脂平板,置35℃、5%~10%二氧化碳培养箱中培养18~24小时,观察不同平板上的菌落特征及色素产生情况。

3. "卫星"试验 将流感嗜血杆菌或副流感嗜血杆菌分别密集划线接种于血琼脂平板和MH琼脂平板,然后将金黄色葡萄球菌点种2~4处或者划一短线于其上,置35℃、5%~10%二氧化碳培养箱中培养18~24小时,观察平板上菌落的生长情况。

4. V因子和X因子需要试验 在MH琼脂平板(或脑心浸液琼脂平板、哥伦比亚琼脂平板等不含血的平板)上密集划线接种细菌,再贴上含有V因子、X因子和V+X因子的纸片,纸片之间距离大于5cm,置35℃、5%~10%二氧化碳培养箱中培养,观察平板上纸片周围菌落生长情况。

5. 生化反应 进行氧化酶、触酶试验,并接种各种生化培养基中,置于35℃、5%~10%二氧化碳培养箱中培养18~24小时,观察结果。

6. 血清学鉴定 用流感嗜血杆菌抗血清进行玻片凝集试验,以进行血清学分型,也可用流感嗜血杆菌荚膜多糖抗血清直接与待检标本中的细菌做荚膜肿胀试验,可作早期诊断。

【结果】

1. 细菌形态

(1)革兰阴性小杆菌、球杆菌,在陈旧培养物中可为多形性。黏液型菌株周围可有淡染圈,提示可能有荚膜。

(2)细菌无动力。

2. 菌落特征 在巧克力色琼脂平板上形成直径1mm大小、湿润、无色透明、露滴样菌落,在血琼脂平板上与金黄色葡萄球菌一起培养时,可出现"卫星现象"(见"卫星"试验)。

3. "卫星"试验 流感嗜血杆菌或副流感嗜血杆菌在金黄色葡萄球菌周围形成细小、无色或浅灰色、透明、湿润的菌落,远离金黄色葡萄球菌的地方无菌落生长,此即"卫星"试验阳性。在血琼脂平板与MH琼脂平板均出现"卫星现象",可初步判断为副流感嗜血杆菌;只有血琼脂平板出现"卫星现象",而MH琼脂平板卫星现象试验阴性,可初步判断为流感嗜血杆菌。

4. V因子和X因子需要试验

(1)MH琼脂平板上仅在V因子纸片周围有细菌,提示该菌生长只需要V因子,如副流感嗜血杆菌。

(2)MH琼脂平板上仅在V+X因子纸片周围有细菌,提示该菌生长需要V+X因子,如流感嗜血杆菌。

5. 生化反应 嗜血杆菌氧化酶阳性,触酶多为阳性。流感嗜血杆菌发酵葡萄糖,不发酵乳糖、蔗糖、甘露醇;副流感嗜血杆菌发酵葡萄糖、蔗糖、甘露醇,不发酵乳糖(表8-1)。

表8-1 流感嗜血杆菌属与副流感嗜血杆菌主要生化特征

嗜血杆菌	因子		β溶血	发酵				触酶
	X	V		葡萄糖	蔗糖	乳糖	甘露糖	
流感嗜血杆菌	+	+	-	+	-	-	-	+
副流感嗜血杆菌	-	+	-	+	+	-	+	V

注:V表示反应不定

我的结果:

_____

_____

_____

_____

【注意事项】

1. 流感嗜血杆菌干燥时易死亡,因此采集标本时应注意保湿。

2. 流感嗜血杆菌抵抗力弱,在培养基上易死亡,故需4~5天转种一次,可将平板放置于室温,比在4℃或35℃存活时间更久。也可将流感嗜血杆菌制成冻干粉,放置于-70℃下保存。

【思考题】

1. 流感嗜血杆菌的主要生物学特性?

2. 流感嗜血杆菌常用微生物学检测方法有哪些?

六、布鲁菌属

【实验目的】

1. 掌握布鲁菌属的形态、染色、培养特性、菌落特征。

2. 熟悉布鲁菌属的鉴定方法和主要生化反应。

3. 了解布鲁菌属的致病特点。

【仪器和材料】

1. 菌株　马耳他布鲁菌。

2. 培养基　血琼脂平板,麦康凯琼脂平板,脲酶培养基,葡萄糖培养基,阿拉伯糖培养基,半乳糖培养基,硝酸盐培养基。

3. 试剂　氧化酶试剂(1%盐酸二甲基对苯二胺),触酶试剂(3% H_2O_2),硝酸盐还原试剂,革兰染色液,生理盐水。

4. 仪器　显微镜,培养箱,Ⅱ级生物安全柜。

5. 其他　载玻片,盖玻片,接种环/针,酒精灯,火柴,电热高温灭菌器,小试管等。

【方法和步骤】

1. 形态观察　取马耳他布鲁菌涂片,进行革兰染色,显微镜下观察。

2. 分离培养　将细菌分区划线接种于血琼脂平板,置于35℃培养18~24小时,观察不同平板上的菌落特征。

3. 生化反应　取细菌进行氧化酶、触酶试验,并将其分别接种于各种生化培养基中,35℃培养18~24小时,观察结果。

【结果】

1. 细菌形态　革兰阴性短小杆菌或球杆菌,菌体两端钝圆,镜下呈"细沙状"排列。

2. 菌落特征　在血平板上培养3~5天后形成细小、湿润、灰白色、凸起的菌落,在麦康凯琼脂平板上不生长。

3. 生化反应　触酶阳性,氧化酶阳性,分解葡萄糖,不分解半乳糖、阿拉伯糖,硝酸盐还原试验阳性,可快速水解尿素,脲酶阳性。

我的结果:

_____

_____

【注意事项】

1. 布鲁菌是一种人畜共患病原菌,可导致布鲁菌病,对人有极强致病力,常导致实验室获得性感染,因此此菌的相关检验及标本处理应在生物安全水平2级以上的实验室中进行,并在生物安全柜中进行相关操作。

2. 马耳他布鲁菌生长缓慢,初次培养需5%~10%二氧化碳环境。

【思考题】

简述布鲁菌属的主要生物学性状。

(梁宏洁)

实验九 弧菌属、弯曲菌属和螺杆菌属

一、弧 菌 属

【实验目的】

1. 掌握弧菌的形态、培养方法,在常用培养基上的生长状况、生化反应及鉴定依据。

2. 掌握弧菌的常用培养基及其制备方法。

3. 熟悉弧菌的鉴定试验方法及快速诊断的结果判定。

【仪器和材料】

1. 菌种 不凝集弧菌、副溶血弧菌。

2. 培养基 碱性蛋白胨水,碱性琼脂平板,4 号琼脂或 TCBS 平板,SS 琼脂平板,KIA,MIU 培养基,含盐(0g/L、35g/L、70g/L、100g/L NaCl)蛋白胨水,我姜血琼脂培养基。

3. 试剂 3% H_2O_2,氧化酶试剂,吲哚试剂,400g/L KOH,5g/L 去氧胆酸钠水溶液,浓硫酸、生理盐水。

4. 其他 霍乱弧菌、副溶血弧菌革兰染色示教片。

【方法和步骤】

1. 形态观察

(1)霍乱弧菌的形态呈弧形或逗点状,排列似"鱼群"样,革兰染色阴性。压滴法观察可见呈穿梭样运动。

(2)副溶血弧菌的形态呈弧形、棒状、卵圆形等多形态性,排列不规则,散在或成对,革兰染色阴性。压滴法观察动力呈穿梭样运动。

2. 菌落观察

(1)霍乱弧菌:在碱性蛋白胨水中呈均匀混浊生长,有时在液体表面生成菲薄菌膜;在碱性琼脂平板上可形成较大、圆而扁平或稍凸起、无色透明或半透明似水滴及淡蓝灰色的菌落,菌落表面光滑或有微细颗粒。因分解蔗糖产酸,在硫代硫酸钠-枸橼酸盐-胆盐-蔗糖琼脂平板(TCBS)平板上菌落及周围呈黄色。能还原亚碲酸钾,在 4 号琼脂平板上菌落中心呈褐色。

(2)副溶血弧菌:在 TCBS 平板上不发酵蔗糖,菌落呈绿色,大小为 0.5~2mm。在嗜盐选择培养基上,菌落较大,圆形、隆起、稍混浊、半透明或不透明、无黏性。

3. 生化反应

(1)两菌的共同生化反应特征:氧化酶阳性,发酵 D-葡萄糖产酸但罕见产气,能还原硝酸盐为亚硝酸盐。

(2)霍乱弧菌的生化反应

1)在 KIA、MIU 培养基中,经 35℃培养 18~24 小时结果见表 9-1。

表 9-1 霍乱弧菌生化反应

KIA				MIU			其他	
斜面	底层	产气	H_2S	动力	吲哚	脲酶	氧化酶	粘丝试验
K	A	−	−	+	+	−	+	+

2）粘丝试验：将5g/L去氧胆酸钠水溶液和霍乱弧菌的菌落混匀制成浓厚悬液，1分钟内悬液由混浊变清，并变得黏稠，用接种环挑取时可以拉出丝为阳性。霍乱弧菌古典生物型和El-tor生物型均呈阳性。

3）霍乱红试验：霍乱弧菌含有色氨酸酶能分解色氨酸产生吲哚，同时也能还原硝酸盐为亚硝酸盐，亚硝酸盐与吲哚结合生成亚硝基吲哚，滴加浓硫酸后立即出现玫瑰红色，称霍乱红试验阳性。

将细菌接种于碱性蛋白胨水中，35℃培养18～24小时，在培养基中加入浓硫酸，混合后，呈红色者为阳性反应。霍乱弧菌为霍乱红试验阳性，但其他非致病性弧菌也有阳性，故特异性不强。

（3）副溶血弧菌的生化反应

1）副溶血弧菌在KIA、MIU培养基上生长结果见表9-2。

表9-2 副溶血弧菌生化反应

KIA				MIU		
斜面	底层	产气	H$_2$S	动力	吲哚	脲酶
K	A	−	−	+	+	−

2）嗜盐试验：将副溶血弧菌分别接种于0g/L、35g/L、70g/L、100g/L的NaCl肉汤培养基，35℃培养18～24小时，副溶血弧菌在35g/L和70g/L的NaCl肉汤中生长，在无盐肉汤和100g/L NaCl中不生长。

3）神奈川（Kanagawa）现象试验：用接种环刮取少量新鲜斜面培养物，接种于我妻血琼脂平板中央（每个平板只能接种一个菌株，烘干平板表面防止细菌蔓延生长），并用接种环涂成约1cm直径的圆圈，置35℃培养24～48小时后观察结果。在所涂菌的周围见到溶血环为Kanagawa现象阳性。

（4）霍乱弧菌分型试验

1）血清学试验（玻片凝集试验）：用记号笔将玻片划分左右两区，左边滴加抗霍乱多价免疫血清一滴，右边加生理盐水一滴作为对照，用灭菌接种环挑取待测霍乱弧菌菌落少许，加于右侧生理盐水中混匀；再用灭菌接种环取霍乱弧菌加于霍乱多价免疫血清中，混匀，2～3分钟后，观察是否出现凝集现象，试验侧出现凝集，盐水对照不出现凝集为阳性，两侧均不出现凝集为阴性。

2）噬菌体分型试验：取被检菌2小时肉汤培养物，用接种环分别均匀涂于两个普通琼脂平板上，待干后，一个平板滴加5个分型噬菌体（VP$_1$～VP$_5$）原液（10^{9}CFU/ml），另一个滴加5个分型噬菌体（VP$_1$～VP$_5$）稀释液（10^{6}CFU/ml），待干后培养5小时记录初步结果，20小时后观察最后结果。全裂解、大部分裂解、半裂解、不透明裂解、弱裂解和不同量的噬菌斑者均为阳性。可疑和不裂解者为阴性。

第Ⅳ组霍乱菌体常规稀释液（10^{6}CFU/ml）一般仅裂解古典型，而不裂解El-Tor型。原液（10^{9}CFU/ml）对两型均能裂解。

3）溶血试验：取被检菌24小时肉汤培养物1ml，加入1%绵羊红细胞盐水悬液混匀后，置35℃水浴2小时，初步观察有无溶血现象，再放冰箱过夜观察最后结果，如有50%红细胞被溶解者为溶血试验阳性，El-Tor生物型大多数为阳性，古典生物型溶血试验阴性。

我的结果：
_____
_____
_____

【注意事项】

1. 霍乱弧菌培养,如为急性期病例的粪便标本增菌后,必须在 6～8 小时内(有的在接种后 4 小时呈轻度混浊)进行涂片染色和动力观察,确定已有弧菌生长后可进行制动试验,并进一步移种平板进行分离。操作时挑取可疑半个菌落做涂片、动力观察,其余半个菌落作移种纯培养用。

2. 疑为副溶血弧菌食物中毒时,首先考虑采取病人的粪便,其次为可疑食物。本菌对酸敏感,故一般不宜采集患者呕吐物做该菌检验。

【思考题】

1. 简述霍乱弧菌鉴定的常用方法。

2. 何为神奈川现象? 有何意义?

二、空肠弯曲菌

【实验目的】

1. 掌握空肠弯曲菌的形态、染色性和培养特性。

2. 熟悉空肠弯曲菌的生化反应及鉴定试验。

【仪器和材料】

1. 菌种　空肠弯曲菌。

2. 培养基　改良弯曲菌培养基(Campy-BAP),甘氨酸培养基,快速尿酶培养基,35g/L NaCl 肉汤培养基。

3. 试剂　氧化酶试剂,3% 过氧化氢,茚三酮试剂。

4. 其他　醋酸吲哚酚纸条。

【方法和步骤】

1. 形态观察　用接种环取空肠弯曲菌培养物涂片,革兰染色后镜下观察。该菌为革兰染色阴性细小杆菌,菌体呈 S 形、逗点状或"海鸥展翅"形,有的呈螺旋形。悬滴法观察动力。

2. 菌落观察　空肠弯曲菌接种于改良弯曲菌培养基(Campy-BAP)上,置 5% O_2、85% N_2、10% CO_2 气体环境,42℃培养 24～48 小时,观察菌落。

3. 生化反应和生长试验

(1)取空肠弯曲菌做氧化酶、触酶试验,醋酸吲哚酚纸条,并接种 KIA、10g/L 甘氨酸和 15g/L NaCl 培养基,置 42℃培养 48 小时后观察 H_2S 产生情况,同时分别置 25℃与 42℃环境做生长试验。

(2)马尿酸钠水解试验:取 10g/L 马尿酸钠水溶液 4ml 制成 105 CFU/ml 的细菌悬液,置微需氧条件下,经 35℃反应 2 小时,离心取上清,加入茚三酮试剂 0.1ml,呈紫色为阳性,无色或淡蓝色为阴性。

(3)醋酸盐吲哚酚水解试验:将被检菌涂布试条上,加一滴蒸馏水湿透试条,5～10 分钟,试条变成深蓝色为阳性,浅蓝、淡绿色为弱阳性。每次操作需有阳性和阴性质控菌株。

【结果】

1. 空肠弯曲菌为革兰阴性细小杆菌,菌体呈S形、逗点状或"海鸥展翅"形,有的呈螺旋形。悬滴法观察动力,运动活泼呈投镖样的螺旋运动。

2. 空肠弯曲菌可形成两种菌落。一种菌落为扁平、灰白或蓝灰色、边缘不整齐、沿接种线扩散生长;另一种菌落呈圆形、凸起、湿润,周围有黏液性外观、直径达 1 ~ 2mm、不溶血。偶尔出现棕黄色或粉红色菌落。

3. 空肠弯曲菌的各种生化反应和生长试验结果见表9-3。

表9-3　空肠弯曲菌生化反应和生长试验结果

氧化酶	触酶		H₂S			生长试验	
		KIA	醋酸吲哚酚试 10g/L	甘氨酸	15g/L NaCL	25℃生长	42℃生长
+	+	−	+	+	−	−	+

我的结果:

_____

_____

【注意事项】

1. 分离弯曲菌的标本应立即接种,避免暴露在空气、热或干燥环境中,如不能立即接种应放在冰箱或保存于运送培养基中。

2. 培养弯曲菌的最佳气体环境是4% ~8% O₂ 和5% ~10% CO₂,但最佳生长温度与弯曲菌菌种有关,如空肠弯曲菌在37℃和43℃生长,25℃不生长;胎儿弯曲菌在25 ~37℃均能生长,但在43℃不生长。

【思考题】

1. 简述弯曲菌的形态、菌落特征。

2. 简述空肠弯曲菌和胎儿弯曲菌的培养特点。

三、幽门螺杆菌

【实验目的】

1. 掌握幽门螺杆菌的形态、染色特点及培养特性。

2. 熟悉幽门螺杆菌的快速鉴定试验。

【仪器和材料】

1. 菌种　幽门螺杆菌。

2. 培养基　哥伦比亚血琼脂平板,KIA培养基,硝酸盐琼脂斜面,尿素肉汤或琼脂,尿素培养基,甘氨酸与NaCl培养基。

3. 试剂　3% H₂O₂,氧化酶试剂,脲酶试剂。

4. 其他　醋酸吲哚酚纸条。

【方法和步骤】

1. 形态观察　取被检菌培养物涂片,革兰染色后镜检。

2. 菌落观察　将幽门螺杆菌接种于哥伦比亚血琼脂平板上,35℃微需氧培养3~4天,观察菌落。

3. 生化反应

(1)取菌落做氧化酶试验、触酶试验,醋酸吲哚酚纸条,并接种 KIA、硝酸盐和尿素培养基,置35℃培养 3 ~ 4 天观察结果。接种 10g/L 甘氨酸和 35g/L NaCl 培养基,置25℃和42℃培养做生长试验。

(2)脲酶试验:取待检菌接种于尿素肉汤或尿素琼脂培养基上,置35℃微需氧培养 18 ~ 24 小时。若尿素被水解,培养基呈红色,反之培养基为黄色。

(3)快速脲酶试验:取微量反应板一块,每孔加入脲酶试剂 50μl,将胃活检标本加入孔内,封口,置35℃培养,并观察试剂发生颜色变化的时间,若24 小时内由淡黄色变为粉红色,为阳性,无变化为阴性。

【结果】

1. 幽门螺杆菌为革兰染色阴性;形态呈弧形、S 形、海鸥展翅形等,陈旧培养物可呈球形。

2. 幽门螺杆菌的菌落为 0.5 ~ 1mm 大小、无色或灰色、透明或半透明、边缘整齐、凸起、有轻度 β 溶血。

3. 幽门螺杆菌各种生化反应和生长试验结果见表9-4。

表 9-4　幽门螺杆菌生化反应和生长试验结果

| 氧化酶 | 触酶 | 脲酶 | H₂S | | | 生长试验 | |
			KIA	10g/L 甘氨酸	15g/L NaCL	25℃生长	42℃生长
+	+	−	+	+	−	−	+

我的结果:

_____

_____

【注意事项】

1. 分离幽门螺杆菌通常用胃镜采集十二指肠球部、胃窦部和胃小弯处等多个部位的活检标本,每处采两份。一份立即用磷酸盐甲醛液固定,送病理室做病理学检查,另一份做临床细菌学检验及快速诊断法检验。

2. 标本采集后应立即送检,如不能立即送检可置4℃冰箱内保存,但须在 4 小时内进行检验。

【思考题】

1. 简述幽门螺杆菌的形态和染色性。

2. 简述幽门螺杆菌的诊断方法。

(邵世和)

实验十　需氧革兰阳性杆菌

一、棒状杆菌属

【实验目的】

1. 掌握白喉棒状杆菌的形态特征、菌落特点、常用染色法、分离培养方法。

2. 熟悉白喉棒状杆菌的鉴定试验和白喉毒素测定方法。

3. 了解白喉棒状杆菌与类白喉棒状杆菌的鉴别要点。

【仪器和材料】

1. 菌种 白喉棒状杆菌,类白喉棒状杆菌。

2. 培养基 尿素卵黄双糖琼脂斜面,血琼脂平板,吕氏血清斜面,亚碲酸钾血平板,Elek平板,葡萄糖、麦芽糖、蔗糖、明胶、尿素、硝酸盐培养基等。

3. 试剂 革兰染色液,Albert染色液,Neisser染色液,白喉抗毒素(DAT)。

4. 其他 无菌棉拭子,1ml注射器,剃刀,豚鼠(或家兔),马血清等。

【方法和步骤】

1. 形态观察 取白喉棒状杆菌培养物制成两张涂片,分别做革兰染色和异染颗粒染色(Albert染色法或Neisser染色法),然后镜检。

2. 培养和菌落观察 将标本分别接种于血液琼脂平板、亚碲酸钾血平板、吕氏血清斜面或凝固鸡蛋清斜面,35℃(或5%~10%CO_2培养箱中)培养18~24小时。如不能及时接种,应将标本用灭菌马血清保存,以保持细菌活力。

3. 生化反应 挑取白喉棒状杆菌分别接种于糖发酵培养基(葡萄糖、麦芽糖、蔗糖),明胶、硝酸盐、尿素培养基,尿素卵黄双糖琼脂斜面等,35℃培养18~24小时。若呈阴性反应则延长至72小时观察结果。

4. 毒力试验 白喉棒状杆菌的致病物质是白喉外毒素,毒力试验可检测临床标本中分离出的白喉棒状杆菌能否产生毒素,因而是鉴定白喉致病菌株的重要依据。

(1)琼脂平板毒力法(Elek平板毒力试验):Elek平板毒力试验是一种体外的毒力测定方法。白喉外毒素与白喉抗毒素在琼脂平板中扩散,在一定部位相遇并特异性结合后,可在平板中形成肉眼可见的白色沉淀线。方法如下:

1)将Elek培养基10ml加热融化,待冷至50~55℃左右,加入无菌小牛/兔血清(培养基与小牛/兔血清之比为5:1)2ml,混匀后倾注于无菌平皿制得Elek平板。

2)将已浸有白喉抗毒素(500~1000IU/ml)的无菌滤纸条(60mm×10mm)贴于平板中央,置35℃孵箱内约30分钟,烘干表面水分。

3)用接种环取待检菌菌苔划线接种于平板,使划线与抗毒素滤纸条呈直角,线条宽约6~7mm。再以同样方式将阳性对照菌株(标准产毒白喉棒状杆菌)和阴性对照菌株(不产毒白喉棒状杆菌)平行划线接种于待检菌两侧,线条间距10~15mm。

4)将平板置于35℃培养24小时、48小时、72小时后观察结果,观察在接种线与滤纸间有无可见的乳白色沉淀线。

(2)动物毒力试验:白喉外毒素可导致敏感动物死亡。若体内含有一定量的白喉抗毒素,则可中和外毒素的毒性,使动物免于死亡。方法如下:

1)将待检菌株接种吕氏血清斜面,于37℃培养18小时,加肉汤1ml,刮下菌苔,使成悬液,吸取此菌液0.5ml,加入3.5ml肉汤中,混匀后即可应用。

2)选体重250g左右豚鼠两只,一只在试验前24小时腹腔注射DAT 1000IU,使其获得免疫力作为对照动物;另一只不注射DAT,作为试验动物。接种前先将动物腹部向上固定在架上,以温水洗净腹部后剃毛。剃毛后再用无菌生理盐水擦洗一次,待干后用1ml注射器吸取待检菌液,分别注射0.1ml于对照动物和试验动物皮内。注射4小时后,给试验动物注射DAT 400IU,以免因毒株毒力太强而致死。可同时接种6~8株菌。

3）于注射后 24 小时、48 小时、72 小时分别观察皮内反应。

（3）对流电泳毒力测定：将制好的琼脂板打孔后，一孔加白喉抗毒素，另一孔加待检菌培养液，电泳 30 分钟后，观察两孔间是否有白色沉淀线呈现。

【结果】

1. 形态观察 典型白喉棒状杆菌为革兰阳性杆菌，着色不均匀，菌体细长微弯曲，一端或两端膨大呈棒状，常以锐角角度成簇状聚集而呈 X、Y、W、N、M 等字母形状或呈栅栏状排列。无芽胞、无荚膜，与医学有关的种无动力。

经 Albert 染色，白喉棒状杆菌菌体呈绿色，异染颗粒呈蓝黑色。

经 Neisser 染色，菌体呈黄褐色，异染颗粒呈紫黑色。

2. 培养和菌落观察

（1）白喉棒状杆菌在血琼脂平板上的菌落根据生物型的不同而不同：中间型（Var. intermedium）菌株为小、灰色、半透明菌落；轻型（Var. mitis）与重型（Var. gravis）菌株为中等大小、白色、不透明菌落；轻型菌株有狭窄透明溶血环。

（2）白喉棒状杆菌在亚碲酸钾血琼脂平板培养 48 小时后，大部分杂菌被抑制，白喉棒状杆菌能还原碲盐为有色元素碲，根据不同菌落还原能力大小，呈现黑色或灰黑色特点的典型菌落。在此培养基上生长的菌落可分为三型：①重型菌株为不溶血菌落，大、灰色、不规则、有条纹，边缘整齐，无光泽；②轻型菌株有狭窄溶血环，黑色，表面光滑，有光泽，边缘整齐，菌落较小；③中间型菌株为不溶血小菌落，外形介于重型和轻型之间，灰黑，表面光滑或微细颗粒状，边缘较整齐。

（3）白喉棒状杆菌在吕氏血清斜面或凝固鸡蛋清斜面上形成细小、灰白色、有光泽的圆形菌落或形成菌苔。

（4）白喉棒状杆菌在液体培养基中生长：①重型菌株倾向菌膜生长，有粗大颗粒沉淀，液体澄清；②轻型菌株分散生长，均匀混浊，有沉淀；③中间型菌株呈微细颗粒状，混浊，沉淀少或无。

3. 生化反应 在尿素卵黄双糖培养基上，37℃培养 12～48 小时后可做初步鉴定。白喉棒状杆菌发酵葡萄糖、麦芽糖、果糖，产酸不产气；不发酵乳糖、甘露醇、木糖，一般不分解蔗糖。能还原硝酸盐，触酶阳性；不产生吲哚，不液化明胶，不分解尿素，氧化酶阴性。重型白喉棒状杆菌能分解淀粉、糖原和糊精，迟缓分解蔗糖。与其他常见棒状杆菌的主要生化反应比较见表 10-1。

表 10-1　白喉棒状杆菌及其他常见棒状杆菌的主要生化反应

细菌名称	触酶	硝酸盐还原	明胶液化	脲酶	葡萄糖	麦芽糖	蔗糖	甘露醇	木糖
白喉棒状杆菌	+	+	-	-	+	+	-	-	-
假白喉棒状杆菌	+	+	-	+	-	-	-	-	-
干燥棒状杆菌	+	+	-	-	+	+	+	-	-
溃疡棒状杆菌	+	-	-/+	+	+	+	-	-	-

4. 毒力试验

（1）琼脂平板毒力试验（Elek 平板毒力试验）：待检菌菌苔两侧出现白色沉淀线，且与标准产毒株的沉淀线相吻合为阳性。无毒株不出现沉淀线。

（2）动物毒力试验：对照动物无论接种有毒或无毒菌株，均应无局部反应，即阴性；试验动物若注射产毒株,则于 24 小时左右在腹壁注射部位出现红肿,48 小时在红肿部位边缘有化脓性病变,72 小时可见硬块,出现灰黑色坏死斑;无毒菌株呈阴性,72 小时后注射部位无明显病变。若试验动物和对照动物的注射部位均出现病变,则结果为可疑,可能因注射量过多、抗毒素量过少或失效所致,应重新试验。

(3)对流电泳毒力测定:加入白喉抗毒素孔与加待检菌培养液孔之间出现白色沉淀线为阳性,表明待检菌产生白喉外毒素。此法简便快速,比琼脂平板毒力试验敏感 10 ~ 100 倍,适用于大批量标本的检测。

我的结果:

_____

_____

【注意事项】

1. 为保持白喉棒状杆菌毒力,细菌培养物在室温下放置时间不超过 2 小时,在 4℃不超过 4 小时。

2. 毒力试验时,除用新分离菌株外,须以标准菌株(中间型 park William No. 8 菌株)做阳性对照。

3. 白喉棒状杆菌在盐水中易丧失活力,宜用肉汤制备菌悬液。

4. 糖分解试验所有生化反应应用培养基需用安氏指示剂(andrade),才能获得满意结果,同时每支糖发酵管中需加无菌兔血清 1 ~ 2 滴。

5. 明胶液化试验观察结果时可将明胶培养基于 35℃培养箱移至 4℃冰箱 5 ~ 10 分钟后再观察结果,液化的明胶不再凝固为阳性。

【思考题】

1. 白喉患者微生物检查有何重要意义? 初步诊断的依据是什么?

2. 如何证明分离出来的棒状杆菌属的细菌具有毒力?

二、需氧芽胞杆菌属

(一)炭疽芽胞杆菌

【实验目的】

1. 掌握炭疽芽胞杆菌的形态、染色方法、培养方法及菌落特征。

2. 熟悉炭疽芽胞杆菌的主要生化反应及其他鉴定方法。

3. 了解炭疽芽胞杆菌与其他同属细菌的鉴别要点。

【仪器和材料】

1. 菌种 炭疽芽胞杆菌(无毒株)。

2. 培养基 普通琼脂平板,血琼脂平板,0.7% $NaHCO_3$ 营养琼脂平板(重碳酸盐平板),10%马血琼脂平板,含 0.05 ~ 0.1U/ml、5U/ml、10U/ml、100U/ml 青霉素的琼脂平板,各种生化反应培养基等。

3. 试剂 青霉素(1U/片)纸片,炭疽芽胞杆菌噬菌体(AP631),抗炭疽荚膜血清,抗炭疽荚膜荧光抗体,1%亚甲蓝染液,20%甲醛等。

4. 动物 小鼠,豚鼠,家兔。

【方法和步骤】

1. 形态观察 取炭疽芽胞杆菌培养物,涂片做革兰染色、荚膜染色镜检。

2. 培养和菌落观察 取待检标本接种于普通琼脂平板、血琼脂平板、重碳酸盐平板。将普通琼脂平板、血琼脂平板置 35℃培养 18 ~ 24 小时,重碳酸盐平板置 5% CO_2 环境中、35℃培养 18 ~ 24 小时。

3. 生化反应 挑取可疑炭疽芽胞杆菌菌落做触酶试验;取可疑炭疽芽胞杆菌接种葡萄糖、麦芽糖、果糖、蕈糖、甘露醇、木糖、硝酸盐、葡萄糖蛋白胨水、枸橼酸盐、明胶等培养基,35℃培养 18 ~ 24 小时观察结果。

4. 动物试验 动物实验对鉴定炭疽杆菌有无致病性及致病性强弱有重要意义。将炭疽杆菌纯培养物接种于肉汤培养基,35℃培养 18 ~ 24 小时后,吸取细菌悬液 0.1ml 注射于小鼠皮下。

5. Ascoli 热沉淀反应 取死亡病畜的腐败皮毛、脏器、肉食及其制品,剪碎加入 5 ~ 10 倍生理盐水浸泡 2 ~ 3 小时,再煮沸 5 ~ 15 分钟,用滤纸过滤,此滤液即为沉淀原。取 3 支沉淀管,吸取炭疽沉淀血清 0.5ml 加入第 1 管和第 2 管中,第 3 管加入正常兔血清对照。吸取上述沉淀原,沿管壁轻轻加入第 1 管和第 3 管中,勿振摇,吸取正常组织或皮毛滤液加入第 2 管中作为正常抗原对照。

6. 其他鉴定试验

(1)青霉素抑制试验:将待检菌分别接种于含青霉素 5U/ml、10U/ml、100U/ml 的琼脂平板,35℃培养 18 ~ 24 小时。

(2)串珠试验(肉汤法):将待检菌新鲜琼脂斜面培养物分别接种三管 2ml 肉汤培养基中,置 35℃孵 6 小时后,取其中两管分别加入 10U/ml 青霉素 0.1ml 和 0.2ml,另一管加入无菌生理盐水 0.2ml 作为对照。置 35℃水浴作用 1 小时后,取出每管加 20% 甲醛 0.2ml(终浓度约 2%,固定串珠形态),轻轻振荡,置室温 10 分钟后用接种环挑取少许培养物于载玻片上,加盖玻片用高倍镜观察。也可将此培养物 3000r/min 离心 10 分钟,弃去上清,于沉淀物中加亚甲蓝染液一滴,轻轻摇匀,5 分钟后制成涂片镜检,更易找到串珠。

(3)串珠和青霉素抑制联合试验:取待检菌新鲜肉汤培养物 0.1ml 滴于已预温的 2% 兔血清琼脂平板上,用灭菌 L 形棒均匀涂布,稍干后夹取含青霉素 1U/片的纸片贴于平板上,35℃培养 2 小时,置低倍镜下观察。

(4)噬菌体裂解试验:取一滴待检菌新鲜肉汤培养物接种于营养琼脂平板,待干后滴加炭疽芽胞杆菌噬菌体(AP631)于平板中央或划一直线,于平板另一处滴加不含噬菌体的肉汤做阴性对照。35℃培养 18 小时后观察结果。

(5)荚膜肿胀试验:取洁净载玻片一张,两侧各加 1 ~ 2 环待检菌新鲜肉汤培养物,一侧为试验测,另外一侧为对照侧,于试验测加 1 ~ 2 环高效价炭疽荚膜抗血清,对照侧加正常兔血清 1 ~ 2 接种环,混匀,继而两侧各加入 1% 亚甲蓝染液一接种环,混匀,加盖玻片后置湿盒 5 ~ 10 分钟后镜检。

(6)荚膜荧光抗体检测:在固定好的标本涂片或组织印片上,滴加抗炭疽荚膜荧光抗体,置于湿盒中 35℃染色 30 分钟,洗去多余的荧光抗体,在 pH 8.0 的缓冲液中浸洗 10 分钟,再用蒸馏水冲洗,干后用荧光显微镜观察。

【结果】

1. 形态观察 炭疽芽胞杆菌为革兰阳性大杆菌,菌体两端平截,呈链状或竹节状排列,无鞭毛,芽胞椭圆,小于菌体,折光性强,陈旧培养物中可见游离的芽胞。有毒株在体内或血清培养基中可形成荚膜。

2. 培养和菌落观察

(1)普通琼脂平板:炭疽芽胞杆菌经培养形成直径 2~5mm、扁平粗糙、不透明灰白色、无光泽、边缘不整齐的菌落,低倍镜下可见菌落呈卷发状。

(2)血琼脂平板:炭疽芽胞杆菌经 35℃ 培养 12~15 小时无溶血现象,培养至 18~24 小时后可见轻微溶血。

(3)重碳酸盐平板:炭疽芽胞杆菌有毒株在该平板上的菌落呈黏液状,圆形、凸起、有光泽,以接种针挑取菌落可出现拉丝现象;无毒株不形成荚膜,呈粗糙型菌落。

3. 生化反应　分解葡萄糖、麦芽糖、果糖、蕈糖产酸不产气,不发酵甘露醇和木糖,还原硝酸盐,V-P 试验阳性,75%~84% 菌株明胶水解阳性,枸橼酸盐利用试验结果不定,触酶阳性。

4. 动物试验　有毒株炭疽杆菌菌液注射于小鼠皮下 72~96 小时后,动物死亡,解剖动物见接种部位呈胶样水肿、肝(脾)大、出血、血液呈黑色且不凝固。取心血、肝、脾渗出液涂片染色镜检及分离培养,可检出本菌。

5. Ascoli 热沉淀反应　Ascoli 试验是抗原抗体沉淀反应,用已知炭疽芽胞杆菌免疫血清检测标本中有无相应的抗原。实验中如第 1 管界面出现白色沉淀环,即为阳性。

6. 其他鉴定试验

(1)青霉素抑制试验:炭疽芽胞杆菌在含 5U/ml 青霉素的琼脂平板上能生长,在含 10U/ml、100U/ml 青霉素的琼脂平板上因受抑制而不能生长。

(2)串珠试验:取青霉素平板上菌落涂片染色,若镜下见菌体呈大而均匀成串的圆球状,则为阳性。

(3)串珠和青霉素抑制联合试验:揭开平皿盖,将平板置低倍显微镜下观察,可见青霉素纸片周围出现抑菌环,抑菌环边缘由于青霉素浓度低,菌体细胞壁受损而呈串珠状。炭疽芽胞杆菌经此试验,出现明显抑菌环,串珠试验阳性。

(4)噬菌体裂解试验:阴性对照处有菌苔生长,滴加噬菌体处无菌生长为阳性。

(5)荚膜肿胀试验:试验侧找到链状排列的蓝色粗大杆菌,周围有无色、宽厚、边界清晰的荚膜;对照侧未见肿胀的荚膜,即为荚膜肿胀试验阳性。

(6)荚膜荧光抗体检测:找到链状排列的粗大杆菌周围有发荧光的荚膜,即为阳性。

我的结果:

_____

_____

【注意事项】

1. 炭疽芽胞杆菌能在有氧的条件下产生芽胞,抵抗力强,能经多途径传染,危险度分级为 Ⅱ 类菌种,所有操作应按 BSL-3 级实验室要求进行。

2. 必须按烈性传染病检验守则操作;不得用解剖的方式采取标本,血液、组织标本均应以穿刺方式获取;操作台应铺甲酚皂湿布,操作后将湿布及用过的器械高压蒸汽灭菌;动物尸体、病变脏器必须火化,以防污染环境。

3. 涂片染色过程中,冲洗的水应冲入专门容器,经高压蒸汽灭菌后方可倾倒弃去。

4. 从事炭疽芽胞杆菌检验的人员应定期接种炭疽杆菌疫苗。

【思考题】

1. 炭疽芽胞杆菌的主要生物学特征有哪些?

2. 炭疽芽胞杆菌的鉴定有哪些要点？

3. 炭疽芽胞杆菌如何与其他同属菌进行鉴别？

（二）蜡样芽胞杆菌

【实验目的】

1. 掌握蜡样芽胞杆菌形态染色、菌落特点、常用生化试验原理及方法。

2. 熟悉蜡样芽胞杆菌鉴定试验原理及方法、活菌计数方法。

3. 了解蜡样芽胞杆菌肠毒素测定方法。

【仪器和材料】

1. 菌种 蜡样芽胞杆菌。

2. 培养基 营养琼脂平板,血琼脂平板,卵黄琼脂平板,葡萄糖发酵管,麦芽糖发酵管,糊精发酵管,蔗糖发酵管,木糖发酵管,乳糖发酵管,水杨苷发酵管,蛋白胨水,葡萄糖蛋白胨水,枸橼酸盐培养基,醋酸铅琼脂,明胶培养基等。

3. 试剂 革兰染色液,3%过氧化氢,V-P试剂等。

4. 其他 无菌生理盐水,小鼠,家兔,菌落计数器等。

【方法和步骤】

1. 形态观察 将检样或纯培养物涂片,做革兰染色、鞭毛染色、芽胞染色,镜检。

2. 培养和菌落观察 将待检标本接种于营养琼脂平板、血琼脂平板,置35℃培养18~24小时。

3. 活菌计数

（1）倾注平板法:将标本用无菌生理盐水稀释成 10^{-1}、10^{-2}、10^{-3}、10^{-4}、10^{-5} 等不同浓度,取不同稀释度的标本各1ml分别注入直径90mm无菌平皿,迅速加入融化并冷却至约50℃的营养琼脂15ml,轻轻转动平板使之充分混匀,待凝固后翻转平板。置35℃温箱培养18~24小时,计数菌落形成单位(colony forming unit,CFU)。

（2）乳光反应计数法:按"倾注平板法"将检样稀释成不同稀释度,取各稀释液0.1ml加于甘露醇-卵黄-多黏菌素琼脂平板(MYP)上,再用L形玻棒均匀涂布,置35℃温箱培养6小时。

（3）计数:选择菌落在30~300个之间的平板作为菌落总数测定的标准,按下式算出每ml标本中的细菌数:

$$1ml 标本中的活菌数 = 全平板 CFU × 稀释倍数$$

4. 生化反应

（1）碳水化合物试验:将蜡样芽胞杆菌分别接种于葡萄糖、甘露醇、蔗糖、木糖、麦芽糖、水杨苷等发酵管,以及葡萄糖蛋白胨水培养基、枸橼酸盐培养基、明胶等培养基,置35℃培养18~24小时。

（2）含氮化合物试验:将蜡样芽胞杆菌接种于醋酸铅明胶培养基,置35℃培养18~24小时。

（3）乳光反应:本菌能产生卵磷脂酶,在有 Ca^{2+} 存在时,可迅速分解培养基中卵磷脂,生成甘油酯和水溶性磷脂胆碱,在菌落周围形成乳白色混浊环,称乳光反应或卵黄反应。方法:用接种针取待检蜡样芽胞杆菌,点种于10%卵黄琼脂平板上,置35℃培养3小时即可观察结果。

5. 动物试验

（1）毒力试验:将研磨后的可疑食物或培养物3~5ml接种于体重为18~20g的小鼠腹

腔内。

(2)毒素测定:蜡样芽胞杆菌不同菌株产生不同类型的肠毒素,将可疑食物或培养物滤液做家兔肠管结扎试验进行鉴定。

【结果】

1. 形态观察 蜡样芽胞杆菌为革兰阳性大杆菌,两端稍钝圆,单个或链状排列,无荚膜。培养6小时后形成芽胞,芽胞椭圆形,位于菌体中央或次末端,小于菌体。鞭毛染色可见周鞭毛。

2. 培养和菌落观察 在营养琼脂平板上生长良好,菌落直径 4~6mm、圆形、凸起、灰白色、表面粗糙似毛玻璃或蜡滴样;在血琼脂平板上菌落呈浅灰色似毛玻璃状外观,菌落周围形成 β 溶血环。

3. 活菌计数 计数在 MYP 培养基上形成粉红色、周围有乳白色混浊环的菌落数。按比例计算该平板内蜡样芽胞杆菌菌落数,继而乘稀释倍数,所得结果即为样品中蜡样芽胞杆菌的活菌数。计数后应从每个平板上选出 5 个已计数的菌落,验证为蜡样芽胞杆菌。如 MYP 平板上可疑菌落为 25 个,取其 5 个菌落进行形态观察及验证试验,如证实其中 4 个为蜡样芽胞杆菌,乘以该平板对应稀释倍数(如 10^{-3}),乘以检样数(如 0.1ml),即:$25 \times 4/5 \times 10^{-3} \times 10 = 5 \times 10^{-1}/g$(或/ml)。

4. 生化反应

(1)蜡样芽胞杆菌常见生化反应结果:见表10-2。

表 10-2 蜡样芽胞杆菌的一些生化反应特点

试验名称	葡萄糖	甘露醇	蔗糖	木糖	麦芽糖	水杨苷	V-P	触酶	醋酸铅明胶培养基	
									H_2S	明胶液化
结果	+	−	+	−	+	+	+	+	−	+

(2)乳光反应:蜡样芽胞杆菌在卵黄平板上生长迅速,经 3 小时培养后,虽看不见菌落,在点种细菌处可见白色混浊环,6 小时后混浊环直径可扩大至 5~6mm。

5. 动物试验

(1)毒力试验:小鼠于接种后 12~18 小时内死亡。解剖死亡小鼠,取心血涂片,做革兰染色,可见蜡样芽胞杆菌典型形态。

(2)毒素测定(家兔肠管结扎试验):产生呕吐型肠毒素的菌株家兔肠管结扎试验阴性,产生腹泻型肠毒素的菌株肠管结扎试验阳性。必要时可采用 ELISA 法定量测定肠毒素。

我的结果:

_____

_____

【注意事项】

1. 蜡样芽胞杆菌在 20~40℃、pH 4.0~9.3 条件下,污染食品后可迅速繁殖,并产生大量肠毒素,进食后可引起食物中毒。

2. 因暴露于空气中的食品在一定程度上受到蜡样芽胞杆菌的污染,故不能因分离出本菌就认为是引起食物中毒的病原菌。一般认为,蜡样芽胞杆菌数大于 $10^5 CFU/g$(或 $10^5 CFU/ml$)有发生食物中毒的可能性。

3. 对蜡样芽胞杆菌引起食物中毒的细菌学检验,除分离鉴定细菌及活菌计数外,必要时还应进行肠毒素测定。

【思考题】

1. 甘露醇-卵黄-多黏菌素琼脂平板培养基在分离蜡样芽胞杆菌时,各组成成分对于蜡样芽胞杆菌分离所起作用有哪些?

2. 蜡样芽胞杆菌鉴定要点有哪些?

三、产单核李斯特菌

【实验目的】

1. 掌握产单核李斯特菌的形态、染色特点。

2. 熟悉产单核李斯特菌的培养方法及菌落特点。

3. 了解产单核李斯特菌的主要生化反应及毒力试验。

【仪器和材料】

1. 菌种 产单核李斯特菌。

2. 培养基 营养琼脂平板,血琼脂平板,心脑浸液培养基,萘啶酸琼脂平板,亚碲酸钾血琼脂平板,葡萄糖蛋白胨水,营养肉汤,半固体培养基,葡萄糖发酵管,果糖发酵管,蕈糖发酵管,麦芽糖发酵管,水杨苷发酵管,鼠李糖发酵管,蔗糖发酵管,甘露醇发酵管,木糖发酵管等。

3. 仪器 厌氧培养箱。

4. 动物 幼兔(或豚鼠)。

【方法和步骤】

1. 形态观察 除血液标本外,其余标本都可以直接涂片做革兰染色镜检。

2. 培养和菌落观察 取待检标本接种于营养琼脂平板、血琼脂平板、半固体培养基,35℃培养18~24小时,萘啶酸琼脂平板35℃培养数日。

3. 动力试验 产单核李斯特菌周身鞭毛,但稀少,仅1~5根。取含1g/L葡萄糖的半固体培养基两支,穿刺接种待检培养物,一支置于25℃培养,一支置于35℃培养,观察2~5天。

4. 生化反应 取可疑产单核李斯特菌菌落接种于葡萄糖、果糖、蕈糖、麦芽糖、水杨苷、鼠李糖、蔗糖、甘露醇、木糖、硝酸盐、葡萄糖蛋白胨水、尿素等培养基,35℃培养18~24小时;可疑产单核李斯特菌菌落触酶、氧化酶试验检测。

5. 动物结膜毒力试验 取幼兔或豚鼠一只,用本菌35℃培养18小时肉汤培养物滴入幼兔或豚鼠一侧的结膜囊内,以另一侧为对照,观察5天,24~36小时内即可观察试验结果。

【结果】

1. 形态观察 革兰阳性短小杆菌,多形态,单个或短链状排列常呈V字形。无芽胞,一般不形成荚膜,但在含有血清的葡萄糖蛋白胨水中能形成黏多糖荚膜。

2. 培养和菌落观察 产单核李斯特菌在营养琼脂平板上的菌落细小、白色、半透明、光滑,35℃培养数日可形成直径2mm的灰暗菌落。血琼脂平板上产生狭窄的β溶血环(需将菌落刮去才可见菌落下面的β溶血环)。在营养肉汤中呈均匀混浊生长表面形成薄膜。在半固体培养基内,可形成倒伞形生长。在萘啶酸琼脂平板上可见直径0.2~0.8mm边缘整齐、表面细密湿润的蓝色圆形菌落。

3. 动力试验 25℃有动力,在培养基表面下方的2~5mm处有伞形物生长,35℃无动力。

4. 生化反应 分解葡萄糖、果糖、蕈糖、麦芽糖、水杨苷、鼠李糖,产酸不产气,不分解蔗糖、甘露醇、木糖。水解七叶苷,有时还可形成硫化氢;水解马尿酸盐,水解精氨酸产氨,脲酶阴性,吲哚试验阴性,甲基红和 V-P 试验阳性,不还原硝酸盐;触酶试验阳性,氧化酶试验阴性。

5. 动物结膜毒力试验 在接种后 24～36 小时内,出现化脓性角膜结膜炎,若角膜混浊,结膜水肿且有渗出物,即为阳性,取渗出物涂片和培养均可查到此菌。

我的结果:

_____

_____

【注意事项】

1. 产单核李斯特菌危险度分级为Ⅲ类菌种,安全事项应按 BSL-2 级实验室要求进行。

2. 所有的培养物、储存物及其他规定的废物在丢弃前,均应使用可行的消毒方法进行消毒,如高压灭菌。转移到就近实验室消毒的物料置置于耐用、防漏容器内,密封运出实验室。离开该系统进行消毒的物料,在转移前应包装,其包装应符合有关的法规。

【思考题】

1. 产单核李斯特菌的微生物学特点有哪些?

2. 产单核李斯特菌的鉴定要点主要有哪些?

四、阴道加特纳菌

【实验目的】

1. 掌握阴道加特纳菌的生物学特点和检验方法。

2. 熟悉阴道加特纳菌的鉴定要点。

3. 了解细菌性阴道病(BV)的特点。

【仪器和材料】

1. 菌种 阴道加特纳菌。

2. 培养基 5% 人血琼脂平板,5% 兔血琼脂平板,5% 羊血琼脂平板,葡萄糖发酵管,麦芽糖发酵管,甘露醇发酵管,棉子糖发酵管,硝酸盐、葡萄糖蛋白胨水、尿素、明胶、醋酸铅等培养基。

3. 试剂 3% 过氧化氢,V-P 试剂,10% KOH 等。

4. 其他 生理盐水,载玻片,盖玻片,pH 试纸等。

【方法和步骤】

1. 形态观察

(1)线索细胞检查(湿片法):在干净的载玻片上加一滴生理盐水,将阴道拭子分泌物与生理盐水混合成悬液,加上盖玻片后,显微镜高倍(×400 倍)镜下检查。

(2)革兰染色:取阴道拭子分泌物涂片,做革兰染色,显微镜油镜(×1000 倍)下观察。

2. 培养和菌落观察 取待检标本接种于 5% 人血琼脂平板、兔血琼脂平板及羊血琼脂平板上,置 3%～5% CO_2 环境中 35℃ 培养 48 小时。

3. 生化反应 取可疑阴道加特纳菌菌落做触酶、氧化酶试验。取可疑阴道加特纳菌接种葡萄糖、麦芽糖、甘露醇、棉子糖、硝酸盐、葡萄糖蛋白胨水、尿素、明胶、醋酸铅等培养基,35℃ 培养 18～24 小时观察结果。

4. pH 测定 使用 pH 范围在 3.8～6.0 的精密 pH 试纸。用棉拭子取出分泌物后,直接与 pH 试纸接触。也可在窥阴器从阴道取出后,将 pH 试纸接触其顶端。

5. 胺试验　取阴道分泌物置于载玻片上,加一滴 10% KOH,闻到氨味或鱼腥样气味,即胺试验阳性。

【结果】

1. 形态观察

(1)线索细胞检查(湿片法):线索细胞为阴道鳞状上皮细胞,表面覆盖着许多球杆菌(主要是加特纳菌,有时合并有厌氧菌),使细胞呈斑点状、颗粒状外观,细胞边缘模糊不清呈锯齿状。当线索细胞占全部上皮细胞的 20% 以上时一般认为 BV 阳性。

(2)革兰染色:正常阴道菌群以乳酸杆菌占优势,可能有少量的链球菌和棒状杆菌。乳酸杆菌为大的革兰阳性杆菌,末端钝圆或平齐,呈单根、链状或栅状排列。细菌性阴道病时乳酸杆菌减少或消失,而其他细菌增多,呈混合菌群。阴道加特纳菌为小的革兰阴性杆菌。革兰染色镜检观察阴道上皮细胞中线索细胞的特异性高于湿片法。

2. 培养和菌落观察　在 5% 人血琼脂平板、兔血琼脂平板上形成 0.3 ~ 0.5mm 针尖大小的圆形、光滑、不透明的菌落,可见 β 溶血环。在羊血琼脂平板上不溶血。

3. 生化反应　分解葡萄糖、麦芽糖,不分解甘露醇、棉子糖;水解马尿酸盐、淀粉;肌醇、靛基质、明胶液化、硫化氢、V-P 试验阴性;不还原硝酸盐;触酶、氧化酶试验阴性。

4. pH 测定　正常成人阴道分泌物呈酸性,pH 为 4.0 左右。在细菌性阴道病时 pH 通常 >4.5。

5. 胺试验　阴道加特纳菌感染时胺试验阳性。

我的结果:

_____

_____

【注意事项】

1. pH 测定时 pH 试纸不要接触到宫颈黏液,因为宫颈黏液的 pH(pH 7.0)高于阴道。pH 测定的敏感性较高,但特异性低。阴道分泌物污染了月经血、宫颈黏液及患者有滴虫感染时,pH 亦可增高。

2. 一般不推荐将分离与 BV 相关的细菌作为常规方法,因为阴道加特纳菌、厌氧菌及人型支原体的培养结果并不能诊断细菌阴道病。

【思考题】

1. 何谓细菌性阴道病?

2. 阴道加特纳菌的鉴定要点主要有哪些?

(刘永华)

实验十一　分枝杆菌属、放线菌属和诺卡菌属

一、结核分枝杆菌

【实验目的】

1. 掌握结核分枝杆菌形态、染色及培养特性。

2. 熟悉结核分枝杆菌常用的鉴定试验、与非结核分枝杆菌的鉴别要点。

【仪器和材料】

1. 菌株　结核分枝杆菌,卡介苗,非结核分枝杆菌(堪萨斯分枝杆菌)。

2. 培养基　改良罗氏培养基,0.5%苏通琼脂培养基。

3. 试剂　抗酸染色液,金胺"O"染色液,4% NaOH 溶液,4% H_2SO_4 溶液,30% H_2O_2 溶液,10% 吐温 80 溶液,0.2% 亚碲酸钾溶液,生理盐水。

4. 仪器　显微镜,荧光显微镜,培养箱、Ⅱ级生物安全柜。

5. 其他　载玻片,盖玻片,接种环/针,无菌吸管,酒精灯,火柴,电热高温灭菌器,竹签,小试管,模拟痰标本等。

【方法和步骤】

1. 形态观察

(1)涂片:用接种环或竹签取脓性或干酪样痰标本涂片,制成约 15mm×20mm 大小的厚涂片,自然干燥,固定,进行抗酸染色和荧光染色,显微镜下观察。

(2)抗酸染色

1)初染:涂片经火焰固定,加石炭酸复红溶液,徐徐加热至有蒸汽出现,切不可沸腾,染 5~8 分钟,水洗,沥干。

2)脱色:滴加 3% 盐酸酒精进行脱色,不时摇动玻片至无红色脱落为止,水洗,沥干。

3)复染:在玻片上滴加吕氏亚甲蓝染液,染 0.5~1 分钟,水洗,晾干后镜检。

(3)金胺"O"荧光染色

1)荧光染色:涂片固定后加荧光染液金胺"O"染色 10~15 分钟,水洗。

2)脱色:0.5% 盐酸酒精脱色 3~5 分钟,至无黄色染液脱下为止,水洗,沥干。

3)复染:用 0.5% 高锰酸钾对比染液复染 2 分钟,水洗,待干,用荧光显微镜高倍镜观察。

2. 分离培养　结核杆菌生长缓慢,一般不易培养,为使检验结果准确并及时发出报告,必须对标本进行前处理。标本材料经前处理,可液化标本,也可杀死部分杂菌。

(1)标本处理:有酸处理法和碱处理法。

1)酸处理法:取痰标本 1~2ml,加 1~2 倍体积 4% H_2SO_4 溶液于痰杯中,拧紧螺旋盖,振荡 1 分钟,使痰液充分匀化,室温放置。自加入消化液起,整个处理时间约为 15~20 分钟,期间振荡痰液 2~3 次。

2)碱处理法:取痰标本 1~2ml,加 1~2 倍体积 4% NaOH 溶液于痰杯中,拧紧螺旋盖,振荡 1 分钟,使痰液充分匀化,室温放置。自加入消化液起,整个处理时间约为 15~20 分钟,此期间振荡痰液 2~3 次。

(2)接种与培养:用吸管取处理后的痰液约 0.1ml,均匀接种于改良罗氏培养基斜面上,每份标本接种 2 支培养基,将试管稍倾斜,试管盖稍松不要拧紧,使培养基斜面向上平放于 37℃培养 24 小时,观察无杂菌生长后将试管拧紧瓶盖,直立放置于试管架上,37℃继续培养,培养期间第一周内观察两次,此后每周观察一次细菌生长情况,无细菌生长需培养至第八周末。

3. 生化反应

(1)耐热触酶试验:取 3~4 周龄的结核分枝杆菌菌落 5~10 个,加入含有 1ml PBS(0.067mmol/L,pH 7.0)的小试管中制成菌悬液,于 68℃水浴加热 20 分钟,取出放置冷却至室温,沿试管壁缓缓滴入 30% H_2O_2 和 10% 吐温 80 等量混合液 0.5ml(临用前配制),观察结果。以堪萨斯分枝杆菌做阳性对照,并做试剂空白对照。

(2)亚碲酸钾还原试验:取 3~4 周龄的分枝杆菌菌落若干个,制备成 1mg/ml 的菌液,取 0.1ml 接种于 0.5% 苏通琼脂培养基,37℃培养 7 天,加入 0.2% 亚碲酸钾溶液 2 滴,37℃继续培养 3 天,观察结果。

【结果】

1. 细菌形态

(1)抗酸染色:标本中的细胞和其他细菌染成蓝色,抗酸杆菌为红色、较细长或略弯曲、有时可呈分枝状的杆菌,若发现即可报告"找到抗酸杆菌",油镜下所见结果按下列标准报告:

－　大于 300 个视野未发现抗酸杆菌

±　300 个视野发现 1~2 根抗酸杆菌

+　100 个视野发现 1~9 根抗酸杆菌

++　10 个视野发现 1~9 根抗酸杆菌

+++　每个视野发现 1~9 根抗酸杆菌

++++　每个视野发现 9 根以上抗酸杆菌

(2)荧光染色:在荧光显微镜高倍镜下观察,抗酸杆菌在暗背景中呈现黄绿色或橙黄色荧光,可报告"荧光染色找到抗酸杆菌",所见结果按下列标准报告:

－　大于 70 个视野未发现抗酸杆菌

±　70 个视野发现 1~2 根抗酸杆菌

+　50 个视野发现 2~18 根抗酸杆菌

++　10 个视野发现 4~36 根抗酸杆菌

+++　每个视野发现 4~36 根抗酸杆菌

++++　每个视野发现 36 根以上抗酸杆菌

2. 菌落特征　结核分枝杆菌生长缓慢,培养 2~4 周,在培养基表面可形成乳白或米黄色、不透明、粗糙、颗粒状或结节状菌落,呈现"菜花样"。接种后第 3 天、第 7 天各观察一次菌落生长情况。发现菌落生长者,经抗酸染色证实后,可报告快速生长分枝杆菌阳性。此后每周观察一次,记录菌落生长及污染情况。阳性生长物经抗酸染色证实后,可报告分枝杆菌生长。培养阴性结果须在满 8 周后未见菌落生长者方可报告未培养出分枝杆菌。

3. 生化反应

(1)耐热触酶试验:液面出现气泡者为阳性,20 分钟内不出现气泡者为阴性。结核分枝杆菌加热后触酶活性钝化,加入 H_2O_2 后不能释放氧气产生气泡,非结核分枝杆菌(堪萨斯分枝杆菌)为阳性。

(2)亚碲酸钾还原试验:试管底部有黑色或深棕色沉淀物为阳性,反之为阴性。结核分枝杆菌多为阴性,胞内分枝杆菌为阳性。

我的结果:

_____

_____

_____

_____

【注意事项】

1. 结核分枝杆菌的相关操作如涂片、接种、做生化试验等均要在生物安全柜中进行。

2. 废弃标本、实验操作相关污染物均须经高压蒸汽灭菌后方能丢弃或清洗。

3. 荧光染色标本当日应尽快观察,以免荧光强度随时间而衰减。

【思考题】

试述结核分枝杆菌的染色及培养特点。

二、快速生长非结核分枝杆菌

【实验目的】

掌握快速生长分枝杆菌形态及培养特性。

【仪器和材料】

1. 菌株 卡介苗,偶发分枝杆菌,龟分枝杆菌,耻垢分枝杆菌等。

2. 培养基 改良罗氏培养基。

3. 试剂 抗酸染色液,金胺"O"染色液,4% NaOH 溶液,4% H_2SO_4 溶液,生理盐水。

4. 仪器 显微镜,荧光显微镜,培养箱,Ⅱ级生物安全柜。

5. 其他 载玻片,盖玻片,接种环/针,无菌吸管,酒精灯,火柴,电热高温灭菌器,竹签,小试管,模拟痰标本等。

【方法和步骤】

1. 形态观察 用接种环或竹签取脓性或干酪样痰标本涂片,制成约 15mm×20mm 大小的厚涂片,自然干燥,固定,进行抗酸染色和荧光染色,显微镜下观察。

2. 分离培养

(1)标本处理:痰标本前处理同结核分枝杆菌培养。

(2)接种与培养:用吸管取处理后的痰液约 0.1ml,均匀接种于改良罗氏培养基斜面上,每份标本接种 2 支培养基,将试管稍倾斜,试管盖稍松不要拧紧,使培养基斜面向上平放于 37℃培养 24 小时,观察无杂菌生长后将试管拧紧瓶盖,直立放置于试管架上,37℃继续培养。

【结果】

1. 细菌形态 抗酸染色与荧光染色结果观察同结核分枝杆菌。

2. 菌落特征 接种后第 3 天、第 7 天各观察一次菌落生长情况。3 天发现培养基上粗糙菌落生长者,经抗酸染色证实后,可报告快速生长非结核分枝杆菌阳性。结核分枝杆菌生长缓慢,需培养 2~4 周才可形成"菜花样"菌落。

我的结果:

_____

【注意事项】

同结核分枝杆菌实验。

【思考题】

简述快速生长非结核分枝杆菌形态及培养特性。

三、放 线 菌 属

【实验目的】

熟悉衣氏放线菌的主要生物学特点、鉴别要点。

【仪器和材料】

1. 菌株 衣氏放线菌临床标本。

2. 试剂 革兰染色液,抗酸染色液。

3. 仪器 显微镜。

4. 其他 载玻片,盖玻片,接种环/针,酒精灯,火柴等。

【方法和步骤】

形态观察 取衣氏放线菌临床标本涂片或将硫黄样颗粒置于载玻片上直接压片,进行革兰染色和抗酸染色,显微镜下观察染色性及形态。

【结果】

衣氏放线菌为革兰阳性杆菌,长丝状,可缠绕成团。硫黄样颗粒压片中可见到类似"菊花样"形态菌团。衣氏放线菌抗酸染色阴性。

我的结果:

_____

【注意事项】

1. 将脓液、痰标本置于平皿中仔细寻找"硫黄样"颗粒。

2. 若颗粒结构不易观察,可于玻片上滴加 2 滴 10%KOH 溶液进行消化。

【思考题】

简述衣氏放线菌的主要形态特征。

四、诺卡菌属

【实验目的】

熟悉诺卡菌的主要生物学特点及鉴定要点。

【仪器和材料】

1. 菌株 诺卡菌属感染临床标本。

2. 试剂 革兰染色液,抗酸染色液。

3. 仪器 显微镜。

4. 其他 载玻片,盖玻片,接种环/针,酒精灯,火柴等。

【方法和步骤】

形态观察 取诺卡菌临床标本直接涂片或取诺卡菌培养物涂片,进行革兰染色和抗酸染色,显微镜下观察形态,也可取标本中灰白色颗粒压片直接观察。

【结果】

诺卡菌为革兰阳性杆菌,无芽胞,菌体呈长丝状,多向分枝,分枝菌丝常与菌体成 90°角。诺卡菌具有弱抗酸性,易被 3%盐酸酒精脱色,抗酸染色易显示为阴性,改良抗酸染色可使诺卡菌染成抗酸阳性或部分阳性,可与放线菌鉴别。标本中灰白色颗粒压片直接观察可见颗粒中央为分枝状的交织菌丝,分枝菌丝末端较尖,不膨大。

我的结果:

_____

【注意事项】

诺卡菌进行改良抗酸染色时,用 1%H_2SO_4 溶液代替 3%盐酸酒精进行脱色至无红色染液流出,然后用吕氏亚甲蓝染液复染,否则背景易染成红色,不易观察结果。

【思考题】

简述诺卡菌的主要形态特征。

（梁宏洁）

实验十二　厌　氧　菌

一、无芽胞厌氧菌

【实验目的】

1. 掌握脆弱类杆菌和厌氧消化链球菌的形态特点和培养特性。

2. 熟悉无芽胞厌氧菌的一般鉴定原则和常用鉴别方法。

【仪器和材料】

1. 菌种　脆弱类杆菌、厌氧消化链球菌的疱肉培养物。

2. 培养基　厌氧血琼脂平板,类杆菌-胆汁-七叶苷琼脂平板（BBE）,七叶苷琼脂培养基,20%胆汁培养基,明胶培养基。

3. 试剂　革兰染色液,0.2g/L七叶苷水溶液,200g/L糖溶液,20g/L尿素,L-色氨酸基质液,0.5g/L硝酸钠溶液,糖发酵缓冲液,0.025mol/L pH 6.0酚红磷酸盐缓冲液,0.025mol/L pH 6.8磷酸盐缓冲液,30g/L氢氧化钾溶液,硝酸盐还原试剂,二甲苯,欧氏试剂等。

4. 其他　无菌吸管,蒸馏水,透明微孔板,厌氧罐或厌氧袋,水浴箱,紫外灯等。

【方法和步骤】

1. 形态观察　无菌挑取脆弱类杆菌和厌氧消化链球菌的疱肉培养物涂片、固定,进行革兰染色,观察染色性和形态特点。

2. 分离培养　分别接种脆弱类杆菌于厌氧血琼脂平板和BBE培养基中,接种厌氧消化链球菌于厌氧血琼脂平板,置厌氧环境培养。除某些脆弱类杆菌外,大多数无芽胞厌氧菌的初代培养生长较慢,厌氧培养在35℃孵育不应少于48小时。常用的厌氧培养方法有厌氧罐培养法、厌氧气袋法和厌氧手套箱培养法。

3. 生化反应

（1）七叶苷水解试验

1）斜面法:将脆弱类杆菌接种在七叶苷琼脂斜面上,经24～48小时厌氧培养,观察结果。

2）微量斑点法:将0.2g/L七叶苷水溶液（淡蓝色）滴加于透明微孔板中2孔,再于各孔各加1滴脆弱类杆菌及蒸馏水（对照）,35℃ 30～60分钟后,置366nm紫外灯下照射,观察结果。

（2）20%胆汁（或2g/L胆盐）刺激生长试验:将脆弱类杆菌接种至20%胆汁（或2g/L胆盐）培养基和不含胆汁的对照管中,置35℃厌氧孵育24～48小时,观察结果。

（3）明胶液化试验:将待检菌接种于明胶管中,另外设一未接种细菌的明胶管做对照,经37℃厌氧孵育2～5天,取出置4℃冰箱中30分钟,观察培养基是否凝固。

（4）胞外酶快速生化试验:将待检细菌用直径2mm接种环取一满环菌苔加于0.5ml磷酸盐缓冲液中配成浓厚菌液,再按表12-1进行操作,在一次性微量板中依次加入基质和浓菌液,并观察结果。

(5)拉丝试验:加 30g/L 氢氧化钾溶液 1 滴于载玻片上,取 1 接种环的细菌与之混合,经 1 分钟后用接种环轻轻挑起,观察结果。

表 12-1 胞外酶快速生化试验

	糖发酵试验	脲酶试验	吲哚试验	硝酸还原试验
基质	200g/L 糖溶液 2 滴	20g/L 尿素 3 滴	L-色氨酸液 4 滴	0.5g/L 硝酸钠溶液 2 滴
缓冲液	糖发酵缓冲液 5 滴	0.025mol/L pH 6.0 酚红磷酸盐缓冲液 3 滴	/	0.025mol/L pH 6.8 磷酸盐缓冲液 2 滴
浓菌液	2 滴,需氧条件下,35℃水浴 4 小时	2 滴,需氧条件下,35℃水浴 4 小时	2 滴,需氧条件下,35℃水浴 4 小时	2 滴,需氧条件下,35℃水浴 4 小时
添加试剂	/	/	二甲苯 2 滴,混匀,再加欧氏试剂 3 滴	硝酸盐还原试剂甲液及乙液各 3 滴,混匀
阳性(+)	黄色	红色	红色	红色
阴性(-)	红色	黄色	无红色	无红色

【结果】

1. 形态与染色特点

(1)脆弱类杆菌:革兰阴性短杆菌,着色不均,两端圆而浓染,菌体中间不易着色,染色较浅,犹如空泡。陈旧培养物常呈多形性。

(2)厌氧消化链球菌:革兰阳性球菌,圆形或卵圆形,排列成双、成链或不规则。

2. 分离培养

(1)脆弱类杆菌:在厌氧血琼脂平板上生长良好,菌落直径 2~3mm,圆形,中心略凸起,半透明,灰白色,表面光滑,边缘整齐,多数菌株不溶血。在 BBE 平板上生长旺盛,菌落黑色较大,菌落周围有黑色晕圈。

(2)厌氧消化链球菌:在厌氧血琼脂平板上形成直径 0.5~1mm、圆形、凸起、不透明、灰白色、表面光滑、边缘整齐的小菌落,一般不溶血。

3. 生化反应

(1)七叶苷水解试验

1)斜面法:培养基变黑为阳性,表示七叶苷已经被水解,生成七叶素,后者与培养基中的枸橼酸铁的 Fe^{2+} 反应,生成棕黑色化合物。

2)微量斑点法:对照孔呈淡蓝色荧光,加菌液孔无荧光者为阳性,说明被水解后荧光消失,与对照相同者则为阴性。脆弱类杆菌能水解七叶苷,本试验阳性。

(2)20% 胆汁(或 2g/L 胆盐)刺激生长试验:胆汁能抑制许多厌氧菌的生长,但脆弱类杆菌群和少数其他厌氧菌却能利用胆汁作为营养物质,故生长旺盛。

如果含胆汁的培养管中细菌生长旺盛(++),而不含胆汁的对照管中细菌生长一般(+),说明胆汁刺激生长试验阳性;在含胆汁的培养管中抑制生长者为阴性。脆弱类杆菌胆汁刺激生长试验阳性。

(3)明胶液化试验:明胶是一种动物蛋白,能在 20℃凝固,高于 20℃时液化。某些厌氧菌有明胶酶,能使明胶分解为多肽和氨基酸,从而失去凝固力,使半固体的明胶培养基变为流动的液体。

对照管 37℃时呈液化状态,4℃冰箱中凝固。接种细菌的明胶管置 4℃冰箱 30 分钟仍不凝固者为阳性,凝固者为阴性。脆弱类杆菌和厌氧消化链球菌明胶液化试验为阴性。

(4)胞外酶快速生化试验:细菌含有已合成的特异性酶,当其作用于基质时,能发生特异性的酶促反应,迅速使基质分解产生各种可见的变化。试验时将高浓度的细菌接种到高浓度的基质中,由于菌量大,携带的酶也多,基质量充分,故反应速度快。由于细菌不需要再繁殖,故不必厌氧培养,只需在普通环境下置 37℃孵育 4 小时,即能观察结果。

脆弱类杆菌和厌氧消化链球菌的生化试验结果见表 12-2。目前各种商品化的快速装置都是以测定厌氧菌胞外酶活性为原理,在 4 小时内可对厌氧菌做出鉴定,比常规方法缩短了 24～48 小时。

表 12-2　脆弱类杆菌和厌氧消化链球菌的生化特征

	20%胆汁生长	葡萄糖	乳糖	七叶苷	明胶液化	脲酶	吲哚	硝酸盐
脆弱类杆菌	+	+	+	+	−	−	−	−
厌氧消化链球菌	−	+	−	−	−	−	−	−

(5)拉丝试验:作用 1 分钟后用接种环轻轻挑起,能拉起丝者为革兰阴性菌,不能拉起丝者为革兰阳性菌。

我的结果:

_____

_____

_____

_____

【注意事项】

1. 无芽胞厌氧菌对氧特别敏感,因此对无芽胞厌氧菌的分离培养、鉴定的全过程中均应防止氧气进入,标本采集后应在 20～30 分钟内处理完毕,最迟不超过 2 小时。

2. 厌氧培养前,应认真检查厌氧罐(或厌氧袋)是否完好,不能漏气。

3. 钯粒在每次使用前,应进行活化,可将钯粒放在电炉上加热至灼红即可。

4. 胞外酶快速生化试验,由于细菌不需要再繁殖,故不需厌氧培养,普通环境下 35℃孵育 4 小时,即可观察结果。

【思考题】

1. 常用的厌氧培养方法有哪些?

2. 鉴定脆弱类杆菌常用的生化反应有哪些?

二、厌氧芽胞梭菌

【实验目的】

1. 掌握破伤风梭菌、产气荚膜梭菌、肉毒梭菌及艰难梭菌的形态特点和培养特性。

2. 熟悉厌氧芽胞梭菌的分离培养方法、一般鉴定原则和鉴别要点。

3. 了解外毒素毒性测定的动物试验方法。

【仪器和材料】

1. 菌种 破伤风梭菌,产气荚膜梭菌,肉毒梭菌及艰难梭菌的疱肉培养物。

2. 培养基 疱肉培养基,厌氧血琼脂平板,牛乳培养基,厌氧菌专用糖发酵管(葡萄糖、乳糖、麦芽糖、甘露醇、蔗糖),卵黄琼脂平板,溴甲酚紫牛乳培养基,CCFA(环丝氨酸-头孢西丁-果糖-卵黄琼脂)平板培养基。

3. 试剂 革兰染色液,芽胞染色液,产气荚膜梭菌抗血清。

4. 其他 小白鼠,凡士林,无菌注射器,无菌吸管,剪刀,镊子,玻片,厌氧袋或厌氧罐,水浴锅,366nm 紫外灯等。

【方法和步骤】

1. 形态观察 无菌挑取破伤风梭菌、产气荚膜梭菌、肉毒梭菌及艰难梭菌的疱肉培养物涂片、固定,进行革兰染色、芽胞染色。观察各菌的形态、染色性及芽胞的特点。

2. 分离培养 分别接种破伤风梭菌、产气荚膜梭菌、肉毒梭菌于疱肉培养基和厌氧血琼脂平板,接种艰难梭菌于厌氧血琼脂平板和 CCFA 平板。接种后立即将平板放入厌氧环境,置35℃条件下培养。除产气荚膜梭菌外,破伤风梭菌、肉毒梭菌、艰难梭菌初代培养生长较慢,厌氧培养在 35℃孵育不应少于 48 小时。常用的厌氧培养方法同无芽胞厌氧菌。

3. 生化反应 鉴定梭菌属常用的生化反应有以下几种。

(1)厌氧菌专用糖发酵管与牛乳消化试验:将厌氧菌专用糖发酵管与牛乳培养基置于水浴箱中加热煮沸 10 分钟,迅速冷却,以驱除培养基中的空气。以无菌吸管吸取待检菌培养物,分别滴加于厌氧菌专用糖发酵管与牛乳培养基中,接种完毕后,在液面上加一薄层融化的凡士林。经 35℃孵育 24 ~48 小时,观察结果。

(2)汹涌发酵试验:用无菌吸管或接种环取产气荚膜梭菌疱肉培养物接种于溴甲酚紫牛乳培养基,置 35℃孵育 24 ~48 小时,观察结果。

(3)卵磷脂酶试验和 Nagler 试验:将卵黄琼脂平板划分两个区,其中一半均匀涂上产气荚膜梭菌抗血清,置 35℃待干后,先将待检细菌划线接种于未涂抗血清区平板,再接种于已涂抗血清区平板,置 35℃厌氧孵育 24 ~48 小时,观察结果。

(4)脂酶试验:将待检菌接种于卵黄琼脂平板,置 35℃厌氧孵育 48 ~72 小时,观察结果。

4. 动物试验

(1)破伤风梭菌的动物试验:取破伤风梭菌培养液 0.1ml 注射小白鼠左后肢肌肉,逐日观察发病情况。

(2)产气荚膜梭菌的动物试验:取产气荚膜梭菌培养液 0.5ml 注射小白鼠腹腔,5 分钟后断髓处死,置 37℃孵育 4 ~6 小时,观察小白鼠腹腔是否膨胀并出现气肿现象,然后解剖小白鼠,观察各脏器尤其是肝脏的变化。

【结果】

1. 形态与染色特点

(1)破伤风梭菌:革兰阳性细长杆菌,散在排列,芽胞圆形,位于菌体顶端,直径大于菌体,使菌体呈"鼓槌状"。在形成芽胞时常为革兰染色阴性。

(2)产气荚膜梭菌:革兰阳性粗大杆菌,两端钝圆,单个或散在排列。芽胞卵圆形,直径小于菌体,位于菌体中央或次极端。但标本中常看不到芽胞,只可见菌体周围有明显荚膜。

(3)肉毒梭菌:革兰阳性较粗大杆菌,两端钝圆,单独或成双排列。芽胞为卵圆形,直径大于菌体,位于菌体次极端,使细菌呈"网球拍状"。

(4)艰难梭菌:革兰阳性粗长杆菌,但培养 2 天后易转为革兰阴性。芽胞为卵圆形,直径大于菌体,位于菌体次极端。

2. 分离培养结果

(1)破伤风梭菌:在疱肉培养基中生长良好,培养液变浑浊,肉渣部分消化,微变黑,产生少量气体,可将覆盖在肉汤上面的凡士林向上推,有臭味。在厌氧血琼脂平板上形成扁平、灰白色、边缘不齐、周边疏松呈羽毛状的菌落,有狭窄的 β 溶血。

(2)产气荚膜梭菌:在疱肉培养基中生长迅速,呈混浊生长,肉渣呈肉粉色,不被消化,产生大量气体,可将覆盖在肉汤上的凡士林明显上推。厌氧血琼脂平板上形成灰白色、光滑、圆形、扁平、半透明、边缘整齐的菌落,菌落直径 2～4mm,多数菌株有双层溶血环,内环是狭窄的 β 溶血,外环是较宽的 α 溶血。

(3)肉毒梭菌:在疱肉培养基中生长旺盛,呈均匀混浊,产生少量气体,肉渣被消化变黑色,有腐败恶臭。在厌氧血琼脂平板上形成较大的、灰白色、半透明、有光泽、边缘薄、弥散而不规则的菌落,有 β 溶血环。

(4)艰难梭菌:在厌氧血琼脂平板上培养 48 小时后,形成直径 3～5mm、圆形、白色或淡黄色、边缘不齐、表面粗糙、不溶血的菌落。在 CCFA 平板上形成较大、边缘不整齐、表面粗糙或呈毛玻璃样的黄色菌落。在紫外线照射下可见黄绿色荧光。

3. 生化反应 厌氧芽胞梭菌主要的生化反应结果见表 12-3。

表 12-3 厌氧芽胞梭菌主要的生化反应结果

| 菌种 | 卵黄平板 | | 明胶液化 | 牛乳消化 | 葡萄糖 | 麦芽糖 | 乳糖 | 蔗糖 | 甘露醇 |
	卵磷脂酶	脂酶							
破伤风梭菌	–	–	+	d	–	–	–	–	–
产气荚膜梭菌	+	–	+	cd	+	+	+	+	–
肉毒梭菌	–	+	+	d	+	V	–	–	–
艰难梭菌	–	–	–	–	+	–	–	–	+

注:+:阳性;–:阴性;d:消化;c:凝固;cd:既凝固又消化;牛乳消化-:不消化不凝固;V:结果不定

(1)厌氧菌专用糖发酵管与牛乳消化试验:不同的细菌具有不同的酶,因而对糖和蛋白质的分解能力不同,据此可作为厌氧芽胞梭菌的鉴定依据之一。

破伤风梭菌对葡萄糖、乳糖、麦芽糖、甘露醇和蔗糖均不分解,牛乳培养基无变化。产气荚膜梭菌对葡萄糖、乳糖、麦芽糖和蔗糖可分解,产酸产气,牛乳凝固,胨化变清。肉毒梭菌能分解葡萄糖和麦芽糖,不分解乳糖、蔗糖与甘露醇,牛乳培养基一般无变化。艰难梭菌能分解葡萄糖和甘露醇产酸,不分解乳糖、麦芽糖和蔗糖,牛乳培养基无变化。

(2)汹涌发酵试验:产气荚膜梭菌能迅速分解乳糖产酸,使酪蛋白凝固,并产生大量气体,将凝固的酪蛋白冲散形成分散的海绵状碎块,并将培养基表面的凡士林冲至试管塞处,此为"汹涌发酵"现象。

产气荚膜梭菌一般于孵育 6 小时后可出现"汹涌发酵"现象。破伤风梭菌、肉毒梭菌和艰难梭菌无此现象。

(3)卵磷脂酶试验和 Nagler 试验:产气荚膜梭菌能产生卵磷脂酶,在卵黄琼脂平板上,能将培养基中可溶性的磷脂酰胆碱分解成磷脂胆碱和不溶性的二酰甘油,后者在菌落周围形成不透明区(乳白色环),此为卵磷脂酶试验阳性。此反应可被相应的抗血清抑制,在接种细菌前先将卵磷脂酶抗血清涂在琼脂板上,由于抗原(卵磷脂酶)与抗体发生中和反应,则菌落周围不形成不透明区(即无乳白色环),称为 Nagler 试验阳性。这两个试验可确证该菌能产生卵磷脂酶。

未涂抗血清的一半平板,菌落周围形成较大的混浊不透明区,为卵磷脂酶试验阳性;涂抗血清的一侧,菌落周围无不透明区,表示卵磷脂酶活性已被抗毒素中和,为 Nagler 试验阳性;如两侧菌落周围均无不透明区,表示该菌不产生卵磷脂酶。产气荚膜梭菌卵磷脂酶试验阳性,破伤风梭菌、肉毒梭菌和艰难梭菌为阴性。

(4)脂酶试验:某些厌氧菌能产生脂酶,作用于卵黄中的游离脂肪,产生甘油和不溶性游离脂肪,在菌落下面的培养基中形成局限的不透明区,并于菌落表面产生一层珠光层。

各型肉毒梭菌(G 型除外)菌落表面有珠光层,菌落下面的培养基中有不透明区,为脂酶试验阳性。破伤风梭菌、产气荚膜梭菌、艰难梭菌脂酶试验阴性。

4. 动物试验

(1)破伤风梭菌的动物试验:破伤风梭菌产生的痉挛毒素可阻止抑制性神经递质的释放,导致骨骼肌痉挛强直。

破伤风梭菌培养液注射小白鼠左后肢肌肉后,发病的小白鼠尾部强直,注射侧肢体麻痹,强直性痉挛,于 1~3 天内死亡。

(2)产气荚膜梭菌的动物试验:产气荚膜梭菌产生外毒素及多种侵袭性酶类,可引起溶血、组织缺血坏死和气肿。

产气荚膜梭菌培养液注射后,小白鼠腹部膨胀,剖检时腹部放出大量气体,各脏器均肿胀,并有许多气泡,尤以肝脏为甚,呈泡沫肝。取内脏组织涂片、革兰染色、镜检,可见具有荚膜的革兰阳性粗大杆菌。

我的结果:

_____

_____

_____

_____

【注意事项】

1. 一些厌氧芽胞梭菌常被染成革兰阴性,导致鉴定错误,应注意鉴别。必要时可用氢氧化钾拉丝试验协助判断。

2. 艰难梭菌对氧特别敏感,从标本采集到培养鉴定均应在严格无氧的环境中进行。

3. 厌氧芽胞梭菌对外界抵抗力很强,要严格无菌操作。废弃的标本和污染物等必须经高压灭菌或焚烧后方能弃掉。

4. 厌氧芽胞梭菌的某些菌种在有氧条件下亦可生长,易与需氧芽胞杆菌或兼性厌氧菌混淆,但厌氧芽胞梭菌仅在厌氧条件下产生芽胞,菌落比有氧环境下更大,触酶阴性,可与之鉴别。

【思考题】

1. 鉴定厌氧芽胞梭菌常用的生化反应有哪些?

2. 破伤风梭菌形态上有哪些特点,有哪些常用的鉴定试验?

3. 如何对产气荚膜梭菌进行微生物学鉴定?

(刘延菊)

实验十三 螺 旋 体

一、染色和形态观察

【实验目的】

1. 掌握检查螺旋体的常用染色方法。

2. 熟悉常见病原性螺旋体的形态特征。

【仪器和材料】

1. 菌种 问号钩端螺旋体液体培养物。

2. 示教片 问号钩端螺旋体、梅毒螺旋体、回归热螺旋体的形态示教片。

3. 试剂 Fontana 镀银染色液,负染色液(2% 刚果红、1% 盐酸酒精)。

4. 其他 生理盐水,载玻片,牙签,暗视野显微镜。

【方法和步骤】

1. Fontana 镀银染色法

(1)在载玻片中央滴生理盐水 1 滴,用牙签取牙垢少许与盐水混匀做涂片。

(2)待涂片干燥后滴加固定液,固定 1 分钟后,水洗。

(3)滴加媒染剂,加温至冒蒸汽状态维持 30 秒,水洗。

(4)滴加硝酸银染液,微加温,染色约 30 秒,水洗,自然干燥后镜检。

2. 负染色法(刚果红法)

(1)在载玻片中央滴 2% 刚果红水溶液 1 滴,用牙签取牙垢与之混匀,涂布成均匀厚片。

(2)待涂片干燥后,用 1% 盐酸酒精洗涤,自然干燥后镜检。

3. 形态观察

(1)油镜下观察问号钩端螺旋体、梅毒螺旋体、回归热螺旋体形态示教片。

(2)暗视野显微镜观察

1)取问号钩端螺旋体培养物制成压滴标本。

2)将标本片置载物台上,先用低倍镜对光,使标本中物体观察清楚,再在盖玻片上滴加镜油,用油镜观察。

【结果】

1. Fontana 镀银染色法 口腔牙垢中的螺旋体呈棕褐色或黑褐色,形态为疏螺旋体。

2. 负染色法(刚果红法) 螺旋体呈无色,背景为蓝色。

3. 形态观察

(1)油镜下观察结果

1)问号钩端螺旋体镀银染色:镜下菌体为棕褐色或棕黑色,一端或两端呈钩状弯曲,珍珠点状连接呈 S 形或 C 形,螺旋不太清楚,菌体粗细均匀,背景为淡黄褐色。

2)梅毒螺旋体镀银染色:菌体为棕褐色或棕黑色,小而纤细,两端尖直,有 8~12 个规则螺旋。

3)回归热螺旋体 Giemsa 染色:螺旋体为紫红色或红色,纤细柔软,有 4~6 个稀疏而不规则螺旋。

(2)暗视野显微镜观察结果:在黑暗的背景下可见钩体闪烁发光,一端或两端弯曲呈钩状,运动活泼,出现翻转、滚动等运动。

我的结果:

_____

_____

【注意事项】

1. 进行镀银染色时,镀银温度不宜太高,时间不宜太长,否则会影响染色结果。

2. 使用暗视野显微镜观察时,应注意:载玻片和盖玻片应清洁无污,载玻片厚度不超过 1.2mm;聚光器高度应适当,以背景较暗、物象清晰为好;观察完毕后拭净聚光器上的镜油。

【思考题】

1. 简述螺旋体检查常用的染色方法。

2. 简述常见病原性螺旋体的形态特征。

二、问号钩端螺旋体培养技术和显微镜凝集试验

【实验目的】

1. 掌握问号钩端螺旋体的培养特性。

2. 熟悉问号钩端螺旋体显微镜凝集试验的原理、操作及结果判定。

【仪器和材料】

1. 菌种　已知血清型的问号钩端螺旋体液体培养物。

2. 标本　疑似钩体病患者血、尿标本。

3. 培养基　柯氏(Korthof)培养基,含 100~400μg/ml 5-氟尿嘧啶(5-Fu)的柯氏培养基。

4. 试剂　与菌种同型的钩体抗血清。

5. 其他　微量吸管,载玻片,盖玻片,暗视野显微镜。

【方法和步骤】

1. 问号钩端螺旋体的培养

(1)标本采集及处理:疑似钩体病患者,在发病一周内采血 2~3ml,分别取血 0.5ml 或 0.25ml 接种于柯氏培养基中,血量与培养液以 1:10~1:20 为宜;在发病 1~5 周内,通过无菌技术导尿或取中段尿,立即接种或经低温离心(10℃、4000r/min 离心 30 分钟),取沉淀接种于含有 5-Fu 的柯氏培养基中。

(2)培养:将培养基置 28℃培养 1~2 周,从第三天起每天定期观察,7~10 天为繁殖高峰。

2. 显微镜凝集试验(微孔板法)

(1)稀释血清:用生理盐水稀释患者血清,稀释倍数为 1:50,1:100,1:150,1:200,1:400,1:800 等,加入每排 1~6 孔,每孔 100μl,第 7 孔加 100μl 生理盐水作为对照。所设稀释血清排数依标准株钩体型的数目而定,见表 13-1。

（2）加抗原：于不同排孔内加不同型别的生长良好的钩体培养液 100μl，混匀后置 37℃作用 2 小时。

（3）取出微孔板，用毛细管取各孔中反应悬液 1 滴于载玻片上，覆以盖玻片，在暗视野显微镜下观察。

表 13-1　显微镜凝集试验（微孔板法）

孔号	1	2	3	4	5	6	7
血清稀释度	1:50	1:100	1:150	1:200	1:400	1:800	对照
被检血清（μl）	100	100	100	100	100	100	–
生理盐水（μl）	–	–	–	–	–	–	100
不同型钩体培养液加入不同排各孔（μl）	100	100	100	100	100	100	100
最终血清稀释度	1:100	1:200	1:300	1:400	1:800	1:1600	
假定结果	++++	++++	+++	++	++	+	–

【结果】

1. 问号钩端螺旋体的培养结果　在靠近培养基液面部分呈半透明、云雾状浑浊，轻轻摇动可见絮状物泛起，则疑为钩端螺旋体生长，可进一步进行鉴定；若培养 4 周无钩体生长，则为阴性。

2. 显微镜凝集试验结果判定　在暗视野显微镜下以凝集情况与游离活钩体的比例来判定结果。

－：完全不发生凝集，螺旋体数与对照孔相同。

＋：约 25% 的钩体凝集呈蜘蛛状，75% 钩体游离分散。

＋＋：约 50% 的钩体凝集呈蜘蛛状，其余钩体游离分散。

＋＋＋：约 75% 以上的钩体凝集或溶解，呈蜘蛛状、蝌蚪状或块状，其余钩体游离分散。

＋＋＋＋：几乎全部钩体凝集呈蝌蚪状或折光率高的团块或大小不等的点状，偶见极少数钩体呈游离状。

以出现 ++ 凝集的血清最高稀释度为该血清的凝集效价。一般血清效价达 1:300 以上，或双份血清效价增高 4 倍以上，才有诊断意义。

我的结果：

_____

_____

【注意事项】

1. 进行钩端螺旋体分离培养鉴定时，要根据患者发病时间采集不同类型的标本，如发病 1 周内采集血液标本，发病 2 周要用尿液标本，否则会影响检测结果，出现假阴性。

2. 钩端螺旋体显微镜凝集试验特性较高，能区分群、型，但钩端螺旋体群、型较多，各地流行株不止一种而且不尽相同，因此，在作为流行病学调查时，常用非致病的水生双曲钩端螺旋体帕托克株作为广谱抗原测定抗体进行筛选，然后对阳性者再用当地流行菌株进一步确定群、型。

【思考题】

对疑似钩体病患者如何进行微生物学检查？

三、梅毒螺旋体血清学试验

【实验目的】

1. 掌握梅毒螺旋体的血清学筛选试验。

2. 熟悉梅毒螺旋体的血清学确证试验。

【仪器和材料】

1. 标本　待检血清标本。

2. 试剂　RPR 试剂盒，FTA-ABS 试剂盒。

【方法和步骤】

1. 快速血浆反应素环状卡片试验（RPR）

（1）取待检血清、阳性对照血清、阴性对照血清各 50μl，分别加入卡片的圆圈内。

（2）将 RPR 抗原轻轻摇匀，在每份血清上滴加 1 滴抗原。

（3）将卡片置旋转器旋转 8 分钟，或用手摇匀，速度为 100r/min，转动所形成的圆圈直径约 2cm。

（4）立即在明亮的光线下，将反应卡呈 30°角倾斜转动，肉眼观察结果。

（5）定性试验呈阳性的标本，如需要可在 RPR 卡片上将血清做 1:2～1:32 等 6 个稀释度，然后再按上述试验方法做半定量试验。

2. 荧光密螺旋体抗体吸收试验（FTA-ABS）

（1）抗原片的制备：将 Nichols 株梅毒螺旋体（每高倍视野 20 条）抗原悬液，在玻片上涂数个直径为 5mm 的菌膜，待干后用甲醛固定。

（2）待检血清预处理：将待检血清先经 56℃灭活 30 分钟，取 50μl 待检血清与 200μl 吸附剂（梅毒螺旋体非致病性的 Reiter 株）混匀，37℃反应 30 分钟，充分吸收非特异性抗体。

（3）夹心法荧光显色：吸附后的待检血清用 PBS 液做 1:20～1:320 的倍比稀释，并将稀释后的血清滴加在抗原菌膜上，置湿盒内 37℃孵育 30 分钟，然后将玻片在 PBS 液中浸洗，换液 3 次，每次 5 分钟，空气中晾干。在各抗原反应片上滴加工作浓度荧光素标记的羊抗人 IgG，置湿盒内 37℃孵育 30 分钟后，再用 PBS 液按前法洗片，片干后用甘油缓冲液封片。

（4）荧光显微镜观察：每次试验设阳性、阴性、非特异性血清对照。阴性对照血清无荧光菌体或偶见荧光菌体出现，阳性对照可见多数荧光菌体出现。以此为参考做出结果判定。

【结果】

1. 快速血浆反应素环状卡片试验（RPR）　在 RPR 白色卡片上，圆圈内出现灰黑色凝块或絮状颗粒者为阳性；圆圈内仅见碳颗粒集于中央一点或均匀分散，不出现灰黑色凝块或絮状颗粒者为阴性。

2. 荧光密螺旋体抗体吸收试验（FTA-ABS）　参照阳性对照血清的荧光强度判定结果：每高倍视野若半数（10 条左右）出现荧光，则为 ++，多于半数呈荧光（15 条左右）则为 +++，全部（约 20 条）出现强荧光则为 ++++；参照非特异性血清的荧光强度判定"可疑"结果为 ++ 或 +；参照阴性对照血清判定阴性结果为 - 或 +。凡 ++ ～ ++++ 者可确证为梅毒螺旋体感染。

我的结果：

_____

_____

【注意事项】

1. 快速血浆反应素环状卡片试验是非特异性抗原试验，阴性结果不能排除梅毒感染，阳性结果需进一步进行梅毒螺旋体抗体确证试验。

2. 荧光密螺旋体抗体吸收试验，血清吸收要完全，洗涤要充分。每批试验均应设阴性、阳性及非特异性血清对照，实验结果要参照阳性对照血清、阴性对照血清及非特异性血清的荧光强度综合性判定。

3. 试验操作时严格按说明书进行，试剂盒从冰箱中取出后需先在室温平衡，试验应在 23~29℃条件下进行。不同批试剂盒组分不得混用。

4. 待检血清要新鲜、无污染。

5. 检测样品及废弃物应视为生物危险品。

【思考题】

对疑似梅毒患者如何进行血清学检查？

（孙丽媛）

实验十四　支原体、衣原体和立克次体

一、支　原　体

【实验目的】

1. 掌握支原体的形态及菌落特点。

2. 熟悉支原体的分离培养技术。

【仪器和材料】

1. 标本　慢性前列腺炎患者的前列腺液。

2. 培养基　解脲脲原体选择鉴别培养基。

3. 示教片　肺炎支原体形态及菌落示教片。

4. 试剂　2%"O"型人红细胞。

5. 其他　普通光学显微镜。

【方法和步骤】

1. 形态观察　肺炎支原体吉姆萨染色示教片：油镜下可见肺炎支原体个体微小，形态大小不一，多为球形、双球形及丝状三种，呈淡紫色。

2. 菌落观察　肺炎支原体菌落示教片：低倍镜下可见支原体菌落呈油煎蛋样，大小不一。

3. 解脲脲原体的培养

（1）标本采集：慢性前列腺炎患者，按摩后取其前列腺液，接种于解脲脲原体液体培养基中。

（2）分离培养：置 5%~10% CO_2 环境中，35℃培养 1~2 天，当培养基的颜色由黄色变为粉红色时，取 0.2ml 液体菌液转种于固体培养基，待固体培养基颜色改变后，低倍镜下观察支原体菌落。

（3）菌落染色镜检：低倍镜下观察并选择一个菌落，用刀片切下带菌落的琼脂块，置于一载玻片上，菌落面朝下，滴加生理盐水覆盖琼脂块，置酒精灯火焰上加热待琼脂融化，再放入90℃热水缸中洗掉表面琼脂，自然干燥。经吉姆萨染色，镜下可见菌落呈紫色，中央深，四周较浅，形状似油煎蛋样。

4. 冷凝集试验

（1）原理：肺炎支原体感染患者的血清中常产生冷凝集素，在4℃情况下，可与"O"型人红细胞或自身红细胞发生凝集。该实验可用于肺炎支原体感染的辅助诊断。凝集反应具有可逆性，当将已凝集的红细胞放回37℃，凝集现象即可消失。

（2）操作方法：见表14-1。

表 14-1　冷凝集试验操作程序

试管号	1	2	3	4	5	6	7	8
生理盐水（ml）	0.5	0.5	0.5	0.5	0.5	0.5	0.5	0.5
被检血清（ml）	0.5	0.5	0.5	0.5	0.5	0.5	0.5	0.5 弃去
2%红细胞（ml）	0.5	0.5	0.5	0.5	0.5	0.5	0.5	0.5
血清稀释度	1:4	1:8	1:16	1:32	1:64	1:128	1:256	对照

摇匀，置4℃ 4小时或过夜。

（3）结果观察：出现凝结者为阳性，不出现凝结者为阴性。记录各管反应结果并判断血清凝结效价。

【结果】

1. 肺炎支原体经吉姆萨染色，油镜下呈淡紫色，个体微小，形态大小不一，多为球形、双球形及丝状三种形态。

2. 肺炎支原体菌落呈油煎蛋样，大小不一。

3. 肺炎支原体冷凝集试验阳性。

我的结果：

_____

_____

【注意事项】

1. 从冰箱内取出试管后，必须立即观察结果。

2. 先观察试管底部红细胞沉淀形状，再轻摇试管，对照管内的红细胞，轻摇后应完全分开，无凝集现象；试验管如有明显的凝集现象，记录凝集效价。

3. 将呈凝集的试管再放入37℃孵育5～30分钟，重新观察，如红细胞完全分开，凝集块消失，则证实为真正的冷凝集现象。

【思考题】

1. 简述支原体感染常用的临床实验室诊断方法。

2. 简述冷凝集试验的原理、注意事项及临床意义。

二、衣　原　体

【实验目的】

掌握沙眼衣原体包涵体形态特征。

【仪器和材料】

1. 示教片　沙眼衣原体包涵体示教片。

2. 试剂　荧光素标记的沙眼衣原体单克隆抗体试剂盒,碱性缓冲甘油,甲醇或丙酮等。

3. 其他　荧光显微镜。

【方法和步骤】

1. 沙眼衣原体包涵体形态观察　镜下可见上皮细胞胞浆内紫色包涵体,呈散在型、帽型、桑甚型或填塞型。

(1)散在型:由始体组成,圆形或卵圆形,散在于胞浆内,一个上皮细胞可含 1～3 个或更多。

(2)帽型:多数由始体连续排列而成,形如舌帽或瓜皮帽,大小不一,紧贴扣在细胞核上或稍有间隙。

(3)桑甚型:由始体和原体堆积而成,圆形或卵圆形,形似桑甚,较大,单独或一面依附于细胞核上。

(4)填塞型:绝大多数由原体堆积而成,常把整个细胞塞满,将细胞核挤成梭形或其他形状,为巨大包涵体。

2. 直接免疫荧光法检测沙眼衣原体

(1)用棉拭子擦拭局部黏膜,如尿道黏膜、子宫颈内膜等,获得至少 1000 个的上皮细胞。

(2)取一载玻片标记三个圆圈,将待检标本拭子及阴性、阳性对照物分别轻轻涂满玻片上的圆圈内。晾干,甲醇固定 15 分钟。

(3)在待检标本及阴性、阳性对应圆圈内各加 30μl 荧光素标记的单克隆抗体(荧光抗体用 0.02％伊文思蓝稀释,作为负染),置湿盒内,37℃培养 30 分钟。

(4)用 0.01M 磷酸缓冲液洗涤三次,加一滴缓冲甘油做封片剂,荧光显微镜下观察并计数。

(5)结果判定:阴性对照在细胞中无荧光出现,阳性对照在细胞质内见到散在或成堆的、圆形或卵圆形的较明亮的黄绿色荧光;待检标本中凡出现圆形或卵圆形荧光,数目在 10 个以上,即可确认为衣原体感染。如用沙眼衣原体分型抗体检测,可将沙眼衣原体鉴定到型别。

【结果】

1. 沙眼衣原体包涵体形态　上皮细胞胞浆内观察到散在型、帽型、桑甚型或填塞型的紫色包涵体。

2. 直接免疫荧光法检测结果　荧光显微镜下见到散在或成堆的、圆形或卵圆形的较明亮的黄绿色荧光。

我的结果:

【注意事项】

洗片要认真,防止非特异性荧光。

【思考题】

简述直接免疫荧光法(DFA)检测沙眼衣原体的操作程序及结果判断。

三、立 克 次 体

【实验目的】

1. 掌握立克次体的形态染色特性。

2. 掌握外斐反应的原理、熟悉操作过程和结果判定。

【器材和材料】

1. 菌种 变形杆菌 OX_2、OX_{19} 及 OX_K 诊断菌液。

2. 示教片 普氏立克次体、恙虫病立克次体示教片。

3. 标本 待检患者血清。

4. 其他 小试管,中试管,吸管,记号笔。

【方法和步骤】

1. 形态观察 观察普氏立克次体、恙虫病立克次体吉姆萨染色示教片,镜下可见有完整或破碎的细胞,胞核染成紫红色,胞质染成浅蓝色。立克次体呈紫红色,普氏立克次体常散在于胞质中,恙虫病立克次体多在胞质近核处堆积。

2. 血清学试验——外斐(Weil-Felix)反应

(1)原理:某些变形杆菌 X_2、X_{19}、X_K 的 O 抗原(OX_2、OX_{19}、OX_K)与某些立克次体有共同的耐热性多糖抗原,且变形杆菌易于培养,故可利用变形杆菌的菌体作为抗原,与患者血清做试管凝集反应,以辅助立克次体病的诊断。

(2)方法

1)准备 3 排小试管,每排 9 支。

2)被检血清用生理盐水连续做倍比稀释,使之成 1:10、1:20……1:1280 稀释血清,分别加入每排第 1、2……8 管内,各加入 0.5ml。第 9 管只加 0.5ml 生理盐水以做阴性对照。

3)将 OX_2、OX_{19}、OX_K 三种诊断菌液,分别加入三排的 9 支试管内,每管 0.5ml,具体操作见表 14-2 所示。

表 14-2 外斐反应操作

试管编号	1	2	3	4	5	6	7	8	9(对照)
生理盐水	—	—	—	—	—	—	—	—	0.5
不同稀释度患者血清	0.5	0.5	0.5	0.5	0.5	0.5	0.5	0.5	—
3 排试管分别加 OX_2、OX_{19}、OX_K 诊断血清	0.5	0.5	0.5	0.5	0.5	0.5	0.5	0.5	0.5
血清最终稀释度	1:20	1:40	1:80	1:160	1:320	1:640	1:1280	1:2560	—

摇匀,于37℃过夜,次日观察结果。

（3）结果判定同肥达反应。单份血清凝集效价超过1∶160有诊断意义;双份血清(病程早期及恢复期)效价有4倍增高方可作为新近感染立克次体的指标。

【结果】

1. 形态观察　普氏立克次体散在于胞质中,恙虫病立克次体堆积在近核处。

2. 外斐(Weil-Felix)反应　凝集成颗粒状为阳性;没有凝集颗粒为阴性。

我的结果:

_____

_____

【思考题】

简述外斐反应的原理及临床评价。

（邵世和）

第四章
临床常见真菌的培养与鉴定

实验十五　临床真菌检验基本技术

一、真菌染色技术和形态结构观察

【实验目的】

1. 掌握乳酸酚棉蓝染色法、革兰染色法和墨汁负染色法。

2. 熟悉真菌不染色标本的制片方法。

3. 了解常见真菌菌丝和孢子的形态及结构。

【仪器和材料】

1. 菌种　侵袭性真菌(白念珠菌、新生隐球菌),皮肤软组织真菌(须癣毛癣菌、石膏样小孢子菌、絮状表皮癣菌)。

2. 标本　病发,甲屑,皮屑,隐球菌脑膜炎病人的脑脊液等。

3. 试剂和材料　100~200g/L KOH 溶液,乳酸酚棉蓝染液,优质墨汁,革兰染液,沙保弱培养基(SDA)。

4. 其他　载玻片,小镊子,盖玻片等。

【方法和步骤】

1. 不染色标本直接检查

(1)制片:用小镊子取少许甲屑、皮屑或病发一根,置于载玻片中央,滴加 100~200g/L KOH 溶液 1~2 滴。稍待片刻,盖上盖玻片,将载玻片置火焰上方微加热,使组织或角质溶解,注意勿烤干或产生气泡。然后轻压盖玻片,驱除气泡并将标本压薄,用棉拭子吸去周围多余液体,避免沾污盖玻片。

(2)显微镜检查:先用低倍镜检查真菌菌丝和孢子,再换高倍镜检查菌丝、孢子的特征。镜检时宜调暗显微镜视野。

2. 染色标本检查

(1)乳酸酚棉蓝染色法:取洁净载玻片 1 张,滴加 1~2 滴乳酸酚棉蓝染液,将被检标本放在染色液中,加上盖玻片后镜检(图 15-1)。

(2)墨汁负染色法:将脑脊液离心后取沉淀物,置于洁净载玻片上,取 1 滴优质墨汁与其混合,盖上盖玻片后镜检。

(3)革兰染色:将被检标本置于洁净载玻片上,进行革兰染色。

3. 真菌形态和结构观察

(1)侵袭性真菌镜下形态和结构观察

1)革兰染色后,镜下观察白念珠菌菌体形态和假菌丝。

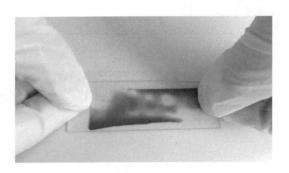

图 15-1 乳酸酚棉蓝染色法

2）墨汁染色后，镜下观察新生隐球菌的荚膜和芽生孢子。

（2）皮肤软组织真菌镜下形态和结构观察

1）取患者皮屑或毛发经 100～200g/L KOH 处理后制片，直接检查菌丝及孢子。

2）红色毛癣菌、石膏样小孢子菌、絮状表皮癣菌分别用乳酸酚棉蓝染色后观察菌丝和孢子。

【结果】

1. 不染色标本直接检查　低倍镜下可见折光性强的菌丝，呈分枝状排列；高倍镜下可见菌丝和孢子（图 15-2）。

2. 乳酸酚棉蓝染色法　真菌被染成蓝色，镜下可见蓝色的孢子和菌丝。

3. 墨汁染色法　新生隐球菌菌体和荚膜均不着色，在黑色背景下，可见透明的卵圆形芽生孢子及菌体细胞周围有一层宽厚的胶质样荚膜。

4. 革兰染色法　白念珠菌为革兰阳性，着色不均匀，菌体呈圆形或卵圆形，可见芽生孢子及假菌丝（图 15-3）。

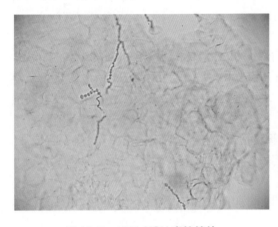

图 15-2　10% KOH 直接镜检
皮肤癣菌菌丝（×400）

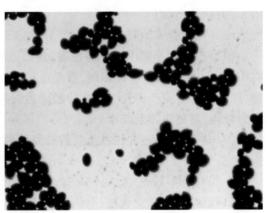

图 15-3　白念珠菌（革兰染色）（×1000）

我的结果：

_____

_____

【注意事项】

1. 乳酸酚棉蓝染液中的乳酸酚对真菌有强杀灭作用。因此,从真菌实验室生物安全角度考虑,为避免真菌孢子播散,用乳酸酚棉蓝染色时,一定要确保染液完全覆盖被检标本。

2. 墨汁染色时,墨汁不能太浓,应先将墨汁用生理盐水稀释,稀释倍数根据墨汁的浓度或工作经验,以镜下背景墨褐色,菌体透亮为宜。

【思考题】

为何在甲屑或皮屑中滴加 KOH 溶液后,还要将标本置火焰上加热?

二、真菌分离培养

【实验目的】

1. 掌握常见病原性真菌的分离和培养方法。

2. 熟悉常见病原性真菌的菌落形态。

【仪器和材料】

1. 菌种　侵袭性真菌(白念珠菌、新生隐球菌),皮肤软组织真菌(石膏样毛癣菌、红色毛癣菌)。

2. 标本　病发,甲屑,皮屑等。

3. 试剂和材料　无菌生理盐水,70%乙醇,乳酸酚棉蓝染液,沙保弱培养基,马铃薯葡萄糖琼脂平板(PDA)。

4. 其他　接种钩,接种针,培养皿,无菌试管,盖玻片,载玻片,无菌镊子,刀片,V 形玻璃棒等。

【方法和步骤】

1. 平皿培养　将白念珠菌、新生隐球菌接种于沙保弱培养基;将石膏样毛癣菌、红色毛癣菌接种于马铃薯葡萄糖琼脂平板,25℃需氧培养 3 ~ 5 天,每日观察生长情况和菌落特征。

2. 大试管培养　皮肤及附属物如病发、甲屑和皮屑等标本,先经 70%乙醇浸泡 2 ~ 3 分钟杀死杂菌并用无菌生理盐水洗净后,再用无菌镊子夹取标本点种于沙保弱琼脂培养基上。置 25℃需氧培养 1 ~ 4 周,每日观察生长情况和菌落特征。

3. 小培养　常规玻片小培养法,过程如下:①取无菌"V"形玻璃棒放入无菌平皿内;②取一无菌载玻片置玻璃棒上;③取一小块约 1cm² 方形灭菌的马铃薯葡萄糖琼脂(PDA),放在载玻片中央;④在琼脂块的每一侧用接种针接种待检菌;⑤取无菌盖玻片盖在琼脂块上,平皿内放少许无菌蒸馏水,加盖,于 25℃培养(酵母菌培养 1 ~ 2 天,皮肤癣菌培养 2 ~ 7 天);⑥培养后,取下盖玻片,将其置于载玻片上用乳酸酚棉蓝染色镜检(图 15-4)。

【结果】

1. 平皿培养法　菌落形态:白念珠菌为类酵母型菌落;新生隐球菌为酵母型菌落,形似细菌菌落;红色毛癣菌和石膏样毛

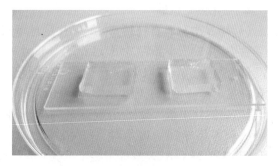

图 15-4　玻片小培养法

癣菌为丝状型菌落,有气生菌丝。

2. 小培养法　观察真菌结构特征和分生孢子的特点,可动态展示真菌生长发育全过程。镜下可见红色毛癣菌有大、小分生孢子和梳状、结节状菌丝;石膏样毛癣菌有大、小分生孢子和球拍状、螺旋样菌丝(详见实验十六的描述)。

我的结果:

_____

_____

【注意事项】

1. 在进行皮肤软组织真菌培养时,为避免孢子四处扩散,应用胶带将平板封闭。

2. 平皿培养基表面积较大,水分易蒸发也易受污染,适用于生长繁殖较快真菌的培养。

【思考题】

平皿培养法、大试管培养法及小培养法各适用于哪些类型的真菌?

三、真菌鉴定

【实验目的】

掌握常见病原性真菌的常规鉴定方法。

【仪器和材料】

1. 菌种　侵袭性真菌(白念珠菌、新生隐球菌),皮肤软组织真菌(石膏样毛癣菌、红色毛癣菌)。

2. 标本　病发,甲屑,皮屑等。

3. 试剂和材料　无菌生理盐水,革兰染液,乳酸酚棉蓝染液,沙保弱培养基,马铃薯葡萄糖琼脂平板,各种糖同化试验培养基,糖发酵试验培养基,API 20 C AUX 鉴定试剂盒。

4. 其他　接种钩,接种针,培养皿,无菌试管,载玻片,无菌镊子,透明胶带等。

【方法和步骤】

1. 形态学鉴定　培养方法和制片同前,主要观察培养后的菌落和菌体形态。

(1)菌体形态:挑取酵母菌菌落进行革兰染色;丝状真菌可用透明胶带粘的一面蘸取菌落置于滴加了乳酸酚棉蓝染液的玻片上,再观察其镜下形态;小培养的真菌,可取下盖玻片,将其置于载玻片上用乳酸酚棉蓝染色镜检,观察菌丝和孢子形态。

(2)菌落形态:酵母菌(新生隐球菌)和类酵母菌(白念珠菌)均较丝状真菌(石膏样毛癣菌、红色毛癣菌)生长快,一般 2～3 天后可观察;丝状真菌培养至少 4 周才能确认为阴性。重点观察菌落的大小、形态、色素、质地、有无气生菌丝等。

2. 生化鉴定试验

(1)糖发酵试验:将白念珠菌、新生隐球菌接种于含葡萄糖、麦芽糖、蔗糖和乳糖的液体培养管中,并放入小导管,35℃培养24～48 小时后观察结果。

(2)糖同化试验:取20ml 已灭菌的糖同化培养基冷却至48℃,将培养 24～48 小时的待检菌混悬于4ml 无菌生理盐水中,调整菌液浊度为 4 麦氏比浊单位,将全部菌液加入培养基中,混匀后倾注平板。凝固后,将含葡萄糖、麦芽糖、蔗糖和乳糖的纸片分别贴在平板表面,25℃或35℃培养24～48 小时,观察结果。

(3)API 20 C AUX 酵母菌鉴定试验:按试剂盒说明书操作,将白念珠菌接种在试验条,30℃培养24～48 小时,观察结果(图15-5)。

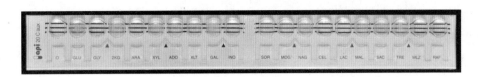

图 15-5　酵母菌鉴定试验(API 20 C AUX)

【结果】

1. 菌体和菌落形态　白念珠菌镜下为革兰阳性卵圆形,可见芽生孢子,新生隐球菌镜下为正圆形;白念珠菌和新生隐球菌菌落边缘整齐,柔软致密,呈奶酪色,无气生菌丝;白念珠菌菌落底部有假菌丝伸入培养基内;红色毛癣菌和石膏样毛癣菌有气生菌丝,前者菌落中心多呈羊毛状或颗粒状,后者多呈粉末状,镜下菌丝和孢子形态多种多样(详见皮肤软组织真菌的章节)。

2. 糖发酵试验　白念珠菌能发酵葡萄糖、麦芽糖,产生二氧化碳和乙醇,使糖培养管中的指示剂变色,但不能发酵蔗糖和乳糖;新生隐球菌不能发酵上述四种糖。

3. 糖同化试验　被检菌能围绕含糖纸片生长即为能同化该碳水化合物。白念珠菌和新生隐球菌糖同化试验结果均为:葡萄糖(+)、麦芽糖(+)、蔗糖(+)、乳糖(-)。

4. API 20 C AUX 鉴定试验　通过与对照孔比较,得出试验条中各种同化试验结果,经检索编码表或软件分析判断得到酵母菌的鉴定结果。

我的结果:

_____

_____

【注意事项】

凡是发酵某种碳水化合物的菌株都同化相应的碳水化合物,但同化某种碳水化合物未必就能发酵该种碳水化合物。

【思考题】

1. 真菌的菌落形态有何特点? 酵母型真菌(新生隐球菌)与类酵母型真菌(白念珠菌)的异同点有哪些?

2. 直接镜检如何辨别念珠菌? 单细胞真菌的假菌丝与多细胞真菌的菌丝有何区别?

(蒋月婷)

实验十六　皮肤软组织(黏膜)真菌的培养和鉴定

一、毛　癣　菌　属

【实验目的】

掌握红色毛癣菌和须癣毛癣菌的培养特性和鉴定要点。

【仪器和材料】

1. 菌种　红色毛癣菌,须癣毛癣菌。

2. 试剂和材料　乳酸酚棉蓝染液,沙保弱琼脂培养基,马铃薯葡萄糖琼脂培养基、尿素培养基。

3. 其他 盖玻片,载玻片,接种钩等。

【方法和步骤】

1. 形态观察 取上述 2 种临床常见皮肤癣菌制片,经乳酸酚棉蓝染色,镜下观察菌丝和孢子的特点。

2. 分离培养 将上述 2 种临床常见皮肤癣菌接种于沙保弱琼脂培养基,25℃ 培养 1～2 周,观察菌落特点。

3. 其他鉴定试验

(1)尿素试验:将红色毛癣菌和须癣毛癣菌接种于尿素培养基,25℃ 培养 3～7 天后观察。

(2)色素形成试验:将红色毛癣菌和须癣毛癣菌接种于马铃薯葡萄糖琼脂培养基,25℃ 培养 3～7 天后观察。

【结果】

1. 菌体形态 红色毛癣菌菌丝有隔,可见较多侧生的棒状或梨状小分生孢子,无柄或短柄,大分生孢子较少,呈棒状或腊肠样,壁薄,光滑,可见球拍状和结节样菌丝(图 16-1)。须癣毛癣菌镜下可见大量棒状大分生孢子,小分生孢子散在或呈葡萄状排列,并有球拍状和螺旋样菌丝等(图 16-2)。

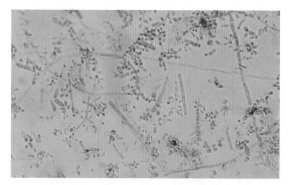
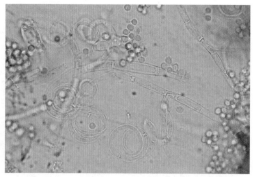

图 16-1 红色毛癣菌镜下形态(×1000)　　　图 16-2 须癣毛癣菌镜下形态(×1000)

2. 菌落形态 红色毛癣菌菌落呈绒毛状或粉状,粉红色或红色,边缘不整齐(图 16-3)。须癣毛癣菌菌落呈绒毛状或粉状,白色或淡黄色(图 16-4)。

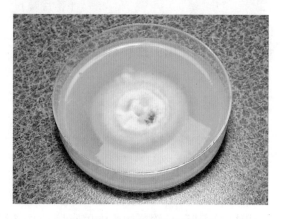
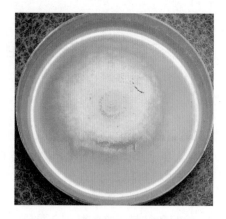

图 16-3 红色毛癣菌菌落形态　　　　　图 16-4 须癣毛癣菌菌落形态

3. 其他鉴定试验

（1）尿素试验：须癣毛癣菌在 7 天之内，使尿素培养基由黄变红（阳性）；红色毛癣菌不能使尿素培养基变红（阴性）。

（2）色素形成试验：红色毛癣菌在马铃薯葡萄糖琼脂培养基上产生红色色素；须癣毛癣菌不产生色素。

我的结果：

_____

_____

【注意事项】

取红色毛癣菌和须癣毛癣菌进行制片染色时，要规范操作，防止孢子扩散。上述两种癣菌可取临床标本（皮屑、毛发等）直接镜检，观察菌丝和孢子特点。

【思考题】

红色毛癣菌与须癣毛癣菌的鉴别要点是什么？

二、小孢子菌属

【实验目的】

掌握小孢子菌属中石膏样小孢子菌的培养特性和鉴定要点。

【仪器和材料】

1. 菌种　石膏样小孢子菌。

2. 试剂和材料　乳酸酚棉蓝染液，沙保弱琼脂培养基。

3. 其他　盖玻片，载玻片，接种钩等。

【方法和步骤】

1. 形态观察　取石膏样小孢子菌制片，经乳酸酚棉蓝染色，镜下观察其菌丝和孢子的特点。

2. 分离培养　将石膏样小孢子菌接种于沙保弱琼脂培养基，25℃培养 1～2 周，观察菌落特点。

【结果】

1. 菌体形态　石膏样小孢子菌的大分生孢子多呈纺锤形，有 4～6 个分隔，壁薄光滑或有刺。偶见少数小分生孢子，菌丝两侧可有少数无柄或短柄的棍棒样小分生孢子，也可见球拍状菌丝、破梳状菌丝及螺旋状菌丝（图 16-5）。

2. 菌落形态　石膏样小孢子菌菌落呈粉末状，边缘不整齐，中心突起呈棕黄色，背面呈棕褐色（图 16-6）。

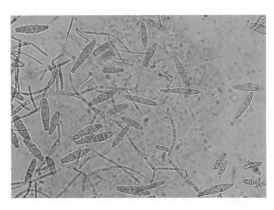

图 16-5　石膏样小孢子菌镜下形态（×1000）

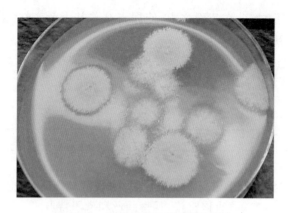

图16-6　石膏样小孢子菌菌落形态

我的结果：

_____

_____

【注意事项】

制片染色时要规范操作，防止孢子扩散。可取临床标本（皮屑、毛发等）直接镜检，观察菌丝和孢子特点。

【思考题】

石膏样小孢子菌的鉴别要点是什么？

三、表皮癣菌属

【实验目的】

掌握絮状表皮癣菌的培养特性和鉴定要点。

【仪器和材料】

1. 菌种　絮状表皮癣菌。

2. 试剂和材料　乳酸酚棉蓝染液，沙保弱琼脂培养基。

3. 其他　盖玻片，载玻片，接种钩等。

【方法和步骤】

1. 形态观察　取絮状表皮癣菌制片，经乳酸酚棉蓝染色，镜下观察其菌丝和孢子的特征。

2. 分离培养　将絮状表皮癣菌接种于沙保弱琼脂培养基，25℃培养1~2周，观察菌落特征。

【结果】

1. 菌体形态　絮状表皮癣菌菌丝较细，镜下可见杵状椭圆形大分生孢子，有2~4个分隔，壁薄光滑，无小分生孢子；可见球拍状菌丝、破梳状菌丝和厚膜孢子（图16-7）。

2. 菌落形态　菌落初为白色鹅毛状，以后转变为黄色到黄绿色粉末状，背面褐色，边缘整齐，中心有不规则的皱褶或沟回（图16-8）。

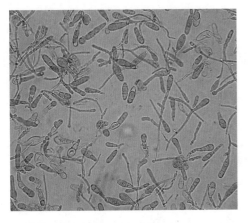

图16-7　絮状表皮癣菌镜下形态(×1000)

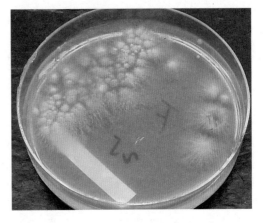

图16-8　絮状表皮癣菌菌落形态

我的结果：

_____

【注意事项】

1. 制片染色时要规范操作,防止孢子扩散。

2. 絮状表皮癣菌一般不侵犯毛发,只侵犯表皮和甲板,可取标本直接检查。

【思考题】

1. 对皮肤癣菌病患者如何进行微生物学诊断?

2. 将一足癣患者的鳞屑标本接种沙保弱琼脂培养基25℃培养2周后,出现的菌落为黄绿色粉末状,中心有不规则的皱褶或沟回,背面褐色。镜检可见棒状、壁光滑的大分生孢子,有2~4个分隔,无小分生孢子,可见球拍状和破梳状菌丝。请问该足癣的病原菌是什么?

3. 如何鉴别毛癣菌属、小孢子菌属和表皮癣菌属?

(蒋月婷)

实验十七　侵袭性真菌培养和鉴定

一、念珠菌属

【实验目的】

1. 掌握白念珠菌的培养特性和鉴定。

2. 熟悉热带念珠菌、克柔念珠菌的生化反应特性及在科玛嘉(CHROMagar)念珠菌显色培养基上的鉴定特点。

【仪器和材料】

1. 菌种　白念珠菌,热带念珠菌,克柔念珠菌。

2. 试剂和材料　革兰染液,乳酸酚棉蓝染液,亚甲蓝染液,小牛血清,糖同化试验培养基,糖发酵试验培养基,沙保弱培养基,玉米粉Tween-80琼脂平板,血琼脂平板,CHROMagar念珠菌显色平板。

3. 其他 盖玻片,载玻片,无菌试管。

【方法和步骤】

1. 形态观察 无菌操作挑取白念珠菌、热带念珠菌及克柔念珠菌培养物制片,革兰染色或乳酸酚棉蓝染色镜检。

2. 分离培养 无菌操作挑取上述三种菌,分区划线分别接种于血琼脂平板和沙保弱培养基,35℃培养24～48小时后观察菌落特征。

3. 鉴定试验

(1)CHROMagar念珠菌显色平板鉴定:无菌操作挑取上述三种菌,分别分区划线接种于CHROMagar念珠菌显色平板。35℃培养24～48小时后观察菌落颜色和质地。

(2)芽管形成试验:取无菌小试管2支,加入0.2ml小牛血清,分别接种少量白念珠菌和热带念珠菌,充分震荡混匀数分钟后,置37℃水浴箱中孵育,每隔1小时用接种环取出试管内的含菌血清置于载玻片上,盖上盖玻片后镜检,观察有无芽管形成。

(3)厚膜孢子形成试验:将制备好的玉米粉Tween-80琼脂加热溶化,取适量置于洁净的载玻片上,将上述三种菌水平方向穿刺接种,盖上盖玻片,置潮湿平皿内,25℃培养24～48小时,将菌落连同周围培养基切下一小块置于载玻片上,再以盖玻片压平,亚甲蓝染色后,显微镜下观察厚膜孢子。

(4)糖发酵和同化试验:无菌操作挑取白念珠菌和热带念珠菌,分别接种葡萄糖、麦芽糖、蔗糖和乳糖发酵管,并同时做这四种糖的同化试验。35℃培养1～2天,观察结果。

【结果】

1. 菌体形态和菌落特征 上述三种菌细胞均为革兰染色阳性,菌体圆形或卵圆形,芽生孢子也为卵圆形。白念珠菌的芽生孢子不与母细胞脱离而形成假菌丝(图17-1)。热带念珠菌不形成假菌丝。三种念珠菌的菌落均为类酵母型,灰白色或奶酪色,表面湿润、光滑,边缘整齐。

2. CHROMagar念珠菌显色培养基鉴定结果 白念珠菌菌落为翠绿色(图17-2),热带念珠菌为蓝灰色,克柔念珠菌形成粉红色干燥菌落,质地呈毛状(图17-3)。

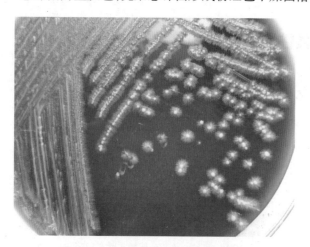

图17-1 白念珠菌的假菌丝形态

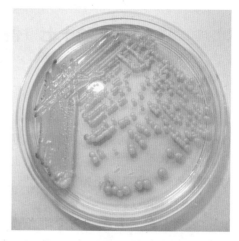

图17-2 白念珠菌CHROMagar显色
平板菌落形态

3. 芽管形成试验　白念珠菌在35℃孵育2～3小时可长出芽管(图17-4),热带念珠菌在35℃、2～3小时多不能形成芽管,但在35℃孵育超过6小时也可形成芽管。

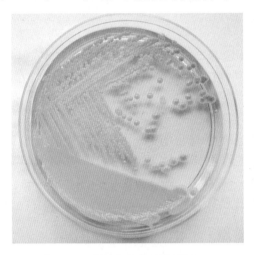

图 17-3　克柔念珠菌 CHROMagar
显色平板菌落形态

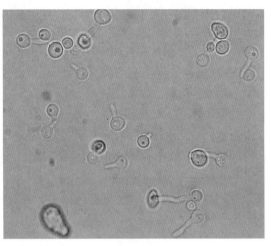

图 17-4　白念珠菌芽管(×400)

4. 厚膜孢子形成试验　白念珠菌在菌丝顶端或侧缘产生大量壁厚、圆形的厚膜孢子(图17-5),其他两种菌都不产生厚膜孢子。

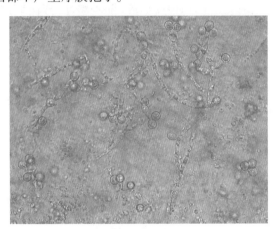

图 17-5　白念珠菌厚膜孢子(×400)

5. 糖发酵和同化试验　见表17-1。

表 17-1　常见念珠菌生化特性

菌种	发酵试验				同化试验			
	葡萄糖	麦芽糖	蔗糖	乳糖	葡萄糖	麦芽糖	蔗糖	乳糖
白念珠菌	+	+	−	−	+	+	+	−
热带念珠菌	+	+	+	−	+	+	+	−
克柔念珠菌	+	−	−	−	+	−	−	−

我的结果：

_____

_____

【注意事项】

绝大多数白念珠菌在 CHROMagar 显色平板培养 24 小时，可得到准确鉴定，但用 CHROMagar 显色平板鉴定热带念珠菌、克柔念珠菌时应延长孵育至 48 小时，颜色反应方才明显。

【思考题】

1. 一位女性阴道炎患者的阴道分泌物革兰染色查见有革兰阳性酵母菌及假菌丝，请问该患者可能是什么病原体感染？简述其主要生物学特性和微生物学诊断要点。

2. 镜下如何区别假菌丝与霉菌菌丝？各有何特点？

二、隐 球 菌 属

【实验目的】

掌握新生隐球菌的形态、培养特性和鉴定要点。

【仪器和材料】

1. 菌种　新生隐球菌。

2. 试剂和材料　革兰染液，乳酸酚棉蓝染液，优质墨汁，沙保弱培养基，血琼脂平板，尿素培养基，各种糖发酵试验培养基和同化试验培养基。

3. 其他　载玻片，盖玻片，吸管等。

【方法和步骤】

1. 形态观察

（1）标本墨汁染色直接检查：取隐球菌性脑膜炎患者脑脊液离心后的沉淀物做墨汁负染，镜下观察菌体与荚膜特点。

（2）新生隐球菌培养物染色检查：无菌挑取新生隐球菌培养物制片，经革兰染色或乳酸酚棉蓝染色，镜下观察其菌体和芽生孢子特点。

2. 分离培养　将新生隐球菌接种在沙保弱培养基和血琼脂平板上，25℃或35℃培养 2～3 天，观察菌落特征。

3. 鉴定试验

（1）糖发酵和同化试验：将新生隐球菌接种于葡萄糖、麦芽糖、蔗糖和乳糖发酵管中，35℃培养 2～3 天，观察结果。同时做上述四种糖的同化试验。

（2）尿素分解试验：将该菌接种于尿素培养基，35℃培养 2～3 天，观察结果。

【结果】

1. 菌体形态　在黑色背景下，新生隐球菌菌体细胞为圆形，可见圆形芽生孢子，细胞外有一层宽厚的透明荚膜（图 17-6）。

2. 菌落形态　新生隐球菌在沙保弱培养基和血琼脂平板上菌落为酵母型，初为白色，奶油状，表面黏稠，随着时间延长，菌落逐渐转为黏液样，颜色渐变为淡褐色（图 17-7）。

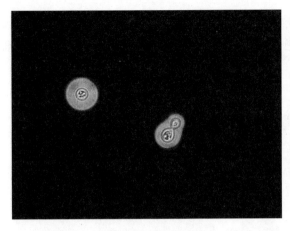

图 17-6　新生隐球菌(墨汁负染色)(×400)

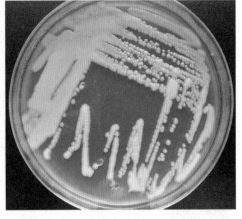

图 17-7　新生隐球菌菌落形态

3. 生化反应　新生隐球菌不能发酵葡萄糖、麦芽糖、蔗糖和乳糖;能同化葡萄糖、麦芽糖、蔗糖,不同化乳糖;能分解尿素,使培养基呈红色。

我的结果:

_____

_____

【注意事项】

新生隐球菌 35℃培养生长良好,非致病性隐球菌 35℃不生长。

【思考题】

1. 诊断隐球菌脑膜炎最简单、快速的方法是什么?　新生隐球菌的镜下形态有何特征?

2. 新生隐球菌与白念珠菌的菌落形态有何区别?

三、曲霉属(烟曲霉)

【实验目的】

掌握烟曲霉的形态、培养特性和鉴定要点。

【仪器和材料】

1. 菌种　烟曲霉菌。

2. 试剂和材料　乳酸酚棉蓝染液,沙保弱培养基。

3. 其他　盖玻片,载玻片,接种钩等。

【方法和步骤】

1. 形态观察　取烟曲霉培养物制片,用乳酸酚棉蓝染色后镜检,观察分生孢子头及分生孢子的特征。

2. 分离培养　将烟曲霉菌接种于沙保弱培养基,25℃或 35℃培养 2 ~ 3 天,观察菌落特点。

【结果】

1. 菌体形态　烟曲霉分生孢子头为短柱状,分生孢子柄较光滑,近顶端膨大形成倒立的烧瓶样顶囊,密集排列的单层小梗覆盖顶囊表面约 4/5 面积;小分生孢子呈球形,常有小刺(图17-8)。

2. 菌落形态　烟曲霉在25℃或35℃培养,生长迅速,菌落开始为白色,2~3天后转为绿色,边缘仍为白色。延长培养变为深绿色。菌落质地初为绒状或絮状,延长培养时间逐渐为粉末状(图17-9)。

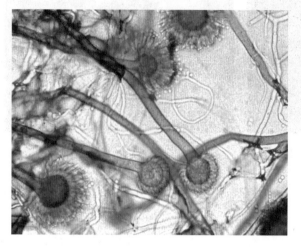

图17-8　烟曲霉菌镜下形态(×1000)

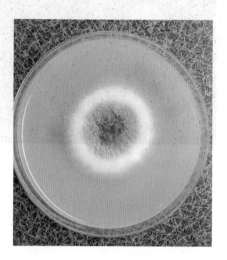

图17-9　烟曲霉菌落形态

我的结果:

_____

_____

【注意事项】

1. 烟曲霉在45℃培养生长良好。

2. 曲霉孢子可经肺吸入致病,因此制片、接种和鉴定等操作必须在二级生物安全柜中进行。

【思考题】

烟曲霉与黑曲霉的分生孢子头形态不同,两者有何区别?

四、青霉属(马尔尼菲青霉)

【实验目的】

掌握马尔尼菲青霉的形态、培养特性和鉴定要点。

【仪器和材料】

1. 菌种　马尔尼菲青霉,沙保弱琼脂培养基霉菌相和酵母相培养物。

2. 试剂和材料　乳酸酚棉蓝染液,沙保弱培养基,马铃薯葡萄糖琼脂平板。

3. 其他　盖玻片,载玻片,滴管等。

【方法和步骤】

1. 形态观察　分别取马尔尼菲青霉的霉菌相培养物和酵母相培养物制片,用乳酸酚棉蓝染色后镜检。

2. 分离培养　将马尔尼菲青霉菌接种于沙保弱培养基和马铃薯葡萄糖琼脂平板(各接种2个平板),分别置于25℃和35℃培养1~2周后观察菌落特点。

【结果】

1. 菌体形态　马尔尼菲青霉的霉菌相有无色透明的分隔菌丝,分生孢子梗光滑帚枝状分散,可见单瓶梗,其顶端有单联生孢子,分生孢子链长微弯(图17-10)。35℃酵母相可见直径3～6μm,圆形、卵圆形、腊肠样菌体,可见关节孢子(图17-11)。

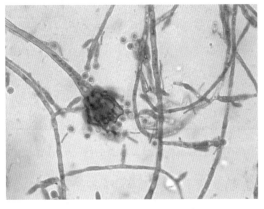

图17-10　马尔尼菲青霉霉菌
相镜下形态(×1000)

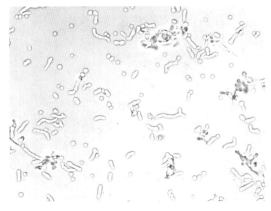

图17-11　马尔尼菲青霉酵母
相镜下形态(×1000)

2. 菌落形态　马尔尼菲青霉25℃生长较快,2天后开始生长,初为浅白色绒毛状,不久逐渐变成淡黄、黄绿色,背面红色,10天左右,整个培养基被染成葡萄酒红色(图17-12)。35℃培养为酵母相,生长缓慢,菌落酵母样,湿润,膜状,有皱褶,浅灰褐色或奶酪色,不产生色素(图17-13)。

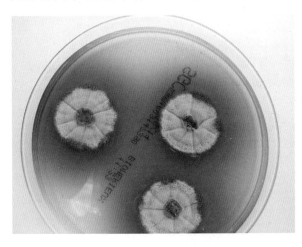

图17-12　马尔尼菲青霉霉菌
相菌落形态

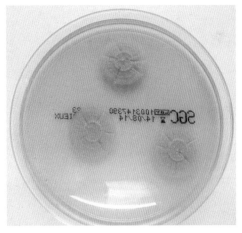

图17-13　马尔尼菲青霉酵母
相菌落形态

我的结果:

_____

_____

【注意事项】

马尔尼菲青霉可取可疑患者骨髓涂片、皮肤印片或淋巴结活检组织经瑞氏染色后镜检，观察其特征性的腊肠样孢子。对本菌仅凭病理形态所见不能与荚膜组织胞浆菌区分。

【思考题】

1. 哪些真菌是双相性真菌？
2. 如何提高双相性真菌的检出率？

（蒋月婷）

第五章
病毒的分离培养与鉴定

实验十八　病毒的分离培养

常用分离培养病毒的方法有鸡胚接种、动物接种和细胞培养。

一、鸡 胚 接 种

病毒鸡胚接种法操作简单,来源容易,主要的接种部位有尿囊腔、羊膜腔、卵黄囊及绒毛尿囊膜等。

【实验目的】

1. 掌握病毒鸡胚接种培养法。

2. 了解鸡胚的解剖结构。

【实验器材】

1. 毒种　流行性感冒病毒、2 型单纯疱疹病毒和乙型脑炎病毒。

2. 鸡胚　新鲜来亨鸡受精卵。

3. 器具　卵架,检卵灯,超净工作台。

4. 其他　皮试注射器,碘酒,75% 酒精,消毒棉球,砂轮片,无菌镊子,无菌剪刀,透明胶带,无菌平皿等。

【方法和步骤】

1. 鸡胚的准备　选择表面干净、有光泽,最好是白色蛋壳的来亨鸡受精卵,置于相对湿度 40% ~70%、38 ~39℃ 培养箱中孵育,每天翻动 1 次,从第 4 天起,用检卵灯观察鸡胚发育情况。活受精卵可以看到清晰的血管和鸡胚的暗影,转动鸡胚可见胚影活动。未受精卵只见模糊的卵黄阴影,不见鸡胚眼点。若出现胚动呆滞、胚影固定于卵壳或血管暗淡模糊的情况,表明鸡胚生长不良,应随时淘汰。生长良好的鸡胚一直孵育到适当的胚龄。

2. 尿囊腔接种法　病毒在鸡胚尿囊内胚层细胞中繁殖,可释放到尿囊液中。此法适用于某些呼吸道病毒、副黏病毒的培养。

(1)取 9 ~11 日龄鸡胚,在检卵灯下划出气室和胚胎位置,在胚胎与气室交界的边缘向上约 1mm 处或在胚胎的对侧处,避开血管做一记号,作为注射点。用 75% 酒精、碘酒消毒记号处,用灭菌刀尖在记号处打一小孔。

(2)用无菌注射器吸取流行性感冒病毒液,将针头通过小孔,向着胚胎方向刺入约 5mm,稍穿入尿囊膜即到达尿囊腔,注入病毒液 0.1 ~0.2ml(图 18-1),随即用透明胶带封孔,标记号码和日期等。

(3)将鸡胚置 33 ~35℃ 培养箱中孵育 3 天,此期间逐日观察鸡胚生活情况,如在接种后

24 小时内死亡者,为非特异性死亡,应弃去。

(4)为避免收获时出血,收获前应将鸡胚气室端向上直立移入 4℃冰箱放置 6 小时或过夜。消毒鸡胚气室端卵壳,用无菌镊子去掉气室上方卵壳,撕去卵膜,用无菌毛细滴管吸取尿囊液,收集于无菌小瓶中。尿囊液做无菌试验后,低温保存,备用。可做血凝试验检测尿囊液中有无病毒,做血凝抑制试验对病毒进行鉴定、分型。

3. 羊膜腔接种法 适用于流感病毒、副黏病毒的初次分离。

(1)取 9～12 日龄鸡胚,在使用前将鸡胚直立在 33～35℃培养箱中孵育 1 天,使鸡胚向上浮动。在检卵灯下划出气室界限和胚胎位置,消毒气室卵壳,用无菌剪刀开一方形小窗,揭去卵壳及卵膜。

(2)通过窗口,选择在无大血管处,用无菌镊子刺破绒毛尿囊膜,进入尿囊并夹住羊膜,轻轻地从绒毛尿囊膜破裂处拉出羊膜,使其呈伞状,然后将吸有流感病毒液的注射器刺破羊膜进入羊膜腔,注入病毒液 0.1～0.2ml(图 18-2);用镊子将羊膜轻轻送回原位,随即用透明胶带封闭气室端天窗。

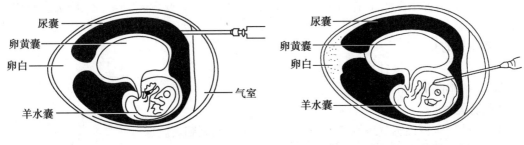

图 18-1 尿囊腔接种法示意图　　　图 18-2 羊膜腔接种法示意图

(3)将鸡胚置 33～35℃培养箱中孵育 3 天。逐日检查鸡胚的生活情况,2 天后死亡者,为特异性死亡。

(4)为减少收获时出血,收获前应将鸡胚移入 4℃冰箱放置 18～24 小时,冻死鸡胚。消毒鸡胚气室卵壳,撕去胶纸,用无菌镊子扩大窗口、撕去卵膜及绒毛尿囊膜,用无菌吸管吸弃尿囊液,然后夹起羊膜,用无菌吸管刺入羊膜腔内吸取羊水,收集于无菌小瓶内,低温保存,备用。

4. 卵黄囊接种法 常用于某些嗜神经病毒的培养。

(1)取 6～8 日龄鸡胚,在检卵灯下划出胚胎和气室位置,将鸡胚气室端向上直立于卵架上,消毒气室中央,用无菌镊子在气室中央打一小孔。

(2)用装有 12 号针头的 1ml 注射器吸取乙型脑炎病毒悬液 0.5ml,针头自小孔进入,对准胚胎对侧刺入 2～3cm 深度,针头即在卵黄囊中(图 18-3),注入病毒液 0.2～0.5ml,退出注射器,随即用透明胶带封口。

(3)将鸡胚置 35～36℃培养箱中培养,每天检查鸡胚并翻动 2 次。

(4)取孵育 24 小时以上濒死的鸡胚,在无菌条件下于气室端开窗,用镊子提起卵黄囊蒂,挤出卵黄囊液,用无菌生理盐水洗去卵黄囊上的卵黄囊液,将卵黄囊置于无菌平皿内,低温保存,备用。

5. 绒毛尿囊膜接种 适用于牛痘病毒、单纯疱疹病毒等病毒的培养。疱疹病毒在绒毛尿囊膜上可形成特殊的疹斑。

(1)取12日龄鸡胚,在检卵灯下划出气室和胚胎位置,消毒胚胎附近无大血管走行的卵壳,用砂轮片在其上磨破卵壳锯出一边长约12mm的等边三角形的窗口。然后用无菌刀尖在气室顶部开一小孔,用针头挑去三角形区域的卵壳,勿伤及卵壳膜,滴1滴无菌生理盐水于壳膜上,用橡皮吸头紧贴气室小孔向外吸气,可见盐水被吸下,绒毛尿囊膜下沉,去壳膜后可见壳膜和尿囊膜中间形成人工气室。

(2)用注射器吸取0.2~0.5ml单纯疱疹病毒液,滴于绒毛尿囊膜上(图18-4),用透明胶纸封口。

(3)将鸡胚置37℃培养箱中孵育4~5天。

(4)剪开鸡胚气室,观察绒毛尿膜上病变,若见到明显的疹斑,表明接种成功。用无菌剪刀剪下此膜,置无菌平皿中,低温保存,备用。

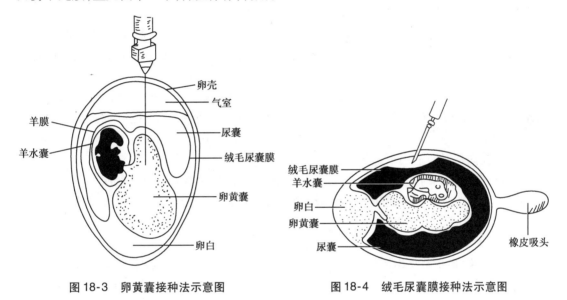

图18-3 卵黄囊接种法示意图　　图18-4 绒毛尿囊膜接种法示意图

我的结果:

_____

_____

【注意事项】

1. 接种全过程要求无菌操作,为减少污染,要求操作迅速。

2. 接种时注意对鸡胚的保温,在室温较低的冬季,接种时要求采取保温措施,以减少鸡胚死亡。接种过病毒的鸡胚,要根据所接种病毒增殖所需温度的不同,调整培养箱的温度进行孵育。

二、动物接种

动物接种是分离培养病毒较原始的方法,目前仍有病毒,如柯萨奇病毒、狂犬病病毒、脑炎病毒等用此法培养,常用的动物有豚鼠、地鼠、小鼠、兔、猴等。

【实验目的】

1. 了解乳鼠脑内接种技术。

2. 了解小白鼠滴鼻感染接种技术。

【实验器材】

1. 毒种 乙型脑炎病毒,鼠肺适应株流感病毒。

2. 动物 3 日龄小白鼠。

3. 其他 0.25ml 无菌注射器,4 号针头,碘酒,75% 酒精,乙醚,消毒棉球,无菌毛细管,无菌小试管。

【方法和步骤】

1. 乳鼠脑内接种 适用于乙型脑炎病毒的分离培养。

(1)用注射器抽取乙型脑炎病毒液 0.1ml,除去注射器内气泡,插在无菌小试管内备用。

(2)取 3 日龄小白鼠,用左手拇指及食指夹住小白鼠颈部皮肤,手掌轻轻按住小鼠的体部将其固定。用酒精、碘酒消毒小白鼠眼耳之间的毛皮。

(3)右手持注射器,在小白鼠眼与耳根连线的中点、略偏耳朵的方向刺入约 2～3mm(通过硬脑膜后阻力突然消失),不可过深,缓缓注入 0.02～0.03ml 乙型脑炎病毒液。

(4)将感染小白鼠饲养在有防蚊设备的动物室。小白鼠一般在 3～4 天开始发病,表现为食欲减退、活动迟钝、耸毛、震颤,慢慢发展为麻痹、瘫痪甚至死亡。取脑组织,制备匀浆上清,进行病毒鉴定。

2. 鼻腔内接种 适用于一些侵犯肺脏的病毒培养。

(1)将蘸饱乙醚的棉球放于小鼠鼻下,小鼠吸入乙醚而麻醉。注意麻醉深度不宜太深或太浅,太深易造成死亡或引起非特异性吸入性肺炎,太浅则会在滴种时小鼠打喷嚏而使接种物外喷。

(2)用无菌毛细滴管吸取少许病毒液。

(3)用左手拇指及食指抓住小鼠耳部使其头部朝前,呈仰卧位,右手将吸有病毒悬液的滴管靠近小鼠鼻尖,使液滴随小鼠呼吸进入鼻腔,一般吸入 2～3 滴(约 0.03～0.05ml),不宜过多。

(4)待感染小鼠慢慢苏醒,放入鼠笼中,逐日观察。一般在几天后开始发病,症状为耸毛、咳嗽、不食,甚至死亡。解剖后可观察到肺脏有炎性或出血性病灶,取肺组织,制备匀浆上清,进行病毒鉴定。

三、组织细胞培养

用离体活组织块或分散的活细胞在体外培养病毒,具有经济、适用、敏感等优点,缺点是技术复杂、成本较高。

(一)鸡胚单层细胞培养

【实验目的】

1. 掌握原代细胞培养技术。

2. 熟悉病毒感染鸡胚单层细胞后的细胞病变效应。

3. 了解 TCID50 的测定。

【实验器材】

1. 毒种 水疱性口炎病毒(VSV)。

2. 细胞 9～11 日龄鸡胚。

3. 试剂　细胞生长液(含 5% ~ 10% 小牛血清及 100U/ml 双抗的 RPMI-1640 液或 DMEM),细胞维持液(不含血清的 RPMI-1640 液),细胞冻存液(含 30% 血清,10% DMSO 的 RPMI-1640 液),0.25% 胰酶,Hank's 液,无菌蒸馏水。

4. 器具　无菌培养瓶,无菌培养皿,无菌吸管,无菌滴管,无菌小试管,无菌 100 目不锈钢网,无菌手术器械,CO_2 培养箱,水浴锅,倒置显微镜等。

【方法和步骤】

1. 取 9 ~ 11 日龄鸡胚放于卵架上,用碘酒将卵壳消毒,用无菌弯头镊子取出鸡胚放于平皿内。

2. 去除鸡胚的头、爪、内脏及骨骼,用 Hank's 液洗涤 3 次,除去残存血液。将鸡胚组织块移入小三角烧瓶,用无菌眼科剪刀将其剪碎成 $0.5 \sim 1.0mm^3$ 的小块,用含有双抗的 Hank's 液洗涤 3 次。

3. 根据鸡胚组织的多少,加入 5 倍量的 0.25% 胰酶,封好瓶口,置37℃水浴箱消化15 ~ 30 分钟(组织块聚成一团,表面呈绒毛状时为宜),吸弃胰酶,用冷 Hank's 液洗涤1 ~ 3次,除去残余的胰酶。

4. 加入 2ml 细胞维持液,用大口毛细管反复吹打细胞悬液,使细胞分散,再将细胞悬液通过不锈钢筛网,加适量细胞维持液稀释细胞悬液。

5. 吸取 0.1ml 细胞悬液,加 0.8ml Hank's 液及 0.1ml 台盼蓝染液,混匀后,滴入血细胞计数器内,计数细胞数。细胞数/ml = (4 大方格细胞总数/4) × 10 000 × 10。

6. 用生长液将细胞稀释成 30 万 ~ 50 万细胞/ml,每培养瓶加入 1.5ml 细胞液,将培养瓶平放入5% CO_2 培养箱中,37℃培养,一般 2 ~ 3 天可形成单层纤维样细胞。

7. 取 2 瓶已长成的单层细胞,弃去培养液,用 Hank's 液洗 1 次,1 瓶接种 1ml VSV 病毒液,另 1 瓶只加细胞维持液为对照。将两瓶细胞置5% CO_2 培养箱中,37℃培养 1 小时,试验瓶弃去病毒液,对照瓶弃去维持液,分别补加 1.5ml 维持液,置 CO_2 培养箱 37℃培养 24 小时。

8. 在低倍镜下观察细胞病变效应(CPE)。在倒置显微镜下观察细胞,如发生 CPE,可见细胞变圆缩、堆聚及脱落现象。以发生 CPE 的细胞比例判断病变程度,方法如下:无细胞出现 CPE,记为" – ";1/4 的细胞出现 CPE,记为" + ";1/4 ~ 1/2 的细胞出现 CPE,记为" ++ ";1/2 ~ 3/4 的细胞出现 CPE,记为" +++ ";3/4 以上细胞出现 CPE,记为" ++++ "。

我的结果:

_____

_____

【注意事项】

判定细胞病变程度时,不能只看几个视野,必须对整个单层细胞进行全面观察,然后再判定。

有些病毒感染可引起特殊的细胞病变,因此根据病毒所引起的病变特点可进行初步推断,缩小鉴定范围。

（二）TCID50 的测定

【实验目的】

了解 TCID50 的测定方法。

【实验器材】

1. 毒种　水疱性口炎病毒(VSV)。
2. 细胞　消化分散好的鸡胚细胞悬液。
3. 仪器　CO_2 孵箱,倒置显微镜等。
4. 其他　无菌小试管,细胞维持液,细胞生长液。

【方法和步骤】

1. 制备细胞　如前述,将消化分散好的鸡胚细胞悬液,用生长液调整至细胞浓度为 3.0×10^5 细胞/ml。用微量移液器将细胞悬液加入 96 孔培养板微孔中,每孔 0.1ml。将培养板置于 5% CO_2 培养箱,37℃培养 18～24 小时,使细胞长成单层细胞。

2. 稀释病毒液　取无菌小试管 10 支,各管分别加含 3% 小牛血清的维持液 2.7ml,然后向第 1 管加 0.3ml VSV 病毒液,反复混合,再换一新吸管,从第 1 管内吸 0.3ml 液加入第 2 管内,反复混合后,再换一新吸管,从第 2 管内吸 0.3ml 液加入第 3 管内,反复混合,以此类推,将待测的 VSV 病毒液做连续 10 倍稀释,使病毒液的稀释度为 10^{-1}、10^{-2}、10^{-3}……10^{-10} 等。

3. 接种病毒　用微量移液器将各稀释度的 VSV 病毒液从低浓度开始依次加入各微孔中,每孔 0.1ml,每个稀释度平行加 4 孔。细胞对照孔不加病毒液,只加维持液。置 5% CO_2 培养箱中 37℃培养。

4. 结果观察　分别在培养 18 小时、24 小时、36 小时、96 小时后,在倒置显微镜下观察整个单层区,以发生 CPE 细胞的比例判断病变程度:无细胞变化,记为"－";1/4 的细胞出现病变,记为"＋";1/4～1/2 的细胞病变,记为"＋＋";1/2～3/4 的细胞病变,记为"＋＋＋";3/4 以上细胞病变,记为"＋＋＋＋"。其中以 ＋＋ 以上者判为阳性。通常按 Reed-Muench 法计算 TCID50,见表 18-1。

表 18-1　Reed-Muench 法计算 TCID50

病毒稀释度	细胞培养	累积孔数		阳性率	
	病变孔/接种孔	阳性	阴性	比例	累积%
10^{-3}	4/4	9	0	9/9	100
10^{-4}	3/4	5	1	5/6	83
10^{-5}	2/4	2	3	2/5	40
10^{-6}	0/4	0	7	0/7	0

由上表可知,该病毒的 TCID50 介于 10^{-5}～10^{-4} 二个稀释度之间,二稀释度之间的距离比例为:

距离比例 =(高于 50% 感染百分数 -50%)/(高于 50% 感染百分数 - 低于 50% 感染百分数)

$\quad\quad$ =(83% -50%)/(83% -40%)

$\quad\quad$ =33/43

$\quad\quad$ =0.767≈0.8

高于50%感染百分数的病毒稀释度的对数（即 $\log 10^{-4}$）= -4.0，故 TCID50 = 4.0 + 0.8 = 4.8，即 $\log 10^{-4.8}$，也就是说，$10^{-4.8}$浓度的病毒液（即 1 : 50118）以 0.1ml 接种一组细胞后，可使 50% 的细胞感染发生病变。

我的结果：

_____

_____

_____

_____

_____

_____

【思考题】

1. 小白鼠滴鼻感染法和乳鼠脑内接种可应用于哪些病毒的分离培养？

2. 尿囊腔接种法、羊膜腔接种法、卵黄囊接种法、绒毛尿囊膜接种分别适于哪些病毒的培养？

3. 如何避免鸡胚接种过程中的污染？

（杨维青）

实验十九　病毒的鉴定

一、病毒的形态学鉴定

【实验目的】

1. 掌握病毒包涵体的观察方法。

2. 熟悉电镜负染观察病毒的方法。

【仪器和材料】

1. 标本　含有轮状病毒的粪便标本。

2. 示教片　狂犬病病毒包涵体示教片，巨细胞病毒包涵体示教片。

3. 试剂　20g/L 磷钨酸钠（pH 6.8）。

4. 其他　涂有碳及聚乙烯醇缩甲醛的铜网，平皿，滤纸，游丝镊子，微量毛细管，电子显微镜。

【方法和步骤】

1. 负染色法电镜观察病毒

（1）标本制备：取粪便标本，制成 1% 悬液，3000r/min 离心 15～30 分钟，弃沉淀。取上清 15 000r/min 离心 30～60 分钟留取沉淀。

（2）磷钨酸染色：处理后的标本滴在铜网上，滤纸吸去多余标本，滴加磷钨酸钠染液，滤纸吸去多余染料，干燥后电镜观察。

2. 狂犬病病毒包涵体观察　光学显微镜观察狂犬病病毒包涵体示教片。

【结果】

1. 电镜下观察到完整的轮状病毒，球形，外形呈车轮状。

2. 光学显微镜高倍镜观察　狂犬病病毒包涵体示教片可见神经细胞呈三角形，细胞核为蓝色，间质为淡红色，病毒包涵体位于细胞质内，嗜酸性、大小不等、呈圆形或椭圆形；

巨细胞病毒包涵体示教片可见巨大细胞的细胞核内有嗜碱性包涵体或胞质内有嗜酸性包涵体。

我的结果：

_____

【注意事项】

1. 超速离心后，上清液必须充分吸干，沉淀再用双蒸馏水制成悬液，否则残留的蛋白质会干扰病毒颗粒的观察。

2. 磷钨酸不能杀灭病毒，故标本制备后应在火焰上或沸水中消毒，用过的镊子、铜网也应消毒。

3. 对未知病毒应将标本稀释不同倍数，选用清晰的悬液。

【思考题】

负染色法制片时，磷钨酸钠有什么作用？

二、病毒的生理生化鉴定

【实验目的】

1. 掌握鉴定病毒的理化方法。

2. 熟悉血凝试验和血凝抑制试验的操作方法及结果判断。

【仪器和材料】

1. 标本　病毒悬液及相应的诊断血清，病毒鸡胚尿囊液，1% 鸡红细胞悬液，流感患者血清。

2. 试剂　乙醚，0.1mol/L HCl，5.6% $NaHCO_3$，生理盐水。

3. 其他　试管，毛细吸管，离心机。

【方法和步骤】

1. 乙醚敏感试验

(1)将病毒悬液 2000r/min 离心 20 分钟，取上清液 0.8ml，加 0.2ml 乙醚，用橡皮塞塞好，振荡 10 分钟，4℃冰箱放置 24 小时；同时取 0.8ml 上清液，4℃冰箱放置 24 小时，做对照组。

(2)取上述乙醚病毒混合物，2000r/min 离心 20 分钟后分两层，上层为乙醚，下层为病毒悬液，用毛细吸管插入试管底部，吸出病毒部分，并吹打数次，使残余乙醚挥发。

(3)用病毒诊断血清滴定乙醚处理组和对照组。

2. 耐酸性试验

(1)1ml 病毒悬液用 0.1mol/L HCl 调 pH 至 3.0，37℃作用 2 小时；同时取 1ml 病毒悬液不加酸，其他步骤与试验组相同，做对照组。

(2)用 5.6% $NaHCO_3$ 调 pH 7.2 左右。

(3)用病毒诊断血清同时滴定试验组和对照组。

3. 血凝试验

(1)取小试管 9 支，按表 19-1 进行操作。

表 19-1　血凝试验

	1	2	3	4	5	6	7	8	对照
生理盐水（ml）	0.9	0.5	0.5	0.5	0.5	0.5	0.5	0.5	0.5
病毒液（ml）	0.1	0.5	0.5	0.5	0.5	0.5	0.5	0.5	弃去0.5
病毒稀释度	1:10	1:20	1:40	1:80	1:160	1:320	1:640	1:1280	
1%鸡红细胞（ml）	0.5	0.5	0.5	0.5	0.5	0.5	0.5	0.5	0.5
摇匀，室温静置45分钟									
结果举例	4+	4+	4+	3+	2+	+	—	—	—

（2）取鸡胚尿囊液 0.1ml，加入第 1 管中做 1:10 稀释，混匀后吸取 0.5ml 稀释液加至第 2 管混匀，从第 2 管中取出 0.5ml 置第 3 管混匀，依次做倍比稀释至第 8 管，混匀后自第 8 管中取出 0.5ml 弃掉。这样从第 1 管至第 8 管的尿囊液稀释度依次为 1:10，1:20……1:1280，第 9 管为生理盐水对照。

（3）每管加入 1% 鸡红细胞悬液 0.5ml，轻轻摇匀后置室温 45 分钟，观察结果。

4. 血凝抑制试验

（1）流感患者血清先用生理盐水做 1:5 稀释，取小试管 10 支，按表 19-2 进行操作。

表 19-2　血凝抑制试验（定量法）

	1	2	3	4	5	6	7	8	病毒对照	血清对照
生理盐水（ml）	0.5	0.5	0.5	0.5	0.5	0.5	0.5	0.5	0.5	
1:5稀释血清（ml）	0.5	0.5	0.5	0.5	0.5	0.5	0.5	0.5	弃去0.5	0.5
血清稀释度	1:10	1:20	1:40	1:80	1:160	1:320	1:640	1:1280		
流感病毒液（ml）	0.5	0.5	0.5	0.5	0.5	0.5	0.5	0.5	0.5	
1%鸡红细胞（ml）	0.5	0.5	0.5	0.5	0.5	0.5	0.5	0.5		0.5
摇匀，室温静置45分钟										
结果举例	—	—	+	2+	2+	3+	4+	4+	4+	—

（2）取 1:5 稀释的患者血清 0.5ml 加入第 1 管中做 1:2 稀释，吹打混匀后，吸取 0.5ml 加至第 2 管混匀，从第 2 管中取出 0.5ml 置第 3 管混匀，依次做倍比稀释至第 8 管，第 9 管为病毒对照，第 10 管为血清对照。

（3）依据血凝试验结果，配制 4 个血凝素单位流感病毒悬液，每管加入 0.5ml，第 10 管不加。

（4）摇匀后，每管加 1% 鸡红细胞 0.5ml，室温放置 45 分钟观察结果。

【结果】

1. 乙醚敏感试验　如乙醚处理组滴定明显受到抑制，则为对乙醚敏感病毒；反之，为对乙醚抵抗的病毒。

2. 耐酸性试验 如酸处理组滴定明显受到抑制,则为对酸敏感病毒;反之,则为对酸有耐受性病毒。

3. 血凝试验 红细胞的凝集程度用 ++++ 、+++ 、++ 、+ 、- 表示,以出现 ++ 及以上凝集的病毒的最高稀释度作为血凝效价。

++++ :100%红细胞凝集,均匀铺满管底。

+++ :75%红细胞凝集,在管底铺成薄膜状,少数红细胞不凝,在管底中心形成小红点。

++ :约 50%红细胞凝集,不凝集的红细胞在管底中心聚集成小圆环状,四周有较多小凝块。

+ :约 25%红细胞凝集,不凝集的红细胞在管底聚集成较大的圆环状,四周有少量小凝块。

- :红细胞不凝集,沉于管底,形成边缘整齐的致密圆点。

按表 19-1 中所列结果,该病毒的血凝效价为 1:160,即病毒稀释度为 1:160 时,每 0.5ml 中含一个血凝单位,配制 4 个血凝单位时,病毒液应做 1:40 稀释。

4. 血凝抑制试验 血凝程度的判断标准同上述血凝试验,但本试验以不出现血凝现象判断为阳性。凡呈现完全抑制凝集和 ++ 及以下凝集的试管中,其血清的最高稀释度即为血凝抑制效价。表 19-2 举例结果,其血凝抑制效价为 1:160。

我的结果:

_____

_____

【注意事项】
观察凝集现象时要轻拿试管,勿摇晃。

【思考题】
1. 做血凝试验为何采用鸡红细胞?
2. 血凝及血凝抑制试验的实际应用有哪些?

三、病毒的免疫学鉴定

【实验目的】
1. 掌握酶联免疫吸附试验方法和结果判定(详见本章实验二十)。
2. 熟悉免疫荧光法测定 EBV-IgA 的操作方法、结果判定及临床意义。

【仪器和材料】
1. 标本 可疑鼻咽癌患者待检血清。

2. 特异抗原涂片 表达有 EB 病毒 VCA 和 EA 两种抗原的淋巴母细胞涂片,每涂片上有数个反应圈。

3. 试剂 异硫氰酸荧光素(FITC)标记的抗人 IgA、抗 EB 病毒 IgA 阳性与阴性对照血清,0.01mol/L pH 7.4 PBS,50% PBS 缓冲甘油,10% 含 A 蛋白的金黄色葡萄球菌(SPA 菌体)。

4. 其他 吸管,盖玻片,荧光显微镜。

【方法和步骤】
1. 将待检血清用 10% SPA 菌体预处理,以 3000r/min 离心 5 分钟后取上清液,用

0.01mol/L PBS 做倍比稀释,同时适当稀释阳性与阴性对照血清。

2. 在特异抗原涂片反应圈内加适量稀释样品和对照血清,均匀铺展,放湿盒内置37℃作用1小时。

3. 涂片经 PBS 洗涤后再浸入 PBS 液中5分钟,取出后以滤纸吸干并晾干。

4. 在反应圈内加适量 FITC 标记的抗人 IgA,放湿盒内置37℃作用30分钟后,洗涤、晾干(方法同上)。

5. 加1滴50% PBS 缓冲甘油并覆以盖玻片,于荧光显微镜下观察。

【结果】

参照阳性与阴性对照血清的结果,在荧光显微镜下观察,如待检血清反应圈每视野有10%以上的细胞呈黄绿色荧光者,可判断为 EBV-IgA 阳性。本法用于早期鼻咽癌患者筛查,并对判断疗效与预后有一定帮助。

我的结果:

_____

_____

【注意事项】

1. 为了保证荧光染色的正确性,试验时必须设阳性和阴性对照,以排除某些非特异性荧光染色的干扰。

2. 经荧光染色的标本,最好当天观察,随着时间的延长,荧光强度会逐渐下降。

【思考题】

病毒的免疫学鉴定方法有哪些?

(孙丽媛)

实验二十 病毒的血清学检测

一、肝炎病毒

(一)乙型肝炎病毒

【实验目的】

1. 掌握双抗夹心 ELISA 法检测乙型肝炎病毒 HBsAg 的操作方法、结果判定。

2. 熟悉检测注意事项及临床意义。

【仪器和材料】

1. 标本 待检血清。

2. 试剂 检测试剂盒,包括酶结合物(HRP-抗 HBs)、HBsAg 阳性对照血清、HBsAg 阴性对照血清、浓缩洗涤液(临用时用蒸馏水 1:19 稀释)、显色剂 A(过氧化物)、显色剂 B(四甲基联苯胺,TMB)、终止液(2mol/L H_2SO_4)。

3. 仪器 洗板机,酶标仪。

4. 其他 微量加样器,吸头等。

【方法和步骤】

1. 平衡 将试剂盒从冰箱取出,平衡至室温(18~25℃),微孔板开封后,余者即时以自封袋封存,放于2~8℃保存。

2. 加样和酶结合物　预设空白对照 1 孔,在相应孔中加入 50μl 阴性和阳性对照、待检血清,每孔加入酶结合物 50μl(空白孔不加),轻轻混匀。

3. 温育　置 37℃温育 60 分钟。

4. 洗板　弃去孔内液体,洗涤液注满各孔,静置 20 秒,甩干,反复洗 5 次,于吸水纸上拍干。

5. 显色　每孔加入显色剂 A、B 各 50μl,混匀,37 ℃避光静置 15 分钟。

6. 终止　每孔加终止液 50μl,混匀。

7. 测定　用酶标仪 450nm 测吸光度,用空白孔调零,读取各孔吸光度值。不同试剂盒其结果判定有所不同。

【结果】

实验有效的条件:①空白对照肉眼观察无色;②阴性对照 OD 值大于 0.1 时应该重新试验,若小于 0.05 时按 0.05 计算。

临界值(CO)的计算:CO = 阴性对照 OD ×2.1。

样品 OD 值/CO≥1 判断为阳性;样品 OD 值/CO <1 判断为阴性。

我的结果:

_____

_____

【注意事项】

1. 试剂使用前应轻摇试剂瓶,混匀试剂。

2. 不同批号、厂家的试剂不能混用,液体出现混浊时不能使用,过期试剂盒不能使用。试剂盒应避光保存于 2 ~8℃,使用时应平衡至室温(18 ~25℃)。

3. 防止交叉污染,所有标本、废弃物、对照等均按传染性污染物处理。

4. 由于试剂和技术操作等原因,检测结果不能排除假阳性和假阴性的可能。

【思考题】

1. 简述双抗夹心 ELISA 法试验原理。

2. 简述乙型肝炎病毒的抗原、抗体组成及临床意义。

(二)丙型肝炎病毒

【实验目的】

1. 掌握间接 ELISA 法检测丙型肝炎病毒抗体的操作方法、结果判定。

2. 熟悉检测注意事项及临床意义。

【仪器和材料】

1. 标本　待检血清。

2. 试剂　检测试剂盒,包括酶结合物(HRP 标记的羊抗人 IgG 的酶标记抗体)、HCV 样品稀释液、HCV 抗体阳性对照血清、HCV 抗体阴性对照血清、浓缩洗涤液(临用时有蒸馏水 1:19 稀释)、显色剂 A(过氧化物)、显色剂 B(四甲基联苯胺,TMB)、终止液(2mol/L H_2SO_4)。

3. 其他　HCV 包被微孔板,微量加样器,吸头,酶标仪等。

【方法和步骤】

1. 平衡　将试剂盒从冰箱取出,平衡至室温(18 ~25℃),微孔板开封后,余者即时以自封袋封存,放于 2 ~8℃保存。

2. 加样　预设空白对照 1 孔,在相应孔中加入 100μl 样品稀释液,再加入 50μl 阴性、阳性对照、待检血清,轻轻混匀。

3. 温育　置 37 ℃温育 30 分钟。

4. 洗板　弃去孔内液体,洗涤液注满各孔,静置 30 ~60 秒,甩干,反复洗 6 次,于吸水纸上拍干。

5. 加酶结合物　每孔加酶结合物 100μl(空白孔不加),混匀。

6. 温育　置 37℃温育 25 分钟。

7. 洗板　弃去孔内液体,洗涤液注满各孔,静置 30 ~60 秒,甩干,反复洗 6 次,于吸水纸上拍干。

8. 显色　每孔依次加入显色剂 A、B 各 50μl,混匀,37℃避光静置 15 分钟。

9. 终止　每孔加终止液 50μl,混匀。

【结果】

用酶标仪 450nm 测吸光度,用空白孔调零,读取各孔吸光度值。

1. 实验有效的条件　①空白对照肉眼观察无色;②阴性对照 OD 值大于 0.08 时应该重新试验,若小于 0.05 时按 0.05 计算。

2. 临界值(CO)的计算　CO = 阴性对照 OD ×2.8。

3. 样品 OD 值/CO≥1 判断为阳性;样品 OD 值/CO <1 判断为阴性。

我的结果:

【注意事项】

1. 试剂使用前应轻摇试剂瓶,混匀试剂。浓缩液出现结晶时应放置 37℃溶解。

2. 所有标本、废弃物、对照样品等均按传染性污染物处理。

3. 结果判读必须在 15 分钟内完成。

4. 不同批号、厂家的试剂不能混用。由于试剂和技术操作等原因,检测结果不能排除假阳性和假阴性的可能。阳性结果或对结果有争议时,最好进行抗 HCV 抗体的确认试验。

【思考题】

1. 简述间接 ELISA 法试验原理。

2. 简述丙型肝炎病毒的生物学特性。

二、人类免疫缺陷病毒

(一) ELISA 法检测 HIV 抗体

【实验目的】

1. 掌握 ELISA 法检测 HIV 抗体的操作方法、结果判定。

2. 熟悉检测注意事项及临床意义。

【仪器和材料】

1. 标本　待检血清或血浆。

2. 试剂　HIV 检测试剂盒,包括 HIV-1 型或 HIV-2 型抗原包被的反应板、0.05mol/L pH 7.2 PBS 加 0.05% Tween-20 洗液、标本稀释液(洗涤液加 5% 小牛血清)、HRP-兔抗体

IgG(γ链)酶标抗体,工作浓度1∶1000、酶标抗体稀释液(洗涤液加1%小牛血清)、pH 5.0或pH 5.4磷酸盐-枸橼酸盐缓冲液配制的OPD-H_2O_2或TMB-H_2O_2底物溶液、阴性和阳性对照血清。

【方法和步骤】

按试剂盒说明书操作。

1. 用标本稀释液将待检血清(或血浆)做1∶100倍稀释,每孔加100μl。每块酶标反应板应同时设2个HIV抗体阳性对照和2个阴性对照,稀释方法相同。37℃温育1小时后,甩尽孔内液体,将洗涤液注满各孔,反复洗6次,于吸水纸上拍干。

2. 每孔加HRP-兔抗体IgG(γ链)酶标抗体(1∶1000)100μl,37℃温育1小时后,甩尽孔内液体,将洗涤液注满各孔,反复洗6次。

3. 每孔加底物OPD-H_2O_2溶液100μl,温育避光反应30分钟,用2mol/L H_2SO_4终止反应(每孔50μl)。30分钟内用酶标仪450nm波长测定吸光度值(A值)。

【结果】

按照试剂盒说明书判读。

1. 阳性对照A值应≥0.9,阴性对照A值≤0.1。

2. 临界值计算　阴性对照平均A值+0.15(若阴性对照平均值小于0.05,按0.05计算)。

标本A值≤临界值为阴性;

标本A值>临界值为阳性。

(1)若检测结果的阳性对照A值-阴性对照A值小于0.80,该试验无效,需重做。

(2)凡待测标本被ELISA法判断为阳性,必须重新取样,双孔重复检测1次。若重复检测结果仍为阳性,则此份标本应视为HIV-1抗体或HIV-2抗体的ELISA法检测阳性。筛选试验的结果可据表20-1判定。

表20-1　筛选试验的结果判定

检测次数	第1次	第2次	第3次	第4次
	−			−
	+	+		+
检测结果				
	+	−	−	−
	+	−	+	+

我的结果:

_____

_____

【注意事项】

1. 间接ELISA法检测HIV-1或HIV-2抗体具有较高的灵敏度,但在大规模检测时,常有约1%的假阳性,故凡最终判断为阳性的必须进行确认试验。

2. HIV的检测应按《全国HIV检测管理规范》进行,检验人员和设备都应具备相应条件,应经国家或省级卫生主管部门审查批准才可进行工作。HIV 实验室有初筛实验室和确认实验室两种,一般医疗单位的检验科不得从事艾滋病的相关检查。HIV 实验室的建立必须经有关部门验收和批准。在经确认实验室确认前,初筛实验室不得发布"HIV 抗体阳性"的报告。

3. 严格按照试剂盒说明书操作,不得擅自更改。

4. 待检血清应在采集后即时检测,否则应放在 −20℃冻存(不宜超过 1 周)。在 4℃保存,超过 48 小时会使一些弱阳性标本转为阴性。

5. 实验操作中洗涤应彻底,以避免假阳性结果发生。

6. 注意防止交叉污染,在检测前,所有标本均应视为"阳性"标本,按生物危险品对待。

7. 检测对象如为高丙种球蛋白血症、自身免疫病和某些肿瘤患者,血样污染,待测血清反复冻融或有免疫复合物存在均可造成假阳性结果。

(二)免疫印迹法(Western blot)检测 HIV 抗体

【实验目的】

1. 掌握免疫印迹法检测 HIV 抗体的试验原理、操作方法。

2. 熟悉免疫印迹法检测 HIV 抗体的意义及注意事项。

【仪器和材料】

1. 标本　待检血清。

2. 试剂　检测试剂盒,包括 HIV-1 型或 HIV-2 型抗原、0.05mol/L pH 7.2 PBS 加 0.05% Tween-20 洗涤液、HRP-兔抗人 IgG(γ 链)(工作浓度 1∶1000)、酶标抗体稀释液(洗涤液加 1% 小牛血清)、标本稀释液(洗涤液加 5% 小牛血清)、用 pH 5.0 或 pH 5.4 磷酸盐-枸橼酸缓冲液配制的 TMB-H_2O_2 底物溶液、丁二酸二辛酯磺酸钠(DONS)显色稳定剂。

3. 其他　SDS-PAGE 电泳系统所用材料,孔径 0.22μm 的硝酸纤维素膜、印迹电转移系统材料。

【方法和步骤】

1. 原理　免疫印迹即蛋白质印迹,是目前公认的确诊 HIV 感染的方法。检测时先将 HIV 蛋白抗原裂解,然后通过 SDS-PAGE 蛋白电泳,将裂解抗原按分子量大小分离,再转移至硝酸纤维素膜(NC)上。将切割后的 NC 膜与待检标本反应,标本中的 HIV 抗体会与膜上抗原区带结合,形成抗原-抗体复合物,再用酶标记抗人 IgG 抗体与膜上抗原-抗体复合物结合,使区带显色。免疫印迹法的敏感性及特异性均较 ELISA 法高,故常用于 HIV 抗体检测的确认试验。亦可用于 HIV 的分型。

2. 硝酸纤维素印迹条制备

(1)SDS-PAGE 电泳

1)灌胶:在 16cm × 16cm 的凝胶玻璃板内灌注 12.5% 凝胶作为分离胶,上层以 50% 乙醇封顶,待分离胶聚合后,倾去乙醇溶液。上层灌注 4% 浓缩胶,待其聚合后加电泳缓冲液。

2)HIV 抗原处理:取 100μl HIV-1/2 抗原,加 900μl 标本稀释液(含 SDS-甘油-巯基乙醇 + 溴酚蓝)于 100℃煮沸 5 分钟,蛋白分子量标准(14 400 ~ 200 000)按说明书处理。

3)垂直电泳:待处理后的抗原冷却后,快速加至浓缩胶表面,接上电源。待抗原进入分离胶后,提升电压,通常电流采用 1mA/cm,电压 50~150V。待溴酚蓝全部进入电泳缓冲液后关闭电源。

(2)印迹电转移

1)在电转移装置的阳极,放 3 层浸有转膜缓冲液(25mmol/L Tris-HCl,pH 8.3,含 192mmol/L 甘氨酸和 20% 甲醇)的滤纸(16cm×16cm)。

2)将 16cm×16cm 的 NC 膜用缓冲液浸湿,然后放置于上述滤纸上面,小心去除气泡。

3)将电泳后的凝胶取出,去除浓缩胶,小心放置在 NC 膜上,仔细去除气泡。

4)在凝胶表面再放置 3 层浸有转膜液的滤纸。

5)将电转移装置的阴极用去离子水浸湿后盖上,接通电流。按照 $0.8mA/cm^2$ 转膜1 小时。

(3)封闭及切割:转移后的 NC 膜在 6% 脱脂奶粉溶液中封闭 2 小时(对蛋白分子量标准,应在封闭前将其割下,并用氨基黑染色)。洗净后将 NC 膜切割成约 4mm 宽膜条,并在带有抗原的面上编号,放入试管,加塞,4℃保存备用。

3. 检测 HIV 抗体

(1)在蛋白印迹反应槽内加入 3ml 洗涤液。

(2)加入待检血清 6μl,混匀。

(3)加入上述备用膜条 1 条,室温震摇 2 小时,每份标本为 1 条。每次检测均需附阴性和阳性对照。在振摇过程中,应使带有号码面保持向上。

(4)倾去槽内反应液,用洗涤液将各膜条洗 5 次,每次为 5 分钟。

(5)在各反应槽内加 1:1000 的 HRP-兔抗人 IgG 酶标抗体反应液 3ml,室温振摇 1 小时,用洗涤液洗 4 次,最后用底物液洗 1 次,每次为 5 分钟。

(6)加底物显色:在每个反应槽内加底物 3ml,振摇 3~5 分钟。待阳性对照出现典型的蓝绿色区带后,迅速倾去并去净各槽内的底物溶液。蒸馏水冲洗膜条,使反应停止。形成的有色区带,用 3ml DONS 水溶液(1:4)固定膜条有色区带 30 分钟。

底物组成:30ml 8.0g/L DONS 乙醇液,1ml 72g/L TMB 二甲基亚砜溶液,120ml 底物溶液。临用前加 60μl 35% H_2O_2。

(7)取出膜条晾干,避光保存。

【结果】

检测结果的判断根据呈色条带的种类和多少,与试剂盒提供的阳性标准比较,并按照试剂盒说明书的规定综合判断。

1. 显色后在 NC 膜上阳性对照和阳性标本可能出现三种区带,即 env 带(gp120、gp41)、pol 带(p51/p61、p32、p11)、gag 带(p24、p17、p7),且一种带可出现数条蛋白条带。其分子量大小可根据分子量标准对应测得。

2. 确认试验结果判断可根据 WHO 推荐标准进行判断。

阳性结果:至少 1 条 env 带和 1 条 pol 带;或至少 1 条 env 带和 1 条 gag 带;或至少 1 条 env 带、1 条 gag 带和 1 条 pol 带;或至少 2 条 env 带。

可疑结果:1 条 gag 带和 1 条 pol 带,或分别只有 gag 带或 pol 带。

阴性结果:无病毒特异带。确认结果见表 20-2。

表 20-2 WHO 推荐的判定标准

区带(含蛋白种类)	出现条带数							
env(gp120、gp41)	1	1	1	2	0	0	0	0
pol(p51/p61、p32、p11)	0	1	1	0	1	0	1	0
gag(p24、p17、p7)	1	0	1	0	0	1	1	0
结果判断	+	+	+	+	±	±	±	−

我的结果：

_____

【注意事项】

1. 参看"ELISA 法检测 HIV 抗体"注意事项。

2. 应使用经国家食品药品监督管理局注册批准、合格、有效的试剂。

3. 不同试剂盒对抗 HIV 抗体测定的敏感性不同,故反应条件、反应时间有所不同。

【思考题】

1. 简述获得性免疫缺陷综合征的预防和控制原则。

2. 简述 HIV 基因组成、结构基因编码蛋白。

三、轮 状 病 毒

【实验目的】

1. 掌握双抗夹心 ELISA 法检测轮状病毒的操作方法、结果判定。

2. 熟悉注意事项及临床意义。

【仪器和材料】

1. 标本 待检粪便。

2. 试剂 兔抗轮状病毒抗体,豚鼠抗轮状病毒抗体,酶标羊抗豚鼠 IgG 抗体,邻苯二胺(OPD)(新配制),0.05mol/L pH 7.2 PBS(含 0.05% Tween-20),正常兔血清。

3. 其他 微量反应板,微量加样器,吸头,吸管,酶标仪等。

【方法和步骤】

1. 将待检粪便用 0.01mol/L PBS 稀释成 20% 悬液,3000r/min 离心 30 分钟。取上清液。

2. 以最适浓度的兔抗轮状病毒抗体包被微量反应板的单数孔作为试验孔;正常兔血清包被双数孔和对照孔,每孔 100μl。置 4℃ 24 小时以上,洗涤 3 次,晾干后 4℃ 保存备用。

3. 取待检粪便标本上清液,加入等量稀释液(含 20.0g/L 牛血清白蛋白),每孔 100μl,每份标本设试验孔和对照孔各 2 孔。每板均设阳性(病毒抗原)和阴性(正常粪便)对照各 1 份。锡箔纸封板,置 37℃ 温育 2 小时或 4℃ 过夜后洗涤 3 次。

4. 将豚鼠抗轮状病毒抗体稀释成最适浓度,每孔加 100μl。锡箔纸封板,置 37℃ 温育 1 小时后洗涤 3 次。

5. 每孔加入酶标羊抗豚鼠 IgG 抗体 100μl,锡箔纸封板,置 37℃ 温育 1 小时后洗涤

157

3 次。

6. 每孔加 OPD-H$_2$O$_2$ 底物溶液 100μl,锡箔纸封板,置 37℃20 分钟。

7. 每孔加 2mol/L H$_2$SO$_4$ 终止液 100μl 终止反应,在 30 分钟内用酶标检测仪 450nm 波长测定吸光度值。

【结果】

用酶标仪 450nm 测吸光度,用空白孔调零,读取各孔吸光度值。P/N 值≥2.1 为阳性,否则为阴性。用肉眼观察呈棕黄色也可判定为阳性。

我的结果:

_____

_____

【注意事项】

1. 粪便中轮状病毒抗原检测可用专用试剂盒采用金标记免疫层析方法测定。

2. 轮状病毒易引起新生儿病区医院内感染,对送检粪便及试验废弃物等均应视作生物危险品妥善处理。

【思考题】

1. 简述轮状病毒生物学特性。

2. 简述轮状病毒分子生物学检测方法。

（王海河）

实验二十一　病毒的分子生物学检测

分子生物学技术具有快速、特异、灵敏及标本需要量小的特点,在病毒核酸和蛋白质检测方面的应用越来越广泛,有些已成为病毒检验的常规方法。主要包括聚合酶链反应(polymerase chain reaction,PCR)、核酸分子杂交技术、凝胶电泳技术以及基因芯片技术等。本节主要介绍 PCR 法、实时荧光定量 PCR 法检测乙型肝炎病毒,反转录 PCR 法检测丙型肝炎病毒,蛋白质印迹法检测 HIV,实时荧光定量 PCR 法检测流行性感冒病毒。

一、乙型肝炎病毒

（一）PCR 法检测乙型肝炎病毒

【实验目的】

熟悉快速 PCR 法检测乙型肝炎病毒(HBV)的原理、结果判定及应用。

【仪器和材料】

1. HBV 待检血清　已知阳性、阴性血清。

2. HBV 裂解液　20mg/ml 蛋白酶 K 2.5ml,醋酸钠 1.7g,EDTA·2Na 4.65g,100g/L SDS 10ml,DEPC 水加至 50ml。小量分装, −20℃保存。

3. HBV DNA 提取试剂　3mol/L 醋酸钠(pH 5.2),酚-氯仿-异戊醇(25:24:1)混合液,无水乙醇,70% 乙醇。

4. PCR 反应混合液　Taq-DNA 聚合酶,HBV 上游、下游引物(20mol/L),dNTPs(20mmol/L,pH 8.0)。

5. 电泳用试剂　琼脂糖,溴乙啶,加样缓冲液,DNA marker,电泳缓冲液(TAE)。

6. PCR 扩增仪,电泳仪,紫外线透视仪或凝胶成像仪。

7. 涡旋振荡器,微量加样器,Eppendorf 管,水浴箱,高速离心机,薄壁 PCR 反应管。

【方法和步骤】

1. 提取 HBV-DNA

(1)取待检血清,已知阳性、阴性血清 200∶1 分别加入 1.5ml Eppendorf 管中,各管加入裂解液 20μl,60℃60 分钟。

(2)加酚-氯仿-异戊醇混合液 200μl,上下颠倒混匀,14000r/min 离心 4 分钟。

(3)吸取上清液于新的 Eppendorf 管中,加入 1/10 体积的 3mol/L 醋酸钠和 2 倍体积的无水乙醇,-20℃沉淀过夜。

(4)14000r/min,离心 15 分钟,弃上清。

(5)加入 1ml 70% 乙醇,轻轻混匀,14000r/min 离心 4 分钟。

(6)弃上清,置于室温 10 分钟,使乙醇挥发。

(7)用 10~120μl 蒸馏水溶解 DNA,作为模板 DNA。可置于 -20℃保存。

2. PCR 加样　将各反应物加入薄壁 PCR 反应管中,离心混匀。

10×PCR 反应缓冲液	5μl
dNTPs	1μl
上游引物	2.5μl
下游引物	2.5μl
Taq-DNA 酶	2μl
模板 DNA	10μl
蒸馏水	27μl
总体积	50μl

3. PCR 扩增　将 PCR 反应管置 PCR 扩增仪中,94℃5 分钟;94℃30 秒,55℃90 秒,72℃120 秒,30 个循环。

4. PCR 产物电泳

(1)制胶:用 TAE 缓冲液配制 1.5% 琼脂糖,加热溶解后冷却至 50℃左右加溴乙啶(终浓度 0.5μg/ml),混匀后倾倒入制胶槽内,凝固待用。

(2)加样:取 PCR 产物 9μl 与 1.5μl 加样缓冲液混合后加入样孔槽中,同时一孔加 DNA marker。

(3)电泳:100V 电泳 30 分钟。

【结果】

取出凝胶,放凝胶成像仪或紫外灯下观察,若见待检标本扩增带的相对分子质量与阳性对照位置相同,为 HBV-DNA 阳性。

我的结果:

_____

【注意事项】

1. 严格按照 PCR 实验操作要求,防止污染。

2. 全程须戴手套操作。

3. 待检样品不能溶血。

4. 提取上清液时切不可吸入沉淀。

5. 加样顺序一般是先加水,然后加反应缓冲液、dNTPs、引物,最后加酶。

6. 如反应缓冲液中不含 Mg^{2+},应加入 $MgCl_2$ 并使其终浓度为 1.5mmol/L。

【思考题】

PCR 法检测乙型肝炎病毒结果如何判断,其临床意义是什么?

(二) 实时荧光定量 PCR 法检测乙肝病毒基因型

乙肝病毒可分为 A ~ H 8 个基因型,我国主要为以 A 型、B 型、C 型、D 型为主,而且不同基因型其 HBV 的传播方式、抗病毒药物的疗效及预后判断都有差异。因此 HBV 基因分型检测对慢性肝病的诊断、疾病的进展具有一定的指导意义。

【实验目的】

熟悉实时荧光定量 PCR 的原理、结果判定和应用。

【仪器和材料】

1. HBV 待检血清、已知阳性、阴性血清。

2. HBV DNA 提取试剂盒。

3. 荧光 PCR 检测通用试剂,HBV 分型的荧光 PCR 检测上游、下游引物和荧光检测探针,Taq-DNA 聚合酶,dNTP。

4. 实时荧光 PCR 仪。

5. 涡旋振荡器,微量加样器,Eppendorf 管,水浴箱,高速离心机,荧光 PCR 反应管。

【方法和步骤】

1. DNA 提取 取待测血清样本、阳性对照品和阴性对照品各 100μl(冻存血清使用前室温融解,振荡混匀 10 秒),分别加入 100μl 核酸提取液 A,振荡混匀 15 秒,14 000r/min 离心 10 分钟,弃上清。分别加入 50μl 核酸提取液 B 至沉淀中,振荡混匀 10 秒,100℃ 保温 10 分钟,14 000r/min 离心 2 分钟,取上清供 PCR 扩增。

2. 反应体系 Tris-HCl(pH 8.3)20mmol/L,KCl 50mmol/L,dNTP 0.25mmol/L,$MgCl_2$ 3.0mmol/L,上下游引物各 0.20μmol/L,B、C 型探针各 0.15μmol/L,Taq 酶 0.03U/μl。总反应体积 30μl。

3. 循环条件 50℃ 孵育 2 分钟,94℃ 预变性 5 分钟;95℃ 30 秒,53℃ 45 秒;扩增 35 个循环。

【结果】

根据 B、C 检测管的 Ct 值判断 HBV 荧光 PCR 分型的结果。

如 B 管 Ct≤36,C 管 Ct =40,HBV 的基因型为 B 型;

如 C 管 Ct≤36,B 管 Ct =40,HBV 的基因型为 C 型;

如 C 管和 B 管均 Ct≤36,HBV 的基因型为 B、C 混合型;

如 C 管和 B 管均 Ct =40,为非 B 非 C 型;或 HBV-DNA 含量小于本法的检测下限。

我的结果:

_____

【注意事项】

1. 严格按照 PCR 实验操作要求,防止污染。

2. 全程须戴手套操作。

3. 待检样品不能溶血。

【思考题】

使用实时荧光 PCR 技术检测乙肝病毒基因型具有什么临床意义?

二、丙型肝炎病毒

【实验目的】

熟悉反转录 PCR 技术检测丙型肝炎病毒的原理、方法及应用

【仪器和材料】

1. 待检血清,已知阳性和阴性血清。

2. 含 RNA 酶抑制剂的 DEPC 水。

3. HCV 裂解液　异硫氰酸胍 47.28g、SDS 0.5g、枸橼酸钠 0.735g 用 DEPC 水定容至 100ml,高压灭菌后,加入 β-巯基乙醇 0.72ml, -20℃分装保存。

4. 提取用试剂　2mol/L 醋酸钠(pH 4),酚-氯仿-异戊醇(25:24:1)混合液,无水乙醇, 70%乙醇。

5. 反转录用试剂　PCR 反应缓冲液,dNTPs(20mmol/L,pH 8.0),HCV-RNA 互补的外引物,鼠白血病病毒反转录酶。

6. PCR 反应用试剂　PCR 反应缓冲液,dNTPs,外引物,内引物,Taq-DNA 聚合酶。

7. 电泳用试剂　琼脂糖,溴乙啶,加样缓冲液,DNA marker,电泳缓冲液(TAE)。

8. 仪器　PCR 扩增仪,电泳仪,紫外线透视仪或凝胶成像仪。

9. 其他　涡旋振荡器,微量加样器,Eppendorf 管,水浴箱,高速离心机,薄壁 PCR 反应管。

【方法和步骤】

1. 提取 HCV-RNA

(1)取待检血清、已知阳性和阴性血清各 50μl,分别加入 1.5ml Eppendorf 管中,各管加入裂解液 50μl,65℃40 分钟。

(2)加 2mol/L 醋酸钠 70μl,酚-氯仿-异戊醇混合液 200μl,上下颠倒混匀,14000r/min 离心 6 分钟。

(3)吸取上清液于新的 Eppendorf 管中,加入 2 倍体积无水乙醇, -20℃沉淀过夜。

(4)14 000r/min 离心 15 分钟,弃上清,加入 1ml 70%乙醇,轻轻混匀,14000r/min 离心 5 分钟。弃上清,置于室温 10 分钟,使乙醇挥发。

2. 反转录　加反转录反应混合液 20μl,37℃作用 40 分钟。

3. PCR 加样　将各反应物加入薄壁 PCR 反应管中,离心混匀。

(1)第一次 PCR:将各反应物加入薄壁 PCR 反应管中,离心混匀。

10×PCR 反应缓冲液	4μl
dNTPs	0.4μl
外引物	1μl
Taq-DNA 酶	0.4μl
反转录反应物	10μl
RNA 酶 free 水	24.2μl
总体积	40μl

（2）第二次 PCR

10×PCR 反应缓冲液	4μl
dNTPs	0.4μl
内引物	1μl
Taq-DNA 酶	0.4μl
第一次 PCR 产物	10μl
RNA 酶 free 水	24.2μl
总体积	40μl

4. PCR 扩增 将 PCR 反应管置于 PCR 扩增仪中,94℃ 5 分钟;94℃ 60 秒,55℃ 90 秒,72℃ 120 秒,30 个循环。

5. PCR 产物电泳

（1）制胶:用 TAE 缓冲液配制 1.5% 琼脂糖,加热溶解后冷却至 50℃ 左右加溴乙啶(终浓度 0.5μg/ml),混匀后倾倒入制胶槽内,凝固待用。

（2）加样:取 PCR 产物 9μl 与 1.5μl 加样缓冲液混合后加入样孔槽中,同时一孔加 DNA marker。

（3）电泳:100V 电泳 30 分钟。

【结果】

取出凝胶,放凝胶成像仪或紫外灯下观察,若见待检标本扩增带的相对分子质量与阳性对照位置相同,为 HCV-DNA 阳性。

我的结果:

【注意事项】

1. 严格按照 PCR 实验操作要求,防止污染。

2. 全程须戴手套操作。

3. 待检样品不能溶血。

4. RNA 易降解,操作中使用的枪头和 Eppendorf 管最好经 DEPC 处理后灭菌备用。

【思考题】

反转录 PCR 法检测丙型肝炎病毒结果如何判断,其临床意义是什么?

三、人类免疫缺陷病毒

用于检测 HIV 的分子生物学方法有病毒核酸杂交、PCR 技术检测病毒核酸及蛋白质印迹法等。蛋白质印迹法是目前公认的确诊 HIV 感染的方法。此法的敏感性与特异性均较 ELISA 法高,可用于 HIV 两型的区别。

【实验目的】

1. 熟悉蛋白质印迹法检测 HIV 抗体的原理。

2. 了解蛋白质印迹法检测 HIV 的步骤。

【仪器和材料】

1. 已知阳性血清,已知阴性血清,待测血清。

2. HIV-1 型或 HIV-2 型抗原,0.05mol/L pH 7.2 PBS 加 0.05% 吐温-20 洗涤液,HRP-兔抗人 IgG(工作浓度 1:1000),酶标抗体稀释液,标本稀释液,磷酸盐-枸橼酸缓冲液配制的

TMB-H_2O_2 底物溶液,丁二酸二辛酯磺酸钠(DONS)显色后的稳定剂。

3. SDS-PAGE 电泳用材料,硝酸纤维素膜,印迹用材料。

【方法和步骤】

1. 硝酸纤维素膜印迹条的制备

(1)灌胶:在凝胶玻璃板内灌注 12.5% 凝胶作为分离胶,上层以去离子水溶液封顶。待分离胶聚合后,倾去水溶液。上层再灌注 4% 的浓缩胶,待其聚合后,于表层加电泳缓冲液。

(2)标本处理:取 100μl HIV1/2 抗原,加入 900μl 标本稀释液,100℃ 水浴煮沸 5 分钟。

(3)电泳:将冷却的 HIV1/2 抗原标本加至浓缩胶,接通电源。通常采用 50~150V 电压,待溴酚蓝全部进入电泳缓冲液后,关闭电源。

(4)电转移:在电转移装置的阳极放上浸有转移缓冲液的滤纸,将浸湿的硝酸纤维素膜置于滤纸上;将电泳后的凝胶取出,保留分离胶,将其置于硝酸纤维素膜上,然后在膜上再放置浸有转移缓冲液的滤纸;将电转移装置的阴极板用去离子水浸湿后盖上,接通电源,按 $0.8mA/cm^2$ 电转移 1 小时。

(5)封闭:将电转移后的硝酸纤维素膜用 5% 的脱脂奶粉溶液封闭 2 小时。洗净后,将带有抗原的一面朝上放入反应槽内或 4℃ 保存备用。

(6)孵育:在反应槽内加入血清,同时做已知阳性、阴性血清;混匀,室温振摇 2 小时。倾去反应液,用洗涤液清洗 5 分钟,重复三次。然后加入含 1:1000 的 HRP-兔抗人 IgG 酶标抗体反应液,室温振摇 1 小时。倾去反应液并用洗涤液清洗 5 分钟,重复 3 次。

(7)检测 HIV 抗体:加入磷酸盐-枸橼酸缓冲液配制的 TMB-H_2O_2 底物溶液 3ml,并不断振摇。待加入已知阳性血清的反应槽内出现典型的蓝绿色区带后,迅速去净底物溶液。用蒸馏水洗涤膜,使其停止反应,有色区带用 DONS 水溶液固定 30 分钟。取出膜后晾干并保存于暗处。

【结果】

1. 阳性对照和阳性标本可能出现三种区带,即 env 带(gp120,gp41),pol 带(p51/61,p32,p31),gag 带(p24,p17,p7),而且一种带可能出现数条蛋白条带。分子质量大小可用相对分子质量标准对应测得。

2. 根据 WHO 推荐的标准判断确认试验的结果

(1)阳性:至少一条 env 带和一条 gag 带;或至少一条 env 带和一条 pol 带;或 env 带,pol 带,gag 带各至少一条;或分别只有 gag 带或 pol 带。

(2)阴性:无特异性带。

我的结果:

【注意事项】

HIV 的检测应按"全国 HIV 检测管理规范"进行,检验人员和设备都应具备相应条件,应经国家或省级卫生主管部门审查批准才可进行工作。

【思考题】

蛋白质印迹法检测 HIV 抗体的临床意义及注意事项是什么?

四、流行性感冒病毒

【实验目的】

了解实时荧光 PCR 技术检测流行性感冒病毒的原理、方法及应用。

【仪器和材料】

1. 疑流感病毒感染患者鼻咽拭子,病毒 RNA 提取试剂盒,Hank's 液,手套,InfA 上游、下游引物,阳性对照,阴性对照。

2. RNA 提取试剂 2mol/L 醋酸钠(pH 4.0),水饱和酚,氯仿-异戊醇(24∶1),无水乙醇,70% 乙醇。

3. β-巯基乙醇,含有 RNA 酶抑制剂(RNasin)水。

4. 其他 涡旋振荡器,微量加样器,PCR 管,Eppendorf 管,水浴箱,高速离心机,生物安全柜,荧光 RT-PCR 仪。

【方法和步骤】

1. 提取 RNA

(1)1.5ml 离心管中加入 560μl 缓冲液,再向这支离心管中加入鼻咽拭子,充分混匀至少 15 秒。

(2)室温下放置 10 分钟,然后瞬时离心,加入 560μl 酒精,充分混匀至少 15 秒,瞬时离心。

(3)小心加入约 630μl 的混合溶液至柱中(试剂盒中附带),将柱套在收集管中,然后 8000r/min 离心 5 秒,使液体通过滤膜。

(4)弃去收集管中液体,重复第 3 步。

(5)弃去收集管中液体,小心加入 750μl AW1 缓冲液,8000r/min 离心 5 秒,使液体透过滤膜。

(6)弃去收集管中液体,小心加入 750μl AW2 缓冲液,8000r/min 离心 5 秒,使液体透过滤膜。

(7)弃去收集管中液体,13 000r/min 离心 1 分钟。

(8)将柱放入一 1.5ml 干净离心管中,向膜上加入 40μl 的 EB 缓冲液,室温下静止 5 分钟左右。

(9)8000r/min 离心 1 分钟,离心下来的液体即为所需核酸溶液。

2. 反应体系 将各反应物加入薄壁 PCR 反应管中,离心混匀。

2 × Master Mix	12.5μl
上游引物(InfA)	0.5μl
下游引物(InfA)	0.5μl
QuantiTect RT Mix	0.5μl
探针	0.5μl
RNA	5μl
RNase free 水	5.5μl
总体积	25μl

3. 实时荧光 PCR 50℃ 30 分钟;95℃ 2 分钟;95℃ 15 秒,55℃ 30 秒,45 个循环;72℃ 10 分钟,4℃ 保存。

【结果】

NTC 应无扩增曲线,InfA 应为阳性。

我的结果:

【注意事项】

1. 标本应置于冰上或4℃以下保存。

2. 戴无滑石粉手套,经常更换。

3. 只使用能阻止气溶胶产生的吸头。

4. 准备寡聚核苷酸引物时,应在无 PCR 扩增产物的环境中进行。

【思考题】

荧光 RT-PCR 法检测流感病毒的临床意义是什么?

（申艳娜）

第六章

临床标本的微生物学检验

实验二十二　血液及骨髓标本

【实验目的】

1. 掌握血液及骨髓标本的细菌学检验方法。

2. 掌握血液及骨髓标本中常见细菌的检验。

【仪器和材料】

1. 标本　模拟血液、骨髓标本或疑为菌血症患者的血液、骨髓炎患者的骨髓。

2. 培养基

（1）增菌液：硫酸镁葡萄糖酚红肉汤、胆汁葡萄糖肉汤、硫乙醇酸钠肉汤或血培养瓶。

（2）分离培养基：血琼脂平板，巧克力琼脂平板，麦康凯琼脂平板，沙保弱培养基或科玛嘉念珠菌显色培养基。

（3）生化鉴定管：常见革兰阴性杆菌和革兰阳性球菌鉴定用生化管。

3. 试剂　革兰染液，触酶试剂，氧化酶试剂，各种生化反应相关试剂。

4. 其他　一次性无菌注射器，75%酒精棉球，记号笔，擦镜纸，香柏油，载玻片。

5. 仪器　光学显微镜，隔水恒温培养箱，二氧化碳培养箱，厌氧培养箱或自动化血培养仪。

【方法和步骤】

1. 增菌培养　血液和骨髓标本中的细菌数量较少，需增菌后才能分离培养。

（1）普通细菌培养：将标本接种到增菌液后，置35℃培养箱分别做需氧和厌氧培养。每日观察2~3次，若无菌生长将培养基混匀后继续培养，连续观察7天，或将血培养瓶置全自动血培养仪中培养。增菌培养瓶中出现的变化常可提示细菌生长（表22-1）。

表 22-1　不同细菌在液体培养瓶中生长的特征

培养液的变化特征	可能的细菌
浑浊并有胶冻状凝块，瓶底呈樱桃红色	金黄色葡萄球菌
均匀浑浊，发酵葡萄糖产气，瓶底呈樱桃红色	革兰阴性杆菌
微浑浊，瓶底有绿色变化	肺炎链球菌
表面有菌膜，培养液清晰，底层溶血	枯草芽胞杆菌（多为污染）
表面有菌膜，膜下液体浑浊，呈绿色	铜绿假单胞菌
血细胞层上有颗粒状生长，并有自下而上的溶血	溶血性链球菌
厌氧瓶有变化，需氧瓶无变化	厌氧菌

肉眼观察怀疑有细菌生长或全自动血培养仪发出阳性警报的血培养瓶,应及时取瓶内液体做涂片染色镜检并发初级报告。根据染色结果,将增菌液接种于血琼脂平板、巧克力琼脂平板和一种选择性培养基(麦康凯琼脂平板或中国蓝琼脂平板),置35℃适当环境(需氧、微需氧、厌氧或二氧化碳)培养;同时直接从血培养瓶抽取适量液体做初步药敏试验,并于24小时后电话报告初步药敏结果。

(2)特殊细菌培养:①布鲁菌属细菌:将血液接种到双相血培养瓶,35℃、5%～10%的CO_2环境培养,每48小时观察细菌生长情况。若无细菌生长,继续培养至30日,仍阴性可发阴性报告。鉴定见相关章节。②乏氧菌:在培养基中加盐酸-磷酸吡多醛(0.001%)或L-半胱氨酸(0.05%～0.1%)或两者皆有,否则乏氧菌不能生长。③细菌L型:培养基中需含10%蔗糖或甘露醇。④心内膜炎特殊致病菌:如常规血培养72小时阴性而病人临床症状仍提示感染性心内膜炎,应提高培养基的营养或补加添加剂,有利于分离营养要求苛刻、生长缓慢的革兰阴性杆菌如人心杆菌、侵蚀艾肯菌、金氏菌、伴放线杆菌、军团菌等,并延长培养至2～4周。

我的结果:

___

2. 分离培养

(1)普通细菌培养:无菌操作取瓶内液体接种于血琼脂平板、巧克力琼脂平板和一种选择性培养基(麦康凯琼脂平板或中国蓝琼脂平板),35℃培养18～24小时,有些细菌需5%～10% CO_2。发现菌落生长,记录菌落特征、涂片革兰染色镜检,并根据形态特征选择相应的方法鉴定细菌。若无细菌生长,继续孵育至48小时后观察。

常见革兰阴性杆菌鉴定:取菌进行氧化酶试验、触酶试验、硝酸盐还原试验,如氧化酶试验阴性、触酶阳性和硝酸盐还原试验阳性,可判断为肠杆菌科细菌,接种KIA、MIU以及IM-ViC及肠杆菌科系统生化鉴定管,鉴定至属或种。如生物学特性符合沙门菌或志贺菌,用诊断血清进行凝集试验确定种或型。如氧化酶阳性或阴性,不发酵葡萄糖或不利用葡萄糖者,可判断为非发酵菌,按相关章节方法进行鉴定。

常见革兰阳性球菌鉴定:取菌做触酶试验,阳性者为微球菌科细菌,通过O-F实验鉴别葡萄球菌属(F型)和微球菌属为(O型),按相关章节鉴定到种。触酶阴性者,常为链球菌或肠球菌,按相关章节鉴定到种。

(2)真菌培养:无菌操作取瓶内液体接种沙保弱培养基,29℃培养24～48小时。如无生长继续孵育至5天,观察并记录。怀疑念珠感染的可直接接种科玛嘉念珠菌显色培养基。真菌鉴定见相关章节。

(3)厌氧菌培养:无菌操作取瓶内液体接种已预还原的厌氧血琼脂平板或巧克力琼脂平板,厌氧培养24～48小时,观察并记录。厌氧菌的鉴定见相关章节。

3. 药物敏感性试验　培养阳性的标本需做药物敏感性实验,具体方法和内容参见相关章节。

我的结果:

___

___

___

___

【结果报告】

1. 阳性　血液及骨髓细菌培养阳性结果需及时报告。

（1）初级报告：电话报告临床医师，包括革兰染色特性和形态（如：革兰阳性球菌疑似葡萄球菌），并记录报告的日期、时间、内容、报告者和接受报告医生的姓名。

（2）二级报告/中期报告：根据转种培养物的菌落形态、革兰染色镜检以及快速生化反应结果等信息，做出初步判断；阳性培养液进行直接药敏试验，6~8小时后报告初步药敏试验结果，并口头（电话）报告临床医师。若用VITEK TWO（快速药敏试验）当天可出结果，不需要做直接药敏试验。

（3）三级报告/正式报告：对分离出的细菌进行鉴定和标准化药敏试验，报告细菌种名和药敏试验结果。

2. 阴性

（1）初步报告：对临床特别需要了解血培养信息的患者，普通血培养瓶培养72小时仍为阴性（全自动血培养仪48小时）应电话通知临床医生。

（2）正式报告：培养瓶培养至7日，如仍无细菌生长，需无菌操作抽取培养物进行转种血琼脂平板和巧克力琼脂平板，若转种不生长可报告"7日培养未见细菌生长"。全自动血培养仪培养5日仍为阴性，可直接发阴性报告"5日培养未见细菌生长"。

我的报告：

【注意事项】

1. 采集血液和骨髓标本以及接种时要严格无菌操作，规范消毒程序，防止皮肤和环境微生物污染。

2. 根据各类血液培养基的用途，选择合适的培养基。一般每份标本至少应接种需氧和厌氧两瓶培养基以防漏检。

3. 在培养过程中，需每日至少观察一次增菌瓶内液体，如发现颜色改变等有细菌生长现象，应马上处理。对全自动血培养仪报警的标本应及时处理。

4. 为避免漏诊（假阴性），培养瓶应在培养5~7天后做盲目传种培养。包括外观察清晰的培养瓶或全自动血培养仪不报警的培养瓶。对疑为亚急性心内膜炎、布鲁菌病、厌氧菌血症、真菌血症时，血培养应至少培养2~3周，盲目传种仍无细菌生长者，方可报告阴性。

5. 使用全自动血液培养系统，培养瓶瓶盖应用70%酒精消毒，不能使用碘酒。

6. 所有培养瓶在使用前应仔细检查，排除有出现变色、浑浊等污染情况，并确定在有效期内使用。

7. 血液细菌培养是诊断菌血症和败血症的病原学依据。菌血症一般由一种细菌引起，但也有同时有两种细菌或细菌和真菌的混合感染的情况，有时也会出现不常见到的细菌，注意不能随意判定为污染菌。血液标本中常见病原菌见表22-2。

8. 及时报告阳性结果，有助于临床治疗。在发初级报告时应记录报告日期、时间、内容及接收报告人的工号。最终结果如与初步报告不符，应及时与临床沟通，并在书面最终报告注明变更内容。

表 22-2　血液标本中常见病原菌

种类	病原菌
革兰阳性球菌	金黄色葡萄球菌、凝固酶阴性葡萄球菌、肺炎链球菌、化脓链球菌、草绿色链球菌、肠球菌
革兰阳性杆菌	结核分枝杆菌、产单核李斯特菌、阴道加德纳菌
革兰阴性球菌	脑膜炎奈瑟菌、淋病奈瑟菌、卡他布兰汉菌
革兰阴性杆菌	伤寒及副伤寒沙门菌、大肠埃希菌、铜绿假单胞菌、克雷伯菌、肠杆菌、变形杆菌、沙雷菌、不动杆菌、嗜麦芽窄食单胞菌
真菌	念珠菌、曲霉菌、隐球菌、球孢子菌
厌氧菌	类杆菌、产气荚膜梭菌、丙酸杆菌

【思考题】

1. 简述在增菌肉汤中的细菌生长现象与细菌种类之间的关系。

2. 如何判断血液标本中检出的枯草杆菌是否为病原菌？

（杜季梅）

实验二十三　尿 液 标 本

【实验目的】

1. 掌握尿液标本的细菌学检验方法。

2. 掌握尿液标本菌落计数方法。

3. 熟悉尿液标本中常见的病原体。

【仪器和材料】

1. 标本　模拟尿液标本或临床尿路感染患者的尿液。

2. 培养基　普通琼脂平板,血琼脂平板,巧克力琼脂平板,麦康凯琼脂平板,沙保弱培养基,KIA,MIU,6.5% NaCl 肉汤,各种糖发酵管及常用细菌鉴定用生化管等。

3. 试剂　无菌生理盐水,革兰染色液,3% H_2O_2 液,氧化酶试剂,诊断血清,新鲜人或兔血浆等及常见细菌鉴定生化用试剂。

4. 仪器　光学显微镜,隔水恒温培养箱。

5. 其他　记号笔,擦镜纸,香柏油,载玻片及接种环。

【方法和步骤】

1. 直接检查　尿液标本通常无须进行直接检查,但对于怀疑淋病奈瑟菌、假丝酵母菌及结核分枝杆菌等感染的患者,可将尿液离心后取沉淀物做涂片染色检查,直接检查结果有助于临床初步诊断。

（1）常规细菌检查:尿液沉淀物经革兰染色,显微镜油镜下观察细菌形态及染色性,尤其注意位于细胞内外、形似淋病奈瑟菌的革兰阴性双球菌。

（2）分枝杆菌检查:尿液沉淀物涂"厚片"经抗酸染色,显微镜油镜下检查有无红色的抗酸杆菌。

(3)真菌检查:尿液沉淀物置于洁净玻片上,加盖玻片后用高倍镜检查,若背景沉渣较多,可用 10g/L 的 KOH 消化后镜检,观察有无发亮的芽生孢子和假菌丝,也可经革兰染色后镜检观察有无炎性酵母样真菌。

我的结果:

_____

2. 尿液的菌落计数 清洁中段尿及导尿的尿液标本难以避免尿道内细菌污染,需要对其进行细菌计数,并对培养的细菌数量及种类进行正确评价,才能有效指导临床合理治疗。尿液菌落计数的方法有直接划线法和倾注平板法两种,前者较为常用。

(1)直接划线法:用 1μl 或 10μl 的定量接种环蘸取混匀的尿液或用无菌的 5μl 微量移液器吸取尿液,在血琼脂平板上做连续密集划线接种,35℃培养 18 ~ 24 小时,计数平板上的菌落数,最终算出每毫升尿液中细菌数(CFU/ml)。

(2)倾注平板法:取 0.1ml 尿液标本用 9.9ml 无菌生理盐水稀释后,取 1ml 于无菌平板中,加入已熔化并冷至 50℃的普通琼脂培养基,立即混匀,凝固后 35℃培养 18 ~ 24 小时,计数平板上的菌落数,乘上 100 即为每毫升尿液中细菌数(CFU/ml)。

我的结果:

_____

3. 分离培养 根据不同检验目的,采用不同的培养基和培养条件。

(1)普通细菌培养:将尿液标本离心,取沉淀物接种于血琼脂平板和 MAC,35℃培养 18 ~ 24 小时,观察有无细菌生长。若有细菌生长,根据菌落特征、革兰染色镜检结果及种类多少进行判定和进一步细菌学鉴别。如为革兰阳性球菌,其鉴定方法参见"球菌"章节,即通过触酶试验鉴定出葡萄球菌属、链球菌属及肠球菌属,再结合血浆凝固酶试验、菊糖发酵试验、6.5%氯化钠生长试验、胆汁七叶苷试验、CAMP 试验及杆菌肽敏感试验等进一步鉴定。如为革兰阴性杆菌,氧化酶试验阴性并发酵葡萄糖者初步判断为肠杆菌科细菌,再结合 KIA、MIU 培养基上的生化结果及血清学试验进一步鉴定;氧化酶试验阴性或阳性但不利用葡萄糖者初步判断为非发酵菌,则参见"非发酵菌"的鉴定方法进一步鉴定。

(2)淋病奈瑟菌培养:收集的尿液标本立即离心,取沉淀物接种于 35℃预温的巧克力色血琼脂平板,35℃、5% ~ 10% CO_2 培养 18 ~ 24 小时观察结果,若有小而隆起、湿润、透明的菌落,涂片镜检为革兰阴性双球菌,则参见"奈瑟菌属"鉴定和报告。若无细菌生长则继续培养至 48 小时。

(3)结核分枝杆菌培养:尿液标本一般不做结核分枝杆菌培养,尿液离心沉淀物可参照"结核分枝杆菌"的直接镜检方法检验报告。

(4)念珠菌培养:尿液标本离心后取沉淀接种沙保弱培养基,25 ~ 30℃培养18 ~ 24小时,观察有无真菌生长。若有光滑、奶油状菌落生长,需进一步按"念珠菌属"检验。

(5)厌氧培养:对怀疑为厌氧菌感染者的尿液应进行厌氧培养。

我的结果:

_____

4. 药物敏感性试验　检出有致病意义的细菌需做药物敏感性试验。

【结果报告】

1. 直接检查　尿液离心沉淀物经涂片、染色后发现可疑细菌或真菌,可发初步报告为"经××染色发现疑似××菌"。

2. 培养　不同方法获取的尿液标本培养结果,需根据菌落计数数量、种类及鉴定的细菌种名等进行正确评价。对于清洁中段尿培养结果,当菌落数 $<5 \times 10^4$ CFU/ml 时无意义,仅报告菌落数及革兰染色性,并注明是纯培养物或是混合菌生长结果;当菌落数为 $(5 \sim 10) \times 10^4$ CFU/ml 时,纯培养物有意义,混合菌生长无意义;当某种菌的菌落数为 $>10^5$ CFU/ml 时,纯培养物或混合菌生长有意义,但若有 4 种及以上细菌生长无意义,报告标本污染。对于导尿法的尿液标本培养结果,当菌落数为 $>10^3$ CFU/ml 时,有 3 种以内细菌生长都有意义,需对 2 种主要生长菌进行细菌鉴定和药敏试验,有 4 种及以上细菌生长无意义。对于膀胱穿刺法尿液标本,培养出任意数量细菌均有意义。根据上述综合分析,做出最终报告。

(1)阳性结果:无明确意义的阳性培养结果报告为"菌落数、革兰染色性,纯培养物或是混合菌生长";有意义的阳性培养结果报告为"菌落计数结果、细菌种属名称及标准抗菌药物敏感性试验结果"。

(2)阴性结果:若培养至 48 小时,仍无细菌或真菌生长,可报告"48 小时培养无细菌或真菌生长"。若中段尿或导尿的尿液菌落计数小于尿路感染判定标准,可报告"48 小时培养未分离出病原菌"。

3. 尿路感染中常见的病原体　见表 23-1。

表 23-1　尿液标本中常见的病原体

形态染色	种类
革兰阳性菌	
球菌	金黄色葡萄球菌、表皮葡萄球菌、肠球菌、化脓性链球菌、厌氧链球菌
杆菌	结核分枝杆菌、非致病性棒状杆菌
革兰阴性菌	
球菌	淋病奈瑟菌
杆菌	大肠埃希菌、变形杆菌、不动杆菌、产气肠杆菌、肺炎克雷伯菌、铜绿假单胞菌、沙门菌、沙雷菌
其他	支原体、衣原体、念珠菌

我的报告:

_____

_____

【注意事项】

1. 杂菌污染是尿液标本采集和培养中的重要问题,应严格无菌操作。

2. 影响菌落计数结果的影响因素较多,如抗菌药物的使用、输液、使用利尿剂、尿液的 pH 变化和细菌种类等。若怀疑尿路感染患者的中段尿多次菌落计数结果均低于判断标准应与临床医师沟通。

3. 尿液是细菌的良好生长环境,采集后应立即送检。放置时间过长会导致杂菌过度生长,影响结果的准确性。室温下保存时间不得超过 2 小时(夏季保存时间应适当缩短或冷藏保存),若不能及时检验,可将标本临时存放 4℃冰箱,但不得超过 8 小时,但应注意冷藏保存的标本不能用于淋病奈瑟菌培养。

4. 奈瑟菌属细菌抵抗力差且易自溶,采集后尽快处理,最好床边接种。

5. 为了避免变形杆菌迁徙生长而污染其他标本,每个平板只能接种一个尿液标本。也可使用抑制其迁徙生长的培养基如 MAC、CLED 培养基。

【思考题】

1. 对于中段尿和导尿的尿液标本进行菌落计数有什么意义?
2. 尿路感染的常见病原体有哪些?

（管俊昌）

实验二十四　胃肠道标本

【实验目的】

1. 掌握胃肠道标本的细菌学检验方法。
2. 掌握胃肠道标本中常见细菌的检验技术。
3. 了解胃肠道标本中的常见病原菌。

【仪器和材料】

1. 标本　模拟粪便标本或细菌性腹泻患者肛拭子、呕吐物、可疑食物、粪便。

2. 培养基

(1)增菌液:GN 增菌液,亚硒酸盐增菌液,碱性蛋白胨水等。

(2)分离培养基:SS 平板,麦康凯琼脂平板,山梨醇麦康凯琼脂平板,TCBS 平板,血琼脂平板等。

(3)生化鉴定管:常见革兰阴性杆菌鉴定用生化管。

3. 试剂　生化反应试剂,革兰染色液,沙门菌诊断血清,志贺菌诊断血清,O139 及 O1 群霍乱弧菌诊断血清,致腹泻的大肠埃希菌诊断血清。

4. 仪器　光学显微镜,隔水恒温培养箱。

5. 其他　记号笔,擦镜纸,香柏油,载玻片。

【方法和步骤】

1. 直接检查　胃肠道标本一般不做直接检查。只有特殊情况,如疑为霍乱弧菌感染、肠结核、伪膜性肠炎、肠道菌群失调等,取患者粪便进行直接检查,阳性结果可初步诊断。

(1)疑为霍乱弧菌感染:①动力检查:取 1 滴水样便直接制片,压滴法或悬滴法检查动力。显微镜下观察如发现运动活泼呈夜空流星状为动力阳性;加入 O1 群或 O139 群霍乱弧菌诊断血清,若大于 80% 细菌运动停止或动力明显减弱,为制动试验阳性,报告"霍乱弧菌抗血清制动试验阳性"。②染色检查:取 1 小滴水样便置玻片上,待自然干燥后用甲醇或乙醇固定,染色后观察细菌排列及形态特征。若有鱼群样排列的革兰阴性弧形杆菌,报告"疑似霍乱弧菌。"

（2）疑为弯曲菌感染：①动力检查：取 1 滴水样便直接制片，压滴法或悬滴法检查动力。弯曲菌在暗视野显微镜下可见呈 S 形螺旋形并有快速、投标样或拧塞样运动。②染色检查：粪便涂片做革兰染色，镜下见细小、长且弯曲、S 形、螺旋形、海鸥状的革兰阴性菌，初步报告"疑似弯曲菌"。

（3）疑为肠结核：取患者粪便，漂浮集菌后做抗酸染色镜检，若找到红色的抗酸杆菌，报告"找到抗酸杆菌"。

（4）疑为伪膜性肠炎：取患者粪便或黏膜涂片、革兰染色镜检。①见大量革兰阳性粗大杆菌，无荚膜，大多有卵圆形芽胞且位于菌体一端，可报告"疑似艰难梭菌"；②革兰阴性杆菌明显减少，革兰阳性球菌大量散在或成堆排列，提示葡萄球菌感染；③仅见革兰阳性瓜子形孢子无假菌丝，报告"找到革兰阳性卵圆形芽生真菌孢子"，若同时有假菌丝可报告"检出念珠菌"。

我的结果：

---

2. 分离培养　胃肠道标本的分离培养主要包括常规致病菌（志贺菌、沙门菌）的分离培养和特殊细菌培养。

（1）常规培养：将标本分区划线接种于 SS 平板和麦康凯琼脂平板，35℃培养 18～24 小时后观察。挑取乳糖不发酵菌落，接种 KIA、MIU、IMViC、硝酸盐还原等肠杆菌科初步生化反应管，35℃培养 18～24 小时，观察并分析结果，作出初步判断（表 24-1），再用血清学方法进行鉴定到种或型。

1）初步生化反应结果疑为沙门菌属：取 KIA 上菌苔与沙门菌属（A-F-O）多价血清做玻片凝集试验，如发生凝集再用群因子血清（O）进行凝集，之后用型因子血清（H）进行凝集作出最后鉴定。如与 A-F-O 多价抗血清不发生凝集，应做 Vi 抗血清凝集试验，若凝集则取 1ml 生理盐水洗下菌苔，置 100℃水浴 30 分钟后，再将菌液与 A-F-O 多价血清凝集，如发生凝集再用因子血清凝集，作出最后鉴定；若与 Vi 抗血清也不发生凝集，则为 A-F 群以外的沙门菌（表 24-2）或非沙门菌。

2）初步生化反应结果疑为志贺菌属：取 KIA 上细菌与志贺菌四种多价血清做玻片凝集试验，如发生凝集，再分别用志贺菌四个群的多价诊断血清进行凝集，之后再用因子血清凝集，作出最后鉴定。

表 24-1　志贺菌属和常见沙门菌的初步生化反应

| | 硝酸盐还原试验 | 氧化酶 | 触酶 | KIA | | | | | MIU | |
				斜面	高层	H$_2$S	产气	动力	吲哚	脲酶
志贺菌属	+	−	+	K	A	−	−	−	+/−	−
甲型副伤寒沙门菌	+	−	+	K	A	−/+	+	+	−	−
乙型副伤寒沙门菌	+	−	+	K	A	+	+	+	−	−
丙型副伤寒沙门菌	+	−	+	K	A	+/−	+	+	−	−
伤寒沙门菌	+	−	+	K	A	+/−	+	+/−	−	−
鼠伤寒沙门菌	+	−	+	K	A	+	+	+	−	−

表 24-2　常见沙门菌血清分型

	A-F-O	O 抗原	H 抗原	
			第 1 相	第 2 相
甲型副伤寒沙门菌	+	1,2,12	a	–
乙型副伤寒沙门菌	+	1,4,5,12	b	1,2
丙型副伤寒沙门菌	+	6,7,Vi	i	1,5
伤寒沙门菌	+/-*	9,12,Vi	d	–
鼠伤寒沙门菌	+	1,4,5,12	i	1,2

注:* 表示部分伤寒沙门菌 Vi 抗原阻碍菌体抗原与 A-F-O 抗血清凝集

我的结果:

_____

_____

(2)特殊细菌培养:①疑为霍乱弧菌感染,将标本用碱性蛋白胨水快速增菌后接种 TCBS 琼脂平板,35℃培养 24 小时,挑取蔗糖发酵的黄色菌落,涂片染色镜检及氧化酶试验,参见相关章节进行霍乱弧菌生化和血清学鉴定。②疑为致腹泻的大肠埃希菌:疑为肠出血性大肠埃希菌(EHEC)O157:H7 感染,将粪便标本接种山梨醇麦康凯琼脂或科玛嘉琼脂平板,35℃培养 24 小时,挑取山梨醇不发酵菌落进行生化鉴定,确认为大肠埃希菌后,用 EHEC O157:H7 标准血清进行凝集试验;疑为肠致病性大肠埃希菌(EPEC)感染,将粪便标本接种麦康凯琼脂平板(或中国蓝琼脂平板),35℃培养 24 小时,挑选乳糖发酵的红色菌落(蓝色菌落),初步生化鉴定为大肠埃希菌后,分别用 EPEC 的Ⅰ、Ⅱ、Ⅲ组 OK 多价抗血清进行凝集试验,然后再用组内的单价血清进行凝集;疑为肠侵袭大肠埃希菌(EIEC)感染,将粪便标本接种麦康凯琼脂平板,35℃培养 24 小时,挑选乳糖不发酵或迟缓发酵的黄色菌落或淡红色菌落,初步生化鉴定为动力阴性的大肠埃希菌,用 EIEC 多价抗血清进行凝集,阳性者可通过侵袭性试验(豚鼠角膜划痕试验)确认;疑为肠产毒素性大肠埃希菌(ETEC),将粪便标本接种麦康凯琼脂平板,35℃培养 24 小时,挑选乳糖发酵的红色菌落,初步生化鉴定为大肠埃希菌,用改良 Elek 法测定不耐热肠毒素、用乳鼠灌胃实验测定耐热肠毒素。③疑为副溶血性弧菌,将粪便、剩余食物等标本接种 TCBS 琼脂平板,35℃培养 24 小时,挑取蔗糖不发酵的绿色菌落,涂片染色镜检及氧化酶试验,参见相关章节做耐盐试验及副溶血性弧菌的生化鉴定以及毒力试验。④疑为弯曲菌,取粪便标本接种于弯曲菌选择性培养基(Skirrow 血琼脂平板或 Butzler 血琼脂平板),42℃微需氧培养 24~48 小时,挑取略带红色有光泽、湿润、凸起、半透明的小菌落,做动力观察,参见相关章节鉴定。⑤疑为葡萄球菌,将粪便等标本接种于高盐甘露醇琼脂平板或血平板上,35℃培养 24 小时,挑取平板上的黄色菌落,染色镜检,参见相关章节鉴定;若怀疑为食物中毒标本,还应进行毒素检测。⑥疑为幽门螺杆菌,将胃黏膜或其他标本接种于哥伦比亚血琼脂平板,微需氧培养,挑取平板上露滴样小菌落,染色镜检并做氧化酶和快速尿酶试验,参见相关章节鉴定。⑦其他肠杆菌科细菌、艰难梭菌、结肠炎耶尔森菌、真菌等,参见相关章节鉴定。

3. 药物敏感性试验　检出致病菌的标本需做药物敏感性实验,具体方法和内容参见相关章节。

【结果报告】

1. 直接检查

(1)标本直接涂片染色检查发现有重要意义的病原菌可报告:"见大量××菌,疑为××菌"。如"见大量革兰阳性球菌,疑为金黄色葡萄球菌";"见大量有卵圆形芽胞的革兰阳性杆菌,疑为艰难梭菌"。

(2)标本直接涂片暗视野动力观察及动力抑制试验阳性,报告"见呈穿梭状运动的细菌,疑为霍乱弧菌","O1群霍乱弧菌多价血清制动试验阳性,疑为O1群霍乱弧菌",或"O139血清制动试验阳性,疑为O139群霍乱弧菌"。

2. 培养

(1)阳性结果:报告细菌种名(血清型)和药物敏感性试验结果。

(2)阴性结果:常规细菌培养阴性,报告"未检出沙门菌、志贺菌",特殊细菌培养阴性,报告"未检出××细菌",如"未检出金黄色葡萄球菌";特殊病原菌培养阴性,报告相应的阴性筛选结果,如"霍乱弧菌培养阴性,弯曲菌培养阴性"。

我的报告:

_____

_____

【注意事项】

1. 标本最好在用药前、急性期采集。标本采集后应于2小时内送检;直肠拭子需置运送培养基中送检;疑为霍乱患者粪便应置碱性蛋白胨水中;疑有耶尔森菌或弯曲菌的标本应置运送培养基中送检。用于厌氧菌培养的标本,应尽量避免接触空气。

2. 除怀疑霍乱弧菌、结核分枝杆菌、金黄色葡萄球菌和菌群失调引起的腹泻外,粪便标本一般不做直接涂片检查。

3. 肠道内存在大量的正常菌群,分离可疑致病菌一般使用选择性平板。SS平板对气单胞菌、邻单胞菌有抑制作用,对这两种目标菌初次分离应接种血琼脂平板和麦康凯琼脂平板。

4. 正常人体肠道内存在金黄色葡萄球菌,只有当粪便中金黄色葡萄球菌的数量$\geq 10^5$CFU/g时才有临床意义。

5. 微生物引起的腹泻有细菌性、真菌性和病毒性腹泻

(1)细菌性腹泻:①产毒素型腹泻:包括霍乱弧菌、肠毒素型大肠埃希菌等;②侵袭性腹泻:包括志贺菌、肠致病型大肠埃希菌和肠侵袭型大肠埃希菌等;③食物中毒:包括沙门菌、金黄色葡萄球菌、副溶血性弧菌、蜡样芽胞杆菌和肉毒梭菌等;④伪膜性肠炎:包括艰难梭菌或金黄色葡萄球菌;⑤慢性腹泻:可能由结核杆菌引起。

(2)真菌性腹泻:念珠菌、毛霉菌等。

(3)病毒性腹泻:轮状病毒、肠道病毒等。

6. 除微生物外,寄生虫、消化不良以及不合理使用抗生素等均可引起腹泻。粪便细菌学检验仅可确定感染性腹泻和食物中毒的病原。

7. 查出霍乱弧菌、伤寒沙门菌、致病性大肠埃希菌O157等,应及时向临床报告并作传染病报告,同时送疾控中心复核。

8. 许多细菌可以引起人类腹泻,其中不少细菌要求特殊培养条件。分离粪便标本中致病菌若未提供各类细菌的生长必要条件,培养阴性结果应避免"无致病菌"或"未检出致病

菌"的报告方式。

【思考题】

1. 如何对一急性腹泻患者的水样便进行细菌学检验?

2. 初步生化反应疑似沙门菌,做血清学凝集试验时沙门菌 A-F-O 多价血清不凝集,应如何处理?

（杜季梅）

实验二十五　生殖道标本

【实验目的】

1. 掌握生殖道标本的细菌学检验方法。

2. 熟悉生殖道标本中常见的病原体。

【仪器和材料】

1. 标本　临床或模拟生殖道标本。

2. 培养基　血琼脂平板,巧克力琼脂平板,支原体专用培养基,沙保弱培养基,KIA,MIU,6.5% NaCl 肉汤及各种糖发酵管等。

3. 试剂　无菌生理盐水,革兰染色液,镀银染色液,3% H_2O_2 液,氧化酶试剂及新鲜人或兔血浆等。

4. 仪器　光学显微镜,隔水恒温培养箱。

5. 其他　记号笔,擦镜纸,香柏油,载玻片及接种环。

【实验方法】

1. 直接检查

(1)常规细菌检查:标本涂片经革兰染色,显微镜油镜下观察。

(2)梅毒螺旋体检查:Fontana 镀银染色,显微镜油镜下观察。

(3)真菌检查:将一滴无菌生理盐水置于洁净玻片上,取生殖道标本与其混匀,加盖玻片后用显微镜高倍镜检查,观察是否能查见发亮的芽生孢子和假菌丝;同时做革兰染色油镜镜检。

2. 分离培养　根据不同检验目的采用不同的标本处理方案。

(1)普通细菌培养:将生殖道标本接种于血琼脂平板作划线分离,根据细菌形态、菌落特征及菌群情况进一步鉴定。

(2)淋病奈瑟菌培养:将标本立即接种于 35℃ 预温的巧克力琼脂平板,35℃、5% ~ 10% CO_2 培养 24 ~ 48 小时,观察有细菌生长情况。若有小而隆起、湿润、透明的菌落,涂片镜检为革兰阴性双球菌,按"淋病奈瑟菌"进行鉴定。

(3)解脲脲原体和人型支原体培养:将生殖道标本接种于支原体培养基,35℃、5% CO_2 培养 24 ~ 48 小时,观察有无支原体生长。若有则按"支原体"进行鉴定。

(4)念珠菌培养:生殖道标本接种沙保弱培养基,25 ~ 30℃ 培养 18 ~ 24 小时,观察有无真菌生长。若有光滑、奶油状菌落生长,需进一步按"念珠菌属"检验。

我的结果:

3. 药物敏感性试验　检出致病菌的标本需做药物敏感性试验。

【结果报告】

1. 直接检查　常规细菌检查时,若镜检查见细菌,则报告"查见革兰 X 性 X 菌";若镜检发现革兰阴性、凹面相对的双球菌,分布于细胞内或外时,报告"查见革兰阴性双球菌,位于细胞内或外,形似淋病奈瑟菌";若镜检发现十分细小、两极浓染且散在或成丛排列的革兰阴性杆菌,可报告"查见革兰阴性杆菌,形似杜克嗜血杆菌"。梅毒螺旋体检查时,根据形态和染色性若查见螺旋体,则报告"查见螺旋体,形似梅毒螺旋体"。真菌检查时,若直接涂片见发亮的芽生孢子和假菌丝,革兰染色镜检为炎性酵母样真菌,可报告"找到酵母样真菌,形似白色念珠菌"。

2. 培养

(1)阳性结果:根据菌落形态、生化试验和血清学反应等综合鉴定,最终报告"细菌种名(血清型)和药物敏感性试验结果"。

(2)阴性结果:培养至48小时仍无细菌生长,报告"48小时培养无菌生长"。解脲脲原体和人型支原体培养72小时未见生长,报告"72小时培养无解脲脲原体和人型支原体生长"。

3. 生殖道标本常见病原体　见表25-1。

表 25-1　生殖道标本中常见的病原体

形态染色	种类
革兰阳性细菌	
球菌	葡萄球菌、肠球菌、化脓性链球菌、厌氧链球菌
杆菌	结核分枝杆菌、阴道加特纳菌
革兰阴性细菌	
球菌	淋病奈瑟菌
杆菌	大肠埃希菌、变形杆菌、不动杆菌、铜绿假单胞菌、杜克嗜血杆菌
其他	梅毒螺旋体、支原体、衣原体、念珠菌

我的报告:

_____

_____

【注意事项】

1. 生殖道为开放性器官,标本采集时应严格无菌操作,避免正常菌群污染。

2. 奈瑟菌属细菌抵抗力差且易自溶,采集后尽快处理,最好床边接种。

3. 生殖道感染中部分细菌属于细胞内寄生菌,采集标本时,应采集较多的上皮细胞,提高阳性率。

【思考题】

1. 生殖道标本的细菌学检验程序是怎样的?

2. 生殖道标本的直接检查对哪些病原体的初步诊断具有重要意义?

3. 引起生殖道感染的常见病原体有哪些?

(管俊昌)

实验二十六　呼吸道标本

【实验目的】

1. 掌握呼吸道标本的细菌学检验方法。
2. 掌握呼吸道标本中常见细菌的检验。
3. 了解呼吸道标本中的其他微生物。

【仪器和材料】

1. 标本　模拟痰液、支气管冲洗液、鼻咽拭子或疑为呼吸道感染者的痰液、支气管冲洗液、鼻咽拭子。
2. 培养基　血琼脂平板，巧克力琼脂平板，麦康凯琼脂平板，科玛嘉念珠菌显色培养基，其他特殊培养基和常用生化鉴定管。
3. 试剂　革兰染液，触酶试剂，氧化酶试剂，各种生化反应相关试剂。
4. 其他　一次性无菌注射器，75%酒精棉球，记号笔，擦镜纸，香柏油，载玻片。
5. 仪器　光学显微镜，隔水恒温培养箱，二氧化碳培养箱。

【方法和步骤】

（一）上呼吸道标本

上呼吸道标本主要包括鼻、鼻咽、口咽拭子及抽出物，多有口咽正常菌群细菌存在。

1. 直接检查

（1）疑为白喉棒状杆菌感染的标本：用棉拭子标本制作两张涂片，一张做革兰染色，另一张做亚甲蓝或异染颗粒染色。若发现排列不规则的革兰阳性棒状杆菌，有明显的位于菌体一端或两端的蓝黑色异染颗粒，可初步报告"找到有异染颗粒的革兰阳性棒状杆菌"。

（2）疑为奋森螺旋体和梭形杆菌感染的标本：将棉拭子轻轻涂在玻片上制片，做革兰染色，注意复染时间加长至2分钟。若见淡红色细长的疏螺旋体及微弯弧形细长、两头尖的革兰阳性或阴性杆菌，报告"咽拭子涂片找到形似奋森螺旋体及梭形杆菌"。

（3）疑为念珠菌感染的标本：将棉拭子涂于干净的载玻片上，加一滴生理盐水混匀后，高倍镜下检查。若发现有酵母样细胞及菌丝，报告"找到酵母样真菌，形似念珠菌"。亦可做涂片，做革兰染色镜检。若发现革兰阳性菌，散在或丛生聚集的卵圆形芽生的酵母样菌，可报告"找到酵母样真菌，形似念珠菌"。

2. 分离培养

（1）普通细菌培养：一般情况下将标本接种于血琼脂平板、巧克力色琼脂平板、麦康凯琼脂平板，置二氧化碳培养箱，35℃培养24～48小时，挑取可疑菌落进行涂片染色、生化反应、血清学试验及动物实验等鉴定，根据结果做出报告。同时做药物敏感性试验。

（2）特殊细菌培养：①疑为白喉棒状杆菌感染，将标本接种于吕氏血清斜面或鸡蛋培养基上，35℃培养12小时后观察菌苔生长情况。如出现灰白色、有光泽的菌苔，或呈圆形灰白色或淡黄色菌落，涂片做革兰染色，镜检发现菌体形态和异染颗粒特征典型者，再结合临床症状报告发初步报告，并将菌落划线接种亚碲酸钾血琼脂平板35℃培养48小时进行纯培养并做生化鉴定和毒力试验，报告结果。②疑为百日咳鲍特菌感染，将鼻咽拭子接种于鲍-金（Bordet-Gengou）平板，将培养基置于盛有少许水的有盖玻璃缸内培养。35℃培养48～72小时，如有细小、隆起、灰白色、不透明的、周围有狭小溶血环的水银滴样菌落，涂片染色观察，如为革兰阴性成双或单个的卵圆形小杆菌,结合菌落特征可初步诊断。进一步做生化反应、血清凝集试验和营养需求等鉴别试验。若培养 7 日仍无细菌生长,做阴性报告。③疑为溶血性链球菌感染,将标本接种于血琼脂平板,置 5%～10% CO_2 环境,35℃培养 18～24 小时,取 β 溶血的小菌落进行染色、生化鉴定和血清分群,报告鉴定结果。④疑为流感嗜血杆菌,将标本接种于血琼脂平板和巧克力色琼脂平板,并在血平板中央划直线接种金黄色葡萄球菌,35℃、5%～10% CO_2 环境孵育 24～48 小时。如有卫星现象并出现水滴样小菌落,革兰染色为阴性小杆菌,可进一步鉴定,具体内容参见理论教材相关章节。⑤疑为奈瑟菌感染,将标本接种于已预温的血琼脂平板(或卵黄双抗琼脂平板)及巧克力色琼脂平板,5%～10% CO_2 环境,35℃培养 24～48 小时,挑选可疑菌落涂片染色和做氧化酶试验,若为氧化酶阳性的革兰阴性双球菌,继续做生化反应和血清鉴定,报告结果。

(二)下呼吸道标本

下呼吸道标本包括各种痰液和气管镜或支气管镜下采集的气管刷、冲洗液等。痰液可有少量口咽正常菌群细菌,气管镜或支气管镜下采集的标本正常菌群较少或无。

1. 标本观察　肉眼观察标本,包括颜色、黏度、有无血丝或脓等性状并记录。并将标本做直接涂片镜检,低倍镜下观察白细胞和上皮细胞数目,评定标本是否适合做细菌培养,并初步判断是否有病原菌存在。痰标本镜下分类见表 26-1。

表 26-1　痰标本镜下分类

分级	白细胞(个)	上皮细胞(个)	结果
A	>25	<10	合格
B	>25	<25	合格
C	<10	>25	不合格

注:A、B 两种情况为合格的痰标本,适合做培养;C 级为不合格标本,应要求重新留标本

对确定是来自下呼吸道的标本,根据镜下观察细菌的染色及形态特征做出初步病原学诊断。

2. 直接检查

(1)挑取标本中脓性或带血部分涂片,革兰染色镜检,发初级报告。

(2)对疑为白喉棒状杆菌感染的标本,取标本做两张涂片,分别进行革兰染色和阿尔伯特异染颗粒染色,根据结果发初级报告。

(3)对疑为结核分枝杆菌感染或需要排除结核分枝杆菌感染的标本,取干酪样或脓性标本直接做厚涂片或通过浓缩集菌后做厚涂片,行抗酸染色,油镜下查红色的抗酸杆菌,根据结果发初级报告。

我的结果:

_____

_____

3. 分离培养

(1)痰液标本前处理:痰液标本接种前应先进行前处理。

1)洗涤:将标本加入到有 10～20ml 无菌生理盐水试管中,剧烈震荡 5～10 秒,然后用接种环将粘于管底的浓痰挑出,再放入另一试管内,以同样方法反复洗涤两次,最后将剩余的浓痰取出接种。也可用无菌平皿代替试管。

2)均质化:向痰(洗涤后)标本中加入等量的 pH 7.6 的 1% 胰酶溶液,35℃ 放置 90 分钟。

(2)普通细菌培养:将前处理后的痰液或无菌采集的标本(支气管刷或洗涤液等)接种于血琼脂平板、巧克力色琼脂平板、麦康凯琼脂平板,置 5% ~ 10% CO_2 环境中,35℃ 培养 18 ~ 24 小时。如发现疑似病原菌菌落(表 26-2),做涂片染色镜检,根据菌落和镜下特点选择相应的生化试验及血清学进行鉴定,同时做药物敏感性试验。如未生长,继续孵育至 48 小时,观察平板、记录并报告。

常见革兰阴性杆菌鉴定:取菌进行氧化酶试验、触酶试验、硝酸盐还原试验,如氧化酶试验阴性、触酶阳性和硝酸盐还原试验阳性,可判断为肠杆菌科细菌,接种 KIA、MIU、IMViC 及肠杆菌科系统生化鉴定管,鉴定至属或种。如生物学特性符合沙门菌或志贺菌,用诊断血清进行凝集试验确定种或型。如氧化酶阳性或阴性,不发酵葡萄糖或不利用葡萄糖者,可判断为非发酵菌,按相关章节进行鉴定。

常见革兰阳性球菌鉴定:取菌做触酶试验,阳性者为微球菌科细菌,通过 O-F 实验鉴别葡萄球菌属(F 型)和微球菌属(O 型),按相关章节鉴定到种。触酶阴性者,常为链球菌或肠球菌,按相关章节鉴定到种。

(3)常规真菌培养:疑为真菌感染,可将标本接种沙保弱培养基 35℃ 培养,如未生长孵育至 5 天,记录并报告。怀疑念珠菌感染的可直接接种科玛嘉念珠菌显色培养基。真菌鉴定见相关章节。

(4)厌氧菌培养:无菌操作取气管或环甲膜穿刺液接种于已预还原的厌氧血平板或巧克力平板,厌氧培养 24 ~ 48 小时,观察并记录。厌氧菌的鉴定见相关章节。

(5)特殊细菌培养:对怀疑有特殊细菌感染的标本,进行特殊病原菌的分离培养。①结核分枝杆菌:具体内容参见相关章节;②嗜肺军团菌:取器官分泌物接种于活性炭酵母琼脂(BCYE),35℃、2.5% CO_2 环境培养,每天观察结果,直至第 14 天,具体内容参见相关章节;③奴卡菌:在镜下直接见到革兰阳性或多形的丝状分枝形态可怀疑其存在,鉴定参见相关章节;④支原体、衣原体等:分离培养及鉴定参见相关章节。

4. 药物敏感试验　具体内容参见相关章节。

我的结果:

_____

_____

【结果报告】

1. 直接检查

(1)上呼吸道标本根据形态染色结果,特别注意具有特殊形态或染色性的细菌,发出相应报告。如"咽拭子涂片找到形似奋森螺旋体及梭形杆菌","找到酵母样真菌,形似念珠菌"。

(2)下呼吸道标本根据染色后白细胞和鳞状上皮细胞计数、细菌形态和染色性,发初步报告。如"找到革兰阳性球菌,形似葡萄球菌","找到革兰阴性球菌,疑似脑膜炎奈瑟菌"。

2. 培养

(1)阳性:查见致病菌,报告菌名和药敏试验结果。

(2)阴性:①上呼吸道标本如无可疑致病菌生长,咽部正常菌群生长,报告未检出致病菌,或报告"草绿色溶血链球菌生长(正常菌群)""奈瑟菌生长(正常菌群)""培养无真菌生长""培养无嗜血杆菌生长"。注意在血琼脂平板上未检出特定病原菌,而某种常居菌生长茂盛或接近乃至呈纯培养时,应考虑这种菌可能与疾病有关,应鉴定后报告"××菌生长茂盛"。②下呼吸道标本痰液如无可疑致病菌生长,报告未检出致病菌。气管刷或冲洗液等深部无菌部位来源标本可报告无细菌生长。

我的报告:

【注意事项】

1. 痰标本采集后应立即送检,室温运送时间应小于2小时。如不能立即接种,需装在无菌运送培养基中,避免干燥使某些细菌死亡。

2. 怀疑为溶血性链球菌感染时,大多数应考虑由A群链球菌引起,C群和G群也可引起感染,草绿色溶血链球菌是口腔和鼻咽部正常菌群。

3. 正常人鼻、咽和口腔中存在正常菌群,常干扰对病原菌的判别,一般不主张进行常规的鼻咽拭子培养,往往只进行特定微生物检验。鼻咽部抽取物、灌洗液及拭子标本培养有助于诊断百日咳鲍特菌、白喉棒状杆菌和衣原体感染。咽拭子常用于诊断A群链球菌咽炎,也有助于会厌炎病原的确诊。

4. 正常人上呼吸道有大量的正常菌群,一般情况不致病,但在机体抵抗力下降或某些外在因素作用下,可以侵入呼吸道致病。要正确评价这些细菌的致病作用,必须熟练掌握各菌群特点和数量的关系并且紧密结合临床。呼吸道标本中常见正常菌群及病原菌见表26-2。

表26-2　呼吸道标本中常见正常菌群及病原菌

	革兰阳性细菌及真菌	革兰阴性细菌
正常菌群	草绿色链球菌、微球菌、表皮葡萄球菌、四联球菌、白喉以外的棒状杆菌、乳杆菌	除脑膜炎和淋病奈瑟菌外的其他奈瑟菌
上呼吸道常见病原菌	B群链球菌、肺炎链球菌、金黄色葡萄球菌、厌氧菌、假丝酵母菌、米勒链球菌属、曲霉菌	流感嗜血杆菌、铜绿假单胞菌、肠杆菌科细菌、嗜麦芽窄食单胞菌
上呼吸道偶见病原菌	白喉棒状杆菌、百日咳棒状杆菌,副百日咳棒状杆菌	脑膜炎奈瑟菌
下呼吸道常见病原菌	肺炎链球菌、金黄色葡萄球菌、β-溶血性链球菌、假丝酵母菌、曲霉菌	流感嗜血杆菌、卡他布兰汉菌、非发酵菌、肠杆菌科细菌、巴斯德菌、嗜血杆菌、脑膜炎奈瑟菌

5. 除表26-2所列的细菌外,奴卡菌、分枝杆菌也是重要的下呼吸道致病菌,肺炎支原体是引起非典型肺炎的主要病原体,衣原体可引起婴幼儿的各种呼吸道疾病。

6. 呼吸道标本报告原则

(1)对任何气管镜标本,如支气管吸出液、支气管肺泡洗液和支气管刷液,必须在标本接收当日通知病房其革兰染色结果。

(2)对不合格的痰标本,如痰标本呈水样或唾液样,痰涂片白细胞<10/低倍视野,上皮细胞>25/低倍视野等情况,要求重送样本。

(3)报告常见病原菌和少见却重要病原菌及其药敏试验结果。

（4）呼吸道标本应报告的微生物

1）只要存在就报告的：①所有的丝状真菌；②化脓性链球菌；③肺炎链球菌；④流感嗜血杆菌。

2）在呼吸道标本中大量存在或优势生长应报告的：①β-溶血性链球菌（除 A 群外）；②假丝酵母菌；③需氧革兰阴性杆菌；④副流感嗜血杆菌或其他嗜血杆菌属细菌；⑤巴斯德菌属；⑥铜绿假单胞菌；⑦金黄色葡萄球菌。

（5）查出抗酸杆菌，应及时向临床报告并作传染病报告。

【思考题】

1. 如何判断痰液标本是否来自深部？

2. 如何进行下呼吸标本的细菌学检验？

（杜季梅）

实验二十七　脓液及创伤分泌物标本

【实验目的】

掌握脓液、创伤感染分泌物标本的细菌学检验方法。

【仪器和材料】

1. 标本　模拟脓液、创伤感染分泌物或患者脓液、创伤感染分泌物、引流脓液等。

2. 培养基

（1）增菌液：硫酸镁葡萄糖酚红肉汤，胆汁葡萄糖肉汤，硫乙醇酸钠肉汤或血培养瓶。

（2）分离培养基：血琼脂平板，巧克力琼脂平板，麦康凯琼脂平板，沙保弱培养基或科玛嘉念珠菌显色培养基。

（3）生化鉴定管：常见革兰阴性杆菌和革兰阳性球菌鉴定用生化管。

3. 试剂　革兰染液，触酶试剂，氧化酶试剂，各种生化反应相关试剂。

4. 其他　一次性无菌注射器，75%酒精棉球，记号笔，擦镜纸，香柏油，载玻片。

5. 仪器　光学显微镜，隔水恒温培养箱，二氧化碳培养箱，厌氧培养箱，自动化血培养仪。

【方法和步骤】

1. 标本观察　观察标本的性状和颜色，可为后续检验提供参考：如标本呈绿色，可能为铜绿假单胞菌感染；有恶臭的标本提示可能是厌氧菌或变形杆菌感染；脓液中有硫黄样颗粒，提示放线菌感染。

2. 直接检查　开放性创口取得的脓液标本，一般不做直接检查。封闭性脓肿标本的直接检查，有初步诊断意义，并可为后续检验提供参考。

（1）脓液、分泌物标本直接涂片染色镜检：脓液直接涂片或标本经 3000r/min 离心 15 分钟后，取沉淀物制片，染色镜检。通常采用革兰染色和抗酸染色。根据细菌形态和染色特征做出初步报告。

（2）疑为放线菌、奴卡菌感染标本的涂片检查：用接种环挑取脓汁、分泌物或敷料中含有硫黄样颗粒的标本，置于洁净的玻片内，覆以盖玻片，轻轻挤压，用低倍镜及高倍镜仔细观察有无菌丝，再进行革兰染色和抗酸染色，观察菌丝形状和染色特性。根据细菌形态和染色特征做出初步报告。

我的结果:

_____

_____

3. 普通细菌培养

(1)直接培养:脓液、创伤感染分泌物接种血琼脂平板,35℃培养18~24小时,观察生长情况。若有生长且菌落单一、生长较多时,可直接做鉴定;若菌落较少可先挑取菌落做纯培养后鉴定。根据菌落形态、革兰染色、氧化酶试验等初步鉴定,再选择相应的生化反应及血清学试验进行菌种鉴定。

常见革兰阴性杆菌鉴定:取菌进行氧化酶试验、触酶试验、硝酸盐还原试验,如氧化酶试验阴性、触酶阳性和硝酸盐还原试验阳性,可判断为肠杆菌科细菌,接种 KIA、MIU、IMViC 及肠杆菌科系统生化鉴定管,鉴定至属或种。如生物学特性符合沙门菌或志贺菌,用诊断血清进行凝集试验确定种或型。如氧化酶阳性或阴性,不发酵葡萄糖或不利用葡萄糖者,可判断为非发酵菌,按相关章节进行鉴定。

常见革兰阳性球菌鉴定:取菌做触酶试验,阳性者为微球菌科细菌,通过 O-F 实验鉴别葡萄球菌属(F型)和微球菌属(O型),按相关章节鉴定到种。触酶阴性者,常为链球菌或肠球菌,按相关章节鉴定到种。

(2)增菌后培养:脓液、感染分泌物量较少的情况下,可先加入等量无菌肉汤,混匀35℃增菌培养18~24小时后划线分离培养。如次日标本直接培养平板上已有细菌生长,增菌后培养管的标本不必再转种,如直接培养的平板上无细菌生长,将增菌后标本接种血平板培养18~24小时。再根据菌落形态、革兰染色、氧化酶试验等初步鉴定,再选择相应的生化反应及血清学试验进行菌种鉴定。

4. 特殊细菌培养

(1)疑为放线菌、奴卡菌感染:标本有典型或可疑的硫黄样颗粒,在镜下直接见到革兰阳性或多变的丝状分枝形态可怀疑放线菌、奴卡菌存在,具体内容参见相关章节。

(2)厌氧培养:采集样本后标本直接接种厌氧血琼脂平板,或先经庖肉培养基(也可用硫乙醇酸盐培养基)增菌培养8~10小时后,再转种固体平板。培养基中可加入100mg/L的硫酸新霉素抑制需氧菌生长。接种平板后厌氧培养18小时,挑取菌落进行鉴定。具体内容参见相关章节。

(3)分枝杆菌培养:将脓液标本直接接种吕氏血清斜面进行结核分枝杆菌培养,组织或脏器先进行乳化后再培养,具体内容参见相关章节。

(4)真菌培养:接种沙保弱培养基,35℃培养,如未生长孵育至5天,记录和报告。

5. 药物敏感性试验 培养阳性标本加做药敏试验,具体内容参见相关章节。

我的结果:

_____

_____

【结果报告】

1. 直接检查

(1)根据镜下所见细菌的形态及染色特点,初步报告:"找到革兰×性×菌,形似××菌";如发现具有芽胞或荚膜的细菌,报告时应注明其大小与位置及疑似××菌。镜检时未发现细菌,初步报告"直接涂片,未找到细菌"。

（2）疑有结核分枝杆菌感染的标本，做抗酸染色检查，找到抗酸杆菌，报告"找到抗酸杆菌"，否则报告"未找到抗酸杆菌"。

（3）标本中有硫黄颗粒，镜检见交织的菌丝，菌丝的末端稍膨大似棒状排列并呈放射状，革兰染色阳性，抗酸染色阴性，报告"找到放线菌"；如菌丝末端不膨大成棒状，革兰染色阳性，抗酸染色阳性，报告"找到奴卡菌"。

（4）疑为气性坏疽患者的外伤深部分泌物、坏死组织及渗出液涂片革兰染色镜检见革兰阳性大杆菌，有荚膜，并伴有其他杂菌，白细胞少且形态不典型，报告"找到革兰阳性杆菌，有荚膜，形似或疑似产气荚膜梭菌"。

我的报告：

_____

2. 培养

（1）阳性结果："××菌生长"，并报告药物敏感性试验结果。

（2）阴性结果：观察48小时后无细菌（真菌）生长，报告"培养48小时无细菌（真菌）生长"。

我的报告：

_____

【注意事项】

1. 尽量在使用抗菌药物前采取标本。如不能停用抗菌药物，应于下次抗菌药物使用前采集。

2. 严格无菌操作，避免污染。开放性创口取标本前应用无菌生理盐水冲洗。

3. 如患者局部伤口已用抗菌药物治疗，应彻底清创，并根据需要在培养基内加入相应的拮抗物质（如青霉素酶、对氨基苯甲酸等），以避免出现假阴性结果。

4. 做厌氧培养的标本应在床边采样，直接做厌氧培养，避免标本与氧气接触；运送过程也要严格厌氧环境。

5. 查出产气荚膜梭菌，应及时按传染病报告。

6. 脓液、创伤感染分泌物中常见的病原菌（表27-1）。

表27-1 脓液、创伤感染分泌物标本中常见病原菌

分类	病原菌
革兰阳性菌	葡萄球菌、链球菌、肠球菌、破伤风梭菌、炭疽芽胞杆菌、产气荚膜梭菌、白喉棒状杆菌、类白喉棒状杆菌、溃疡棒状杆菌、微小棒状杆菌、红斑丹毒丝菌、痤疮丙酸杆菌
革兰阴性菌	卡他布兰汉菌、脑膜炎奈瑟菌、干燥球菌、大肠埃希菌、变形杆菌、产气肠杆菌、枸橼酸杆菌、土拉热弗朗西斯菌、阴沟肠杆菌、肺炎克雷伯菌、铜绿假单胞菌、腐败假单胞菌、粪产碱杆菌、流感嗜血杆菌、多杀巴斯德菌
真菌及其他	结核分枝杆菌、非结核分枝杆菌、放线菌、奴卡菌、白假丝酵母菌、毛癣菌、小孢子菌、絮状表皮癣菌、糠秕马拉色菌、申克孢子丝菌

7. 所有创伤均可有细菌污染，但不一定是发生感染的病原菌。但无菌部位抽取的标本，排除污染后检出细菌均应视为病原菌。

8. 内源性感染病灶的分泌物或脓液中,往往存在多种细菌,且以革兰阴性菌为主。

【思考题】

如何对待深部封闭性脓肿标本中检出的偶见细菌?

(杜季梅)

实验二十八 穿刺液标本

【实验目的】

1. 掌握脑脊液及其他穿刺液标本的细菌学检验方法。

2. 掌握脑脊液及其他穿刺液标本中常见细菌的检验。

【仪器和材料】

1. 标本 脑脊液、胸水、腹水、心包液、胆汁等临床穿刺标本或模拟标本。

2. 培养基

(1)增菌液:硫酸镁葡萄糖酚红肉汤,胆汁葡萄糖肉汤,硫乙醇酸钠肉汤或血培养瓶。

(2)分离培养基:血琼脂平板,巧克力琼脂平板,麦康凯琼脂平板,沙保弱培养基或科玛嘉念珠菌显色培养基。

(3)生化鉴定管:常见革兰阴性杆菌和革兰阳性球菌鉴定用生化。

3. 试剂 革兰染液,触酶试剂,氧化酶试剂,优质印度墨汁,0.1%甲苯胺蓝染液,无菌生理盐水,诊断血清及各种生化反应相关试剂。

4. 其他 一次性无菌注射器,75%酒精棉球,记号笔,擦镜纸,香柏油,载玻片。

5. 仪器 光学显微镜,隔水恒温培养箱,二氧化碳培养箱,真菌培养箱等。

【实验方法】

1. 观察标本 观察并记录脑脊液等各种穿刺液标本的物理性状,如:澄清、浑浊、脓性、血性等。

2. 直接检查 穿刺液标本的直接检查对临床诊断和后续的检验具有重要意义。

(1)革兰染色:①脑脊液标本明显红色或浑浊,可直接涂片革兰染色后镜检。无色透明的脑脊液,3000r/min 离心 10～15 分钟后,取沉淀物涂片革兰染色镜检,根据细菌形态和染色特征做出初步报告;②胆汁标本应立即湿片检查和涂片做革兰染色镜检,根据细菌形态和染色特征做出初步报告;③胸腹水、心包液、关节液等穿刺液,若标本呈脓性,可直接涂片染色,否则需 3000r/min 离心 10～15 分钟后,取沉淀物涂片革兰染色后镜检,根据细菌形态和染色特征做出初步报告。

(2)墨汁负染:对疑为新生隐球菌感染患者脑脊液,取离心沉淀物做墨汁染色镜检。

(3)抗酸染色:对疑为结核性脑膜炎、关节炎患者,取离心沉淀物做抗酸染色镜检。

我的结果:

_____

_____

3. 分离培养

(1)脑脊液标本:将脑脊液或脑脊液离心沉淀物分别接种于经35℃预温的血琼脂平板或巧克力琼脂平板和沙保弱培养基或科玛嘉念珠菌显色培养基上,35℃培养 2～5 日,观察结果。同时可接种增菌肉汤,置 5%～10% CO_2 环境培养 24～48 小时后,转种固体平板。根据细菌形态、菌落特征及生化试验鉴定做出报告。如直接培养阴性,应将增菌肉汤培养物盲传一次,同上述方法培养,确为阴性者方可报告。特殊细菌检查请见相关章节内容。

(2)胆汁标本:将胆汁离心沉淀物接种于血琼脂平板和麦康凯琼脂平板,或接种于肉汤培养基中增菌,35℃培养18～24小时,如有生长,根据细菌形态、菌落特征及生化试验鉴定做出报告。怀疑厌氧菌感染应接种厌氧血琼脂平板。

(3)其他穿刺液:无菌操作将脓性标本或非脓性标本(3000r/min 离心30分钟)沉淀物,接种于血琼脂平板和巧克力琼脂平板,必要时接种沙保弱培养基或科玛嘉念珠菌显色培养基、罗氏培养基,分别置二氧化碳环境(血琼脂平板和巧克力色琼脂平板)、普通环境(沙保弱培养基或科玛嘉念珠菌显色培养基、罗氏培养基)、厌氧环境(厌氧血琼脂平板),35℃培养18～24小时后观察结果(真菌和结核分枝杆菌需延长培养时间),挑选可疑菌落涂片、革兰染色镜检,并根据镜下特征进一步鉴定。

4. 药物敏感性试验 脑脊液标本直接涂片查到阳性结果,应以脑脊液离心沉淀物直接做药敏试验,并将结果报告给临床。培养阳性的标本需做药物敏感性实验,具体方法和内容参见相关章节。

我的结果:

_____

_____

【结果报告】

无论是涂片还是培养,一旦检出细菌或真菌,应立即电话或书面通知临床医师。

1. 直接检查

(1)见革兰阴性、凹面相对、成双排列的球菌,大小和着色深浅不一,位于细胞内或细胞外,报告"找到革兰阴性双球菌,位于细胞内(外),形似脑膜炎奈瑟菌"。

(2)见革兰阳性、在菌体周围有明显荚膜的矛头状双球菌,报告"找到革兰阳性双球菌,形似肺炎链球菌",若用肺炎链球菌诊断血清做荚膜肿胀试验阳性,可报告"荚膜肿胀试验检出肺炎链球菌"。

(3)见革兰阴性、多种形态、大小不一、杆状或丝状的细菌,报告"找到革兰阴性杆菌,呈多形态性"。

(4)见小而规则、单独或呈 V 形排列、出现于大量单核细胞之间的革兰阳性杆菌,可报告"找到革兰阳性杆菌,形态细小,排列规则"。

(5)不易识别的细菌,根据形态、排列及染色性,报告"找到革兰阳(阴)性球(杆)菌"。

(6)经墨汁染色,在黑色背景中看到菌体周围有一圈类似晕轮样透明的荚膜,有时可见到出芽的酵母菌,报告"墨汁染色找到有荚膜细菌,形似新生隐球菌"。

(7)涂片未见任何细菌,报告"涂片革兰染色未找到细菌"或"涂片墨汁染色未找到有荚膜细菌"。

(8)抗酸染色后镜下见染成红色杆菌,报告"找到抗酸杆菌"。

2. 培养阳性结果 凡分离培养出细菌,均应鉴定到种,报告"检出××菌"并附药敏试验结果。

3. 培养阴性结果 报告"培养无细菌生长,培养无真菌生长"。放增菌培养瓶培养的,阴性结果报告"培养五天无细菌生长"、"培养五天无真菌生长"。

我的报告：

_____

_____

【注意事项】

1. 标本应及时送检。流感嗜血杆菌抵抗力弱,在外界环境中易死亡;脑膜炎奈瑟菌对寒冷和干燥均很敏感,且在体外容易自溶。分离细菌的脑脊液标本,在天冷时宜35℃保温送检,以免病原菌死亡。但用于分离病毒、真菌、分枝杆菌的标本可置4℃保存。

2. 脑脊液中分离出脑膜炎奈瑟菌,应按规定报告有关部门。

3. 脑脊液中分离到的嗜血杆菌以 b 型菌为多,该菌能产生 TEM 型 β-内酰胺酶,对青霉素耐药,注意药敏试验结果报告。

4. 部分新生隐球菌,特别是小荚膜者易与白细胞和红细胞混淆,可用0.1%甲苯胺蓝染色法加以区别。新生隐球菌的菌体呈红色圆球状,荚膜不着色,白细胞染成深蓝色,红细胞不着色。

5. 正常人脑脊液是无菌的,一旦检出细菌或真菌可初步诊断。化脓性脑膜炎病原多为脑膜炎奈瑟菌,肺炎链球菌居第二位。3 个月至 5 岁儿童细菌性脑膜炎主要病原菌为流感嗜血杆菌,新生儿脑膜炎则多为大肠埃希菌、B 群溶血性链球菌和脑膜败血黄杆菌。结核分枝杆菌引起结核性脑膜炎。85% 脑脓肿病人脑脊液培养可检出厌氧菌,有些为厌氧菌和需氧菌混合感染。

6. 人的胸腔、腹腔、心包腔、关节腔等在正常生理状态下,腔内仅有少量液体,这些液体在正常情况下均为无菌且不易采集。在病理情况下可能有液体潴留形成浆膜腔积液,炎症性积液中可能有病原菌存在。因此,在排除污染的情况下,标本中只要检出细菌即可视为病原菌。

【思考题】

1. 对一个疑为新生隐球菌感染的患者,应如何进行细菌学检验?

2. 如何对脑脊液标本进行直接显微镜检查? 有何意义?

（杜季梅）

第七章

设计性实验

实验二十九　选题设计实验

【实验目的】

1. 初步掌握实验设计的方法和原则。

2. 培养学生综合运用理论知识和实验技能的能力。

3. 培养学生分析问题和解决问题的能力。

4. 培养创新、合作精神，锻炼写作和表达能力。

【流程】

1. 根据选题，设计、修改实验方案

(1)设计实验方案：针对命题，利用已经掌握的理论和实验技术，设计实验方案。实验方案内容包括设计思路、实验方法和具体的操作步骤、需要的试剂和器材、培养的条件、结果观察方法，可能出现的问题，以及预期实验结果。

(2)讨论、修改实验方案：将实验设计方案制作成 Power Point 汇报，接受同学和老师的提问和建议后，进一步修改、完善实验方案。

2. 实施

(1)实验前准备：提前 1 周准备好实验需要的培养基、试剂、器材及实验方法、操作流程以及仪器使用规范等。

(2)实验：按完善后的设计方案进行实验，并认真翔实记录实验过程中各种实验现象、实验结果以及实验中出现的问题。

3. 结果分析

(1)实验结束后，进行结果分析，写出实验报告。

(2)对存在的问题进行分析、讨论。

(3)撰写实验总结和心得体会。

4. 汇报　按论文汇报制作 Power Point(包括实验设计、操作、结果和分析等)，按论文汇报的方式，进行公开汇报，同学参与答辩过程，最后由带教老师进行点评。

5. 总结　教师对整个过程进行总结。在鼓励并肯定学生能力的同时，应针对设计中的不足、实验过程中出现的失误或差错、实验结果不理想等问题进行引导式分析和总结。

选题一　温度对细菌的影响

【实验目的】

了解不同温度(4℃、35℃、60℃、100℃、121℃)对不同细菌(革兰阳性球菌、革兰阴性杆菌、芽胞菌)的影响。

【提示内容】

1. 比较同一细菌在不同温度下(4℃、35℃、60℃、100℃、121℃)的抵抗力。

2. 比较不同细菌在相同温度下(4℃、35℃、60℃、100℃、121℃)的抵抗力。

3. 比较用不同热力杀灭有芽胞细菌和无芽胞细菌(60℃ 20 分钟、100℃ 5 分钟、121℃ 15 分钟)的能力和效果。

【试剂与器材】

1. 试验菌种

(1)表皮葡萄球菌(*Staphylococcus epidermitis*):代表革兰阳性球菌。

(2)大肠埃希菌(*Escherichia coli*):代表革兰阴性杆菌。

(3)枯草芽胞杆菌(*Bacillus subtilis*):代表革兰阳性有芽胞菌。

2. 培养基 可选用固体、液体、半固体培养基。实验设计方案经同学间相互讨论后,选择可行的方法和相应的培养基。

3. 常用器材 高压蒸汽灭菌器、60℃水浴箱、沸水浴或100℃水浴箱、4℃冰箱、定时钟、超净工作台、隔水式恒温培养箱。

【注意事项】

1. 实验设计中应设置实验对照,如阳性对照、阴性对照、空白对照等。

2. 注意严格无菌操作。

3. 菌种、试剂、实验条件等较多,注意做好标记,防止出现差错。

4. 注意安全,尤其使用高压蒸汽灭菌器、水浴箱等。

5. 注射器使用完毕后,放入指定回收箱内。

6. 实验过程中出现问题,及时报告带教教师。

选题二 临床标本的细菌学检验

【实验目的】

掌握对不同疾病的综合分析及临床标本细菌学检验方法和结果分析。

【案例资料及问题】

案例 1

王某某,女,22 岁。因前段时间嘴角边长了一个小疖,某天清晨发现红肿后,自觉不美观,就自己对着镜子用粉刺针将小疖肿挤出,当天并无不适,晚上出现低烧,第二天起来发觉面部红肿,上午就出现畏寒、发热、头痛及全身不适,下午到医院就诊,后出现意识模糊。经医生检查,诊断为"颅内化脓性感染?"并收住入院。

问题:根据王小姐的病情,应做哪些有关细菌学检验? 请详细描述应该采集的标本及后续检验,并提出我的看法。

案例 2

杨某某,男,32 岁,某酒店餐饮部主任。因高热,食欲不振,腹部不适,乏力 1 周入院。1 周前开始发热,午后高达 40~41℃,伴腹痛、腹胀、便秘,无恶心、呕吐,不思饮食,全身乏力,曾以"上感"治疗,用药不详。

入院检查:T 40.5℃,P 88 次/分,R 28 次/分,神志清楚,表情淡漠,消瘦,重听;舌尖红、舌苔黄厚;右胸前皮肤有数个淡红色皮疹,压之褪色。心肺未见异常,肝肋下 1.5cm,剑突下 2cm,质软有轻度触痛,脾肋下 2cm。

血常规:WBC $3.0×10^9$/L,中性粒细胞 56%,淋巴细胞占 38%,单核细胞占 6%,未见嗜酸细胞。肥达反应结果:TO 1:160,TH 1:80,PA 1:20,PB 1:20。

问题:根据杨先生的病情,应做哪些有关细菌学检验? 您认为他可能罹患哪种疾病? 请详细描述应该采集的标本及后续检验,并提出您的看法。

案例 3

李某某,男,61 岁。右上腹疼痛 18 小时入院,呈持续性绞痛,无畏寒发热。初诊"胆囊炎,腹痛待查",收入肝胆外科。隔天出现下腹部腹膜炎征象,行腹穿抽出大量黄色脓液,送微生物室检验。

问题:如何对该患者的标本进行细菌学检验? 您认为他最可能感染的细菌可能是什么?

案例 4

叶某某,女,8 个月。因发热、咳嗽、咳痰 2 天,气急伴发绀 2 小时入院。血常规:WBC $16×10^9$/L,中性粒细胞 76%。痰标本直接涂片见少量革兰阳性双球菌。诊断为小儿肺炎。

问题:请问应采集什么标本? 如何进行细菌学检验? 最可能检出的病原菌是?

案例 5

李某某,女,48 岁。三天前因劳累后出现腰痛,并逐步出现尿频、尿急、尿痛,无肉眼血尿。体温 39.1℃,无寒战,无水肿。初步诊断"尿路感染?",申请中段尿细菌培养。

问题:请问对该患者的标本应如何进行细菌学检验?

案例 6

孙某某,男,41 岁。因咳嗽、发烧、头痛就诊。自述 2 天前曾去公共泳池游泳,之后出现轻微感冒症状,自行服用阿莫西林后稍有缓解。痰涂片检查见大量革兰阴性细小杆菌。

问题:请问对此患者的痰液标本应如何进行细菌学检验? 以您推断,他最可能感染的细菌是什么?

案例 7

孙某某,女,4 岁。急性淋巴细胞白血病患者。通过内置 Hickman 导管诱导化疗,因发热和粒细胞减少入院。体温 39.4℃,白细胞和血小板计数分别是 $0.6×10^9$/L 和 $55×10^9$/L。主治医生立即对患儿给予头孢他啶静脉输液治疗,治疗前抽血送血培养。

血培养 24 小时仪器报警,取培养液涂片见簇状排列的革兰阳性球菌。

问题:请问对该血培养瓶应如何处理? 如何鉴定血液中的细菌? 您觉得最可能是什么菌?

案例 8

赵某某,男,77 岁。3 天前因髋部骨折手术,放置导尿管,日前出现 39.9℃高热、谵妄,体检血压:90/60mmHg,外周白细胞计数:5.2×10⁹/L。送外周血和尿液进行细菌培养。

尿液离心沉淀物革兰染色,发现有大量革兰阴性杆菌和白细胞。

问题:如何对该患者尿液标本进一步检验?若该患者血培养结果不是大肠埃希菌,应如何判断感染?药敏试验应选择哪些药物?

案例9

池某某,男,21岁。自诉小便时有烧灼感,已持续几天。早晨尿道口红肿且有脓性分泌物流出。询问后发现,近日曾进行几次无保护措施的性活动。医生因急事离开,实习生不清楚如何采集标本送检,向您请求助指导。

问题:请问应如何采集、运送标本?需做哪些检查?如何进行相应标本的细菌学检验?

【菌种】

临床标本中常见细菌:链球菌属(A群链球菌、B群链球菌、D群链球菌、肺炎链球菌、草绿色溶血链球菌)、肠球菌属(粪肠球菌)、葡萄球菌属(金黄色葡萄球菌、表皮葡萄球菌、腐生葡萄球菌)、微球菌属、埃希菌属、志贺菌属(福氏志贺菌、宋内志贺菌)、沙门菌属(伤寒沙门菌、甲型副伤寒沙门菌、乙型副伤寒沙门菌、丙型副伤寒沙门菌、鼠伤寒沙门菌)、枸橼酸杆菌属(弗劳地枸橼酸杆菌)、克雷伯菌属(肺炎克雷伯菌、产酸克雷伯菌)、肠杆菌属(阴沟肠杆菌、产气肠杆菌)、变形杆菌属(普通变形杆菌、奇异变形杆菌)、假单胞菌属(铜绿假单胞菌、嗜麦芽窄食单胞菌、洋葱伯克霍尔德菌)、不动杆菌(鲍曼不动杆菌)、嗜血杆菌属(流感嗜血杆菌)、新型隐球菌、白假丝酵母菌等。

标准菌株:金黄色葡萄球菌。

【培养基及试剂】

1. 平板 血琼脂平板,巧克力琼脂平板,M-H琼脂平板,SS平板,MaConkey琼脂平板,沙保弱培养基,玉米粉-吐温80琼脂(玻片),DNA琼脂平板。

2. 革兰染色 染色液,玻片,吸水纸,香柏油,擦镜纸,二甲苯。

3. 试剂 生理盐水,无菌液体石蜡,各种生化反应试剂,触酶,氧化酶试剂等。

4. 生化反应管 KIA,MIU,枸橼酸盐,15ml/管的营养琼脂(60℃水浴),9ml生理盐水管等。

5. 微量生化反应管

(1)肠杆菌科系统生化微量管;

(2)非发酵菌系统生化微量管;

(3)链球菌科部分生化微量管;

(4)微球菌科部分生化微量管。

6. 鉴定药敏纸片 新生霉素纸片,杆菌肽纸片,Optochin纸片等。

7. 诊断血清 沙门菌诊断血清、志贺菌诊断血清。

【仪器】

1. 超净工作台;

2. 隔水式恒温培养箱;

3. 二氧化碳培养箱。

【注意事项】

请根据案例提供的信息,查找资料进行分析。结合已学知识,确定需要采集的标本,写出操作程序,包括标本的采集方法、注意事项,以及具体的检验程序和检验方法,并最终报告结果。

(楼永良)

实验三十 创新型实验设计

创新型实验设计包括选题、内容设计、项目实施与总结等内容。创新型实验设计是引导学生利用所学理论知识和专业技能,进行创新型研究、初步了解科学研究的过程,可为学生在今后开展科研奠定基础。

【实验目的】

1. 了解创新型实验设计的原则和步骤。

2. 撰写一份课题申请书。

【方法】

1. 选题 明确研究目标和研究范围,解决"研究什么"的问题。在指导老师帮助下,以兴趣爱好为导向,结合实际情况,通过文献检索和阅读,参考大学生科研创新管理部门的《课题申请项目指南》,确定创新型实验的研究题目和内容。选题需充分表达研究思路和研究深度,遵循需要性、创新性、科学性、可行性等原则。

(1)需要性:尽量选择目前临床上迫切需要解决的问题或与重大疾病防治和医药产业发展需要联系紧密的方向。创新型实验需明确课题的研究方向,简单直接地在题目中反映需解决的问题。

(2)创新性:科学研究要有独到的见解。医学创新性实验需同时兼顾基础和临床两方面。创新可以是原始创新,也可以是对已有研究的发展和补充。注重文献资料和临床应用的关系,重视科技查新,尽量对课题和研究内容有相当完整的了解。

(3)科学性:科学性是医学科学研究的生命。在选题过程中要做到有理有据,包括前人的经验总结、个人研究工作的实践经验;选题应符合客观规律,课题设计必须符合科学,以事实为依据,不与明确的科学规律和理论相矛盾。

(4)可行性:实验室研究条件、经费和人员安排等方面均有保证。创新性实验需具备一定科研能力和经验以及有相应时间指导的老师。

2. 设计 将选题内容进一步梳理,系统阐明所选课题涉及的研究问题,以及拟开展的研究方案和技术路线、具体实验方法、预期目标及课题实施所需要条件等。一般针对医学院校本科生的医学创新性实验设计包括:课题名称、研究进展和立项依据、研究内容、研究目标、拟解决关键问题、研究方案(技术路线)、实验方法和技术、可行性分析、研究计划与预期研究成果、现有研究条件与研究基础、科研项目组成员及分工、经费预算等。

(1)课题名称:课题名称是整个课题内容的高度浓缩,不能太大,也不能太小。课题名称应力争鲜明,让人一目了然。

(2)立项依据和研究进展:该部分一般包括研究意义、国内外研究进展分析。研究意义着重阐明项目提出的重要性、必要性及项目提出的依据和独创性,以及解决这些问题的理论意义和可能产生的社会和经济效益。研究现状及进展分析应尽量将国内和国外的进展分开阐述,着重项目拟研究内容目前的动态与水平。最后在陈述发展趋势的基础上,提出存在的问题和解决的方法或思路,体现项目研究者的主观见解,并结合预实验结果切入到项目本身拟解决的问题。

（3）研究目标：研究目标需简单明了，准确表明本项目将达到的目标，着重阐述其意义和价值，以及要解决什么样的问题。研究目标要明确、合理。

（4）研究内容：研究内容应与研究目标相对应。围绕研究目标，着重说明为达到研究目标需从哪些内容入手。

（5）拟解决的关键问题：关键问题是指影响或决定项目成败的决定性环节，项目的关键问题要与项目的创新点呼应。一般需要着重阐明技术上和方法上需突破的难题。

（6）研究方案（技术路线）：研究方案是项目的核心，是整个项目实施的重要依据。须围绕研究目标展开，反复讨论、修改，力求采用最佳方案。研究方案设计要遵循重复、对照、随机化原则。技术路线图应准确、精炼反映研究的基本过程，用箭头将路线中的诸多环节联系起来。

（7）实验方法和技术：实验方法重点阐明课题（实验）完成研究所需采用的关键技术和方法等，并对采用的方法和技术进行适当的论述，表明在本项目中是否合适和可靠。

（8）可行性分析：主要对项目思路、立项依据的正确性，研究方案的可实施性和合理性，以及能否达到预期研究目标等进行阐述。可行性分析需按照项目本身的特点，结合自身优势和已取得的成果，阐述能够完成该课题的条件。

（9）研究计划与预期研究成果：研究计划需明确项目完成所需时间及具体工作进度计划，通常按年度进行说明。预期研究成果指完成后能取得的实质性成果，多以论文或专利形式。

（10）现有研究条件与研究基础：现有的本研究所需的实验技术、仪器设备和实验场所，以及前期已有的研究基础或预期研究结果、实验条件和研究团队的学术科研水平。

（11）项目组成员与分工：一个组长或负责人，协调整个项目的顺利进行；课题组其他成员按实际需要，根据成员的专业水平和特长明确分工，承担研究内容中相应的研究工作。

（12）经费预算：包括研究所需的实验材料费、加工测试费、技术协作费、文献资料费、差旅费和会议费等。

（楼永良）

第八章

标准化实验考核

实验三十一　标准化实验考核

【考核目标】

1. 正确处理各类临床标本。

2. 在规定时间内完成对模拟标本的处理和细菌的分离培养及鉴定。根据检验目的和标本类型选择合适的鉴定程序、培养基及培养方法,利用形态学、免疫学和生化反应等鉴定分离的细菌。

3. 正确分析结果。

4. 规范报告。

【标本】

1. 标本类型　模拟临床常见标本:血液,骨髓液,痰液,气管冲洗液,各种穿刺液(脑脊液、胸水、腹水、心包液、关节液、鞘膜液),胆汁,尿液,脓液,创伤分泌物,男/女生殖器官分泌物,咽拭子,口腔坏死黏膜,手术活检组织,敷料,生物制品,烧伤痂皮,粪便,直肠拭子,呕吐物等。

2. 标本信息　每份标本有简单的临床诊断或检验目的描述。

【菌种】

1. 模拟临床　无菌肉汤中加入菌种,制备模拟临床标本。

(1)革兰阳性球菌:A群链球菌,B群链球菌,D群链球菌,肺炎链球菌,草绿色溶血链球菌,粪肠球菌,金黄色葡萄球菌,表皮葡萄球菌,腐生葡萄球菌,藤黄微球菌。

(2)革兰阴性杆菌:大肠埃希菌,福氏志贺菌,宋内志贺菌,伤寒沙门菌,甲型副伤寒沙门菌,乙型副伤寒沙门菌,丙型副伤寒沙门菌,鼠伤寒沙门菌,弗劳地枸橼酸杆菌,肺炎克雷伯菌,产酸克雷伯菌,阴沟肠杆菌,产气肠杆菌,普通变形杆菌,奇异变形杆菌,产碱普罗维登斯菌,摩根摩根菌,铜绿假单胞菌,嗜麦芽窄食单胞菌,洋葱伯克霍尔德菌,鲍曼不动杆菌,粪产碱杆菌,流感嗜血杆菌。

(3)真菌:白假丝酵母菌,新型隐球菌。

(4)无致病菌:无菌来源标本中不加细菌,粪便标本中仅加入大肠埃希菌,痰液标本中加入有草绿色溶血链球菌。

2. 鉴定用标准菌株　金黄色葡萄球菌,无乳链球菌,大肠埃希菌。

【考核内容】

1. 无菌操作技术。

2. 标本保存和处理。

3. 培养基和培养条件选择。

4. 对来源于有正常菌群存在部位的标本,能正确区分正常菌群和致病菌。

5. 细菌鉴定　链球菌鉴定到群;肠球菌鉴定到属;葡萄球菌鉴定到种(金黄色葡萄球菌、表皮葡萄球菌、腐生葡萄球菌);微球菌鉴定到属;肠杆菌科鉴定到种(埃希菌鉴定到属,志贺菌、沙门菌鉴定到群,其他属鉴定到种);非发酵菌鉴定到种;真菌鉴定到种。

6. 报告　按要求发规范报告。

7. 实验习惯　材料标记、实验记录、仪器使用、清洁消毒、台面整理、纪律等。

【评分标准】

(一)实验过程(50分)

要求操作规范,通过正确的鉴定程序,得出准确的结果。实验过程中需要做详细记录,包括每天的实验操作和结果,其中关键性试验结果记录需监考教师确认并签名。因每个学生抽到的标本种类和其中的细菌各不相同,成绩以扣分的方法计算,具体情况如下:

1. 出现以下情况每项每次/个予以扣1分

(1)基本技术差错:平板放置不正确,接种针/环不灭菌、随意放置,人离开时酒精灯未熄灭,培养箱使用不规范等。

(2)不良习惯:不遵守实验纪律,个人实验材料上未做标记,打翻或污染试剂,显微镜使用后未清理,实验结束后未整理台面,不洗手离开实验室等。

(3)实验差错:生化反应管选择错误(如非发酵菌用和肠杆菌科细菌用混淆),同一天重复领取相同试验用生化反应管。

2. 出现以下情况每项每次/个予以扣2分

(1)违规操作:污染无菌试剂或血清,掉落平板,酒精灯、显微镜损坏等。

(2)错误操作:试剂加错,染色步骤错误等。

(3)其他:平板重复领取,污染(少量,不影响继续实验)。

3. 出现以下情况每项每次/个予以扣3分

(1)标本:未正确保存。

(2)平板:根据标本信息选择错误(大方向),污染(严重,无法继续实验)。

(3)生化反应管:选择错误(大方向)。

4. 出现以下情况每项每次/个予以扣5分

(1)标本:遗失。

(2)平板或生化反应管:未送培养箱培养。

(3)资料遗失:标本描述条、领料单、记录单。

5. 其他

(1)第一次实验失败,重新领取标本者以总分40分计分。

(2)第二次实验失败,第二次重新领取标本开始者以总分30分计分。

(二)实验报告评分(50分)

按要求格式书写,内容翔实,陈述合理,结果正确,字迹清楚。

1. 分数分配

(1)对标本的描述:5分。包括标本号和标本资料,标本的外观。

(2)实验过程描述:10分。按实验进程描述,按标本直接检查、分离培养、鉴定、药敏试验等步骤。

（3）实验中的现象和结果记录:25 分。结合实验过程,详细描述各试验出现的现象和结果,如染色镜检结果包括染色性、形态、排列。

（4）鉴定结果及报告:5 分。按要求鉴定到种或者型,并发规范的临床细菌学检验报告。

（5）综合:5 分。要求字迹清楚,没有涂改,语句论述流畅、合理。

2. 出现以下情况分别予以扣分

（1）标本编号、简要临床资料,两者缺一扣 3 分,全缺扣 5 分。

（2）临床资料信息提供应做直接涂片检查(如疑为伪膜性肠炎、真菌性肠炎、恶性颅内高压等)而未做涂片检查者扣 10 分;有涂片检查操作记录未报告者扣 2 分。

（3）中段尿液标本未做菌落计数,扣 10 分。

（4）实验结果记录不全,如平板上菌落形态描述、血清学凝集结果缺一项扣 2 分。

（5）实验过程叙述不合理,结果记录前后颠倒,报告陈述有明显理论错误(如沙门属细菌未经血清学凝集就直接判定到种)扣 5 分。

（6）各细菌的关键鉴定试验缺 1 项扣 3 分。

（7）实验过程和结果正确,但判断和报告错误者扣 5 分。

（8）打翻其他同学平板、生化反应管等每次/个扣 10 分。

（9）涂改实验报告,以每字/处扣 1 分,共 10 分。

（10）故意损坏其他同学接种培养物(生化反应管等)每次/个扣 50 分,情节严重者另行处分。

【考核安排】

1. 考前宣布考试内容和细则。抽取标本号,领标本描述条。

2. 考核时间共 1 周,按考试安排表在规定座位、规定时间段内完成。

3. 考核结束时上交报告,统一评分。

【考核规则】

1. 禁止在实验考核过程中谈话、讨论。

2. 禁止向任何教师询问与实验考试内容、结果相关的事项。

3. 禁止弄虚作假。

4. 遵守实验室各项规定。

5. 在规定时间内独立完成标本处理和细菌鉴定。

6. 允许携带书籍、笔记等参考资料。

7. 认真、翔实做好实验记录,镜下形态、血清凝集、特殊菌落形态及现象等需给监考教师观看并签名记录。

8. 违反考试规则,适当扣分或取消实验考试或补考资格。

9. 如有特殊情况,报告教师经集体讨论后决定。

【培养基及试剂】

1. 平板 血琼脂平板,巧克力琼脂平板,M-H 琼脂平板,SS 平板,麦康凯琼脂平板,沙保弱平板,玉米粉-吐温 80 琼脂(玻片),DNA 平板。

2. 革兰染色 染色液,玻片,吸水纸,香柏油,擦镜纸,二甲苯。

3. 试剂 生理盐水,无菌液体石蜡,各种生化反应试剂,触酶,氧化酶等。

4. 生化反应管

（1）实验室自配:KIA,MIU,枸橼酸盐等生化反应管。

（2）生化反应微量管:肠杆菌科系统生化微量管,非发酵菌系统生化微量管,链球菌科部分生化管。

5. 鉴定药敏纸片 新生霉素纸片,杆菌肽纸片,Optochin 纸片。

6. 诊断血清 沙门菌属诊断血清,志贺菌属诊断血清。

7. 标准菌株 金黄色葡萄球菌和 B 群链球菌。

8. 其他 新鲜兔血浆,无菌生理盐水(9ml/支),无菌肉汤(2ml/支),无菌空平皿,氯仿,1M 盐酸,优质墨汁,5ml 无菌注射器,加样枪和无菌枪头(5μl,10μl),记号笔,15ml/管的营养琼脂(60℃水浴)。

【标本描述】

标本种类及简要资料描述举例,见表31-1。

表 31-1 考核用标本类型及简要资料描述

标本种类	检验目的	简要资料描述
痰液	咯血待查	男,42 岁。上呼吸道感染,发热 1 天,咯血性痰;未使用抗生素
腹水	肝硬化	女,50 岁。慢性乙型肝炎史,肝硬化 3 年,因腹水、发热39℃入院;未使用抗生素治疗
脑脊液	脑膜炎	患儿 3 岁。发热、失语、剧烈头痛伴呕吐入院
胸水	肺炎	男,63 岁。中风后卧床。因发热、咳血性痰 2 天入院,X 线示肺炎伴大量胸水
胆汁	发热待查	患者不明原因发热伴腹泻入院,体检时发现患者背胸部有玫瑰样出血点,血常规见白细胞减少。此标本系十二指肠壶腹部胆汁引流标本
血液	发热待查	男,25 岁。急性腹泻、发热就诊。自述前一天有外出就餐史
尿道分泌物	尿道炎	男,30 岁。尿频、尿急、尿痛,尿道口红肿,分泌物呈脓性
骨髓	败血症?	男,10 岁。2 天前因运动损伤造成腿部开放性创伤,口服阿莫西林 2 天。因突发高热入院。败血症待查
中段尿	急性尿路感染?	女,24 岁。剖宫产后 1 周,下腹胀痛,伴尿频、尿急,急性尿路感染待排除
关节穿刺液	关节炎?	男,18 岁。膝部外伤,关节积液
粪便	菌痢	男,26 岁。因腹痛、腹泻就诊,自述脓血便,伴里急后重
阴道分泌物	宫颈炎	女,32 岁。已婚育。自述白带增多,伴下腹坠痛就诊
心包穿刺液	风心	男,74 岁。风心史 10 年,因上呼吸道感染诱发呼吸困难入院,X 线示心包大量积液
穿刺脓液	脓肿	男,48 岁。皮癣史月余,因搔抓引发溃疡,深部脓肿
脓液	外伤感染	男,25 岁。因工伤后 7 日入院,伤口红肿流脓
手术活检组织	下肢溃疡	男,70 岁。有糖尿病病史,左下肢外伤后形成溃疡,手术清创
伤口敷料	术后	女,25 岁。宫外孕术后患者伤口处有脓性渗出物,取敷料送检
粪便	食物中毒	女,25 岁。腹痛、恶心、呕吐、腹泻伴里急后重 1 天入院
胆汁	化脓性胆管炎	男,38 岁。因化脓性胆管炎急诊手术,术中抽取胆汁送检
血液	发热待查	男,27 岁。因反复发热 3 天入院,发热待查
脓液	创口感染	男,28 岁。下肢伤口局部治疗无效,取脓液送检

续表

标本种类	检验目的	简要资料描述
粪便	食物中毒？	男,50 岁。双侧腹部及双侧下腹部钝痛,腹胀、腹泻,黏液便伴肠鸣
血液	发热待查	男,30 岁。截肢术后 5 天发热
气管分泌物	烧伤	女,26 岁。大面积烧伤,深度昏迷,行气管切开插管术后 3 天
血液	伤寒？	女,20 岁。因腹痛、腹泻 1 天就诊
穿刺脓液	慢性关节炎急性发作	女,26 岁。因发热、腹痛、腹泻就诊
粪便	腹泻,菌痢？	男,13 岁。因腹痛、腹泻半天就诊
宫颈分泌物	慢性宫颈炎	女,33 岁。因发热、腹痛、腹泻就诊
脓液	术后感染	男,26 岁。腹部术后 3 天,伤口感染
血液	发热待查	男,82 岁。长期卧床,因发热入院
中段尿	尿路感染？	女,30 岁。因尿频、尿急、尿痛就诊
血液	菌血症？	男,75 岁。发热 2 天入院,菌血症待排除
脑脊液	脑膜炎？	男,10 岁。因头痛、发热、呕吐 1 天入院
宫颈分泌物	宫颈炎	女,28 岁。已婚育。因白带增多伴下腹坠痛就诊
粪便	腹泻待查	女,48 岁。因腹痛、腹泻 2 天就诊
粪便	无	女,8 岁。因外伤入院,治疗 7 天后出现清水样便
粪便	腹泻待查	男,18 岁。因呕吐、腹痛、腹泻就诊
粪便	腹泻,菌痢待排除	女,25 岁。因腹痛、腹泻 1 天就诊
粪便	食物中毒？	女,15 岁。因腹痛、腹泻就诊
粪便	腹泻待查	女,28 岁。因发热、腹痛、腹泻就诊
中段尿	尿路感染	男,28 岁。因尿频、尿痛、尿急就诊
尿液	急性尿道炎	男,40 岁。因尿频、尿痛、尿急就诊
血液	发热待查	男,16 岁。高热入院
肛拭子	腹泻	女,6 岁。因腹泻 2 天就诊
粪便	食物中毒？	女,29 岁。急性腹泻就诊。自述 3 小时前有外出就餐史
血液	伤寒？	男,14 岁。持续高热,玫瑰疹
血液	发热待查	女,3 周。黄疸Ⅱ度,突发高热
血液	发热待查	女,26 岁。因突发高热就诊
中段尿	尿路感染？	女,30 岁。因下腹胀痛,伴尿频、尿急、尿痛入院,尿路感染待排除
口腔坏死物	糖尿病	女,50 岁。糖尿病 3 年,并发皮肌炎、鹅口疮
血液	发热待查	女,25 岁。因持续发热 3 天就诊
血液	败血症	男,26 岁。因发热就诊
伤口纱布	烧伤	男,15 岁。因背部烧伤入院,创面分泌物黄绿色

续表

标本种类	检验目的	简要资料描述
中段尿	尿路感染?	男,37 岁。因下腹胀痛,伴尿频、尿急入院,尿路感染待排除
输液残余物	无	患者输液后出现发热、全身不适等症状,疑为输液引起感染
中段尿	膀胱炎?	男,50 岁。因尿频、尿急就诊,尿路感染待排除
粪便	腹泻	男,9 岁。因腹痛、腹泻 1 天就诊
痰液	上呼吸道感染	男,20 岁。因畏寒、发热、全身肌肉酸痛、咳嗽、咳痰就诊
痰液	肺炎?	男,35 岁。有畏寒、发热、全身肌肉酸痛、咳嗽、咳痰、痰量逐渐增多。送检黏液脓性痰
咽拭子	化脓性咽炎、扁桃体炎	男,26 岁。起病急,因咽痛、畏寒、发热就诊。检查可见咽部明显充血,扁桃体肿大、充血,表面有黄色点状渗出物,颌下淋巴结肿大、压痛,肺部无异常体征
血液	伤寒?	男,23 岁。因发热就诊
粪便	结肠炎?	男,50 岁。双侧腹部及双侧下腹部的钝痛或隐痛,或腹胀,大便带黏液伴肠鸣
粪便	溃疡性结肠炎	男,36 岁。因腹泻、脓血便、腹痛和里急后重 2 天就诊
痰液	咯血待查	男,36 岁。上呼吸道感染,发热 1 天、咯血性痰。未使用抗生素
血液	发热待查	女,29 岁。急性腹泻、发热就诊。自述前一天有外出就餐史

【特殊情况】

1. 标本在处理过程中破损(如中段尿尿液标本离心过程中试管破裂)、编号不清等,实验室应重新制备模拟标本。

2. 加有特殊细菌的模拟标本不可过早准备,应在学生取标本前加入,避免细菌死亡或溶解。

3. 发生台面污染等情况时,教师可指导采取合适的消毒措施。

(楼永良　杜季梅)

附　录

附录一　培　养　基

（按汉语拼音及英文字母顺序）

1. 氨基酸脱羧酶试验培养基

蛋白胨	5.0g	16g/L 溴甲酚紫乙醇溶液	1ml
酵母浸膏	3.0g	蒸馏水定容至	1000ml
葡萄糖	1.0g		

将上述各成分混合加热溶解，调 pH 至 6.8，加入指示剂，分成 4 份。前 3 份按 0.5% 分别加入 L-赖氨酸、L-精氨酸、L-鸟氨酸，另一份为对照（不加氨基酸）。加入氨基酸后，校正 pH 至 6.8，分装试管，115℃高压灭菌 15 分钟，备用。

用于氨基酸脱羧酶试验。

2. 半固体培养基

肉汤(肉膏汤)	1000ml	琼脂	2.0～5.0g

取已制备好的肉汤培养基 1000ml，置于三角烧瓶中，加入 2.0～5.0g 琼脂，加热融化，调 pH 至 7.5。分装小试管，每管培养基高度约 3cm，121℃灭菌 20 分钟，直立待凝。

用于细菌的动力试验。

3. 鲍-金培养基(B-G 培养基)

马铃薯	125.0g	琼脂	22.5g
甘油	10ml	蒸馏水定容至	1000ml
氯化钠	5.6g		

将马铃薯去皮切碎，浸入 500ml 蒸馏水（加甘油）中，煮沸至马铃薯变软，纱布过滤，补足水分至原量。在上述滤液中加入琼脂和氯化钠，再加入 500ml 蒸馏水，溶解后调 pH 至 7.0，过滤，分装三角瓶，每瓶 100ml，121℃灭菌 15 分钟。冷却至 50℃左右，加入脱纤维羊血 35ml 和 100U/ml 青霉素溶液 0.5ml，摇匀，倾注平板。

用于百日咳杆菌的分离培养。

4. 疱肉培养基

牛肉渣	0.5g	肉汤	7ml

取制备牛肉浸液剩下的并经过处理的肉渣，装于试管内，每管 0.5g，并加入 pH 7.6 的肉汤培养基 7ml，上盖 3～4mm 厚的融化凡士林，121℃灭菌 20 分钟，备用。

用于厌氧菌的增菌及菌种保存。

5. 苯丙氨酸脱氨酶试验培养基

酵母浸膏	3.0g	氯化钠	5.0g

| DL-苯丙氨酸 | 2.0g | 琼脂 | 12.0g |
| 无水磷酸氢二钠 | 1.0g | 蒸馏水定容至 | 1000ml |

将上述成分加热溶解后分装试管,115℃高压灭菌15分钟,使呈斜面,置冰箱备用(如无DL-苯丙氨酸,可用L-苯丙氨酸)。

用于苯丙氨酸脱氨酶试验。

6. 布氏肉汤

蛋白胨	10.0g	葡萄糖	1.0g
酵母浸粉	2.0g	亚硫酸氢钠	0.1g
胰酪蛋白胨	10.0g	蒸馏水定容至	1000ml
氯化钠	5.0g		

称取各成分加热、搅拌溶解于蒸馏水中,调 pH 至 7.0,分装试管,每管4ml,121℃灭菌15 分钟,备用。

用于弯曲杆菌增菌和布氏琼脂制备。

7. 察氏培养基

硝酸钠	3.0g	氯化钾	0.5g
磷酸氢二钾	1.0g	蔗糖	30.0g
硫酸镁	0.5g	琼脂	20.0g
硫酸亚铁	0.01g	蒸馏水定容至	1000ml

称取各成分加热、搅拌至完全溶解于蒸馏水中,分装三角瓶,121℃灭菌15 分钟,待冷至50℃左右倾注平板,或将培养基溶解分装试管,灭菌后制成斜面。

用于青霉菌、曲霉菌等培养鉴定。

8. 肠毒素产毒培养基

蛋白胨	20.0g	氯化钙	0.1g
胰消化酪蛋白	0.2g	硫酸镁	0.2g
氯化钠	5.0g	芋酸	0.01g
磷酸氢二钾	1.0g	琼脂	12.0g
磷酸二氢钾	1.0g	蒸馏水定容至	1000ml

称取各成分加热溶解于1000ml 蒸馏水中,调 pH 至 7.3,分装三角瓶,每瓶200ml,121℃灭菌15 分钟,备用。

用于金黄色葡萄球菌肠毒素产毒试验。

9. 蛋白胨水培养基

| 蛋白胨(或胰胨) | 20.0g | 氯化钠 | 5.0g |
| 蒸馏水定容至 | 1000ml | | |

将上述成分溶解后,调 pH 至 7.4,分装小试管,每管 2ml,121℃高压灭菌15 分钟后备用。

用于吲哚试验。

10. 单糖(苷、醇)发酵培养基

蛋白胨	10.0g	16g/L 溴甲酚紫乙醇溶液	1ml
糖	5.0~10.0g	pH	7.4~7.6
NaCl	5.0g	蒸馏水定容至	1000ml

将上述成分溶解后,调 pH 至 7.6,分装试管,113℃ 灭菌 15 分钟,如需观察产气,可于每一试管中加一支小倒管。葡萄糖、甘露醇、侧金盏花醇、肌醇和水杨苷等可在灭菌前加入培养基内,阿拉伯糖、木糖和各种双糖则必须过滤除菌后加入灭菌的培养基内。

主要用于革兰阴性杆菌的鉴别。

11. 醋酸铅琼脂培养基

蛋白胨	10.0g	琼脂	12.0g
牛肉浸粉	3.0g	蒸馏水定容至	1000ml
氯化钠	5.0g	10% 醋酸铅溶液(最后加)	1ml×10
硫代硫酸钠	2.5g		

称取各成分(醋酸铅除外)加热溶解于蒸馏水中,分装三角瓶,每瓶 100ml,115℃ 灭菌 15 分钟,冷至 50℃ 左右,加入过滤除菌的醋酸铅溶液 1ml 混匀,分装试管,每管约 3~4ml,冷却,备用。

用于细菌的硫化氢试验。

12. 胆汁—七叶苷培养基

牛肉膏	3.0g	蛋白胨	5.0g
七叶苷	1.0g	枸橼酸铁铵	0.5g
牛胆粉	40.0g	琼脂	15.0g
蒸馏水定容至	1000ml		

将上述成分混合后加热溶解,调 pH 至 7.0,分装试管,115℃ 高压灭菌 15 分钟,趁热制成斜面后备用。

用于 D 群链球菌、肠球菌及厌氧菌等细菌的鉴定。

13. 动力-吲哚-尿素(MIU)培养基

蛋白胨	10.0g	200g/L 尿素	100ml
氯化钠	5.0g	琼脂	2.0g
葡萄糖	1.0g	4g/L 酚红水溶液	2ml
磷酸二氢钾	2.0g	蒸馏水定容至	1000ml

除尿素和酚红外,其他成分混合于水中加热溶解,调 pH 至 7.0,再加入酚红指示剂,115℃ 灭菌 15 分钟,待冷却至 80~90℃ 时,无菌加入滤过除菌的尿素液,分装无菌试管,每管 3ml,直立待凝。

主要用于肠杆菌科细菌的初步鉴定,亦可用于副溶血弧菌及气单胞菌属的初步鉴定。

14. 放线菌酮—氯霉素琼脂培养基

葡萄糖	40.0g	放线菌酮	0.5g(溶于10ml 丙酮中)
琼脂	20.0g	氯霉素	0.05g(溶于10ml 的95% 酒精中)
蛋白胨	10.0g	蒸馏水定容至	1000ml

上述葡萄糖、蛋白胨、琼脂等成分溶于蒸馏水中,121℃ 灭菌 15 分钟后,加入氯霉素酒精液和放线菌酮丙酮液,分装,备用。

用于浅部真菌的培养。

15. 卡那霉素-万古霉素血琼脂(KVLB)

首先按下列配方配制厌氧琼脂

10g/L 氯化血红素	0.5ml	半胱氨酸	400mg
10g/L 维生素 K$_1$	1ml	琼脂	20.0g
脱纤维羊血或兔血	50ml	酵母浸出粉	5.0g
植物胨或木瓜酶消化豆粉	5.0g	氯化钠	5.0g
胰酶水解酪蛋白	15.0g	蒸馏水定容至	1000ml

将上述成分混合溶解,经高压灭菌后,冷却至50℃,加入无菌脱纤维兔血(5%)、卡那霉素(100μg/ml)和万古霉素(7.5μg/ml),混合后倾注平板,备用。

用于普雷沃菌属和类杆菌的分离培养。

16. 副溶血性弧菌选择性琼脂平板

蛋白胨	20.0g	氯化钠	40.0g
琼脂	17.0g	蒸馏水定容至	1000ml
1:10 000 结晶紫溶液	5ml		

将以上成分(结晶紫除外)加热溶化于蒸馏水中,调 pH 至8.7(加300g/L 氢氧化钾约0.4ml),煮沸、过滤后加入结晶紫液混合。121℃灭菌30分钟,待冷至55℃左右,倾注平板。

用于分离培养副溶血性弧菌。

17. 改良 Campy-BAP 培养基

蛋白胨	10.0g	胰蛋白胨	10.0g
万古霉素	10.0μg/ml	葡萄糖	1.0g
多黏菌素 B	2.5U/ml	酵母浸出粉	2.0g
三甲氧苄啶(TMP)	5.0μg/ml	氯化钠	5.0g
两性霉素 B	2.0μg/ml	重亚硫酸钠	0.1g
头孢菌素	15.0μg/ml	琼脂粉	15.0g
脱纤维羊血	50ml/L	蒸馏水定容至	1000ml

除抗生素和羊血外,将上述各成分加入蒸馏水中,混匀,121℃灭菌15分钟,冷至50℃时加入各种抗生素与羊血,混匀,倾注平板,备用。

用于分离培养弯曲菌属。

18. 改良 Elek 平板

酪蛋白胨	20.0g	酵母浸膏粉	10.0g
氯化钠	2.5g	林可霉素(灭菌后加入)	90.0g
葡萄糖	5.0g	盐类溶液(5% MgSO$_4$, 0.5% FeCl$_3$,2% CaCl$_2$6H$_2$O)	0.5ml
琼脂	15.0g	蒸馏水定容至	1000ml
磷酸二氢钾	15.0g		

将各成分溶于蒸馏水中,121℃灭菌15分钟,冷至50℃时加入林可霉素,混匀,倾注平板。

用于测定大肠埃希菌肠毒素。

19. 甘氨酸培养基

布氏肉汤	1000ml	甘氨酸	10.0g
琼脂	1.6g		

将上述成分加热溶解,调 pH 至7.0,分装试管,每管4ml,121℃灭菌15分钟,备用。

用于甘氨酸耐受性试验。

20. 肝浸液及肝浸液琼脂

猪肝或牛肝	500.0g	氯化钠	5.0g
蛋白胨	10.0g	蒸馏水定容至	1000ml
琼脂	20.0g		

将猪肝或牛肝洗净绞碎,加水 500ml,经流通蒸汽加热 30 分钟。取出后混匀,再继续加热 90 分钟,纱布过滤。滤液中加入蛋白胨、氯化钠,并加水至 1000ml,加热溶解后调 pH 至 7.0。再置流通蒸汽中蒸 30 分钟,倾出上清液并以滤纸过滤分装,121℃灭菌 20 分钟,置于暗处储存备用。

每 100ml 肝浸液加琼脂 2.0g,即成肝浸液琼脂。

用于布鲁菌的分离培养。

21. 高盐甘露醇琼脂

蛋白胨	10.0g	蒸馏水定容至	1000ml
牛肉膏	1.0g	甘露醇	10.0g
琼脂	20.0g	1g/L 的酚红溶液	25ml
氯化钠	25.0g		

将各成分(甘露醇和酚红除外)加热溶解于蒸馏水中,调 pH 至 7.4,以纱布过滤,趁热加入甘露醇及酚红溶液,充分混匀。分装于三角烧瓶中 115℃灭菌 15 分钟,待冷至 50℃倾注平板,凝固后冷藏备用。

用于致病性葡萄球菌分离鉴定。

22. 哥伦比亚血琼脂平板

酪蛋白胰酶消化物	10.0g	氯化钠	5.0g
心胰酶消化物	3.0g	琼脂	10.0g
玉米淀粉	1.0g	蒸馏水定容至	1000ml
肉胃酶消化物	5.0g	庆大霉素(后加)	20.0mg
酵母浸出粉	5.0g	无菌脱纤维羊血(后加)	100ml

称取各成分,加热溶解于蒸馏水中,调 pH 至 7.3。121℃灭菌 15 分钟,冷至 50℃时,加入羊血,同时加入相当于 20.0mg 庆大霉素(或相当量的硫酸庆大霉素),混匀,倾注平板。

营养非常丰富,用于各种细菌尤其是苛养菌的培养。

23. 甲苯胺蓝-DNA 酶琼脂

脱氧核糖核酸(DNA)	0.3g	三羟甲基氨基甲烷(Tris)	6.1g
氯化钙	1.1g	琼脂	10.0g
氯化钠	10.0g	蒸馏水定容至	1000ml
甲苯胺蓝	0.083g		

称取各成分,加热溶解于蒸馏水中,调 pH 至 9.0 左右,分装三角烧瓶。如立即使用可不需灭菌。如不立即使用,121℃灭菌 15 分钟。已灭菌的培养基在室温可存放 4 个月无变化,并经数次融化后仍可用。

用于核糖核酸酶检测。

24. 碱性蛋白胨水

蛋白胨	10.0g	蒸馏水定容至	1000ml
氯化钠	5.0g		

将上述成分溶解于蒸馏水,调 pH 至 8.5,分装试管,121℃灭菌 15 分钟,备用。

用于霍乱弧菌的增菌培养。

25. 碱性琼脂培养基

肉膏汤	1000ml	琼脂	20.0g

将琼脂加于肉膏汤中加热溶化,调 pH 至 8.4,121℃灭菌 20 分钟,待冷至 50℃左右,倾注平板备用。

用于分离霍乱弧菌。

26. 克氏双糖铁(KIA)复合培养基

蛋白胨	20.0g	牛肉膏	3.0g
酵母膏	3.0g	乳糖	10.0g
葡萄糖	1.0g	氯化钠	5.0g
柠檬酸铁铵	0.5g	硫代硫酸钠	0.5g
琼脂	12~15g	4g/L 酚红水溶液	6ml
蒸馏水定容至	1000ml		

除糖类和酚红外,其他各成分均加热溶解,调 pH 为 7.5,再加入糖类和酚红水溶液,混匀,过滤分装,每管 3ml,115℃灭菌 15 分钟,取出后制成斜面,斜面和底层各占 1/2。

用于肠杆菌科细菌的初步鉴定,亦可用于非发酵菌的初步鉴定。

27. 柯氏(Korthof)培养基

蛋白胨	0.8g	氯化钙	0.04g
氯化钠	1.4g	氯化钾	0.04g
磷酸氢二钠	0.88g	磷酸二氢钾	0.24g
碳酸氢钠	0.02g	蒸馏水定容至	1000ml

将上述成分溶于蒸馏水煮沸 20 分钟,滤纸过滤,调 pH 至 7.2。121℃灭菌 20 分钟。冷却后无菌加入新鲜兔血清,使成 8~10% 兔血清溶液。分装于无菌试管中,每管 5ml 或 2.5ml,置 56℃水浴灭活 30 分钟,备用。

用于钩端螺旋体的培养。

28. 类杆菌-胆汁-七叶苷平板(BBE)

胰酪胨	5.0g	枸橼酸铁铵	0.5g
植物胨	5.0g	氯化血红素溶液(5mg/ml)	2ml
氯化钠	5.0g	庆大霉素溶液(40mg/ml)	2.5ml
牛胆粉	20.0g	七叶苷	1.0g
琼脂	15.0g	蒸馏水定容至	1000ml

将上述各成分混合,加热溶解,调整 pH 至 7.0,121℃灭菌 20 分钟,待冷至 50℃左右,倾注平板。

用于快速鉴定脆弱拟杆菌。

29. 硫酸镁葡萄糖肉汤

牛肉膏	5.0g	5g/L 对氨基苯甲酸水溶液	10ml
氯化钠	5.0g	247g/L MgSO$_4$·7H$_2$O 水溶液	20ml
蛋白胨	10.0g	蒸馏水定容至	1000ml
葡萄糖	3.0g	4g/L 酚红溶液	6ml

| 柠檬酸钠 | 3.0g | 青霉素酶 | |

按以上成分称取需要量,除酚红溶液和青霉素酶外,其余加入容器中加热溶解后煮沸5分钟,趁热过滤,冷却后补足失去的水分,调整溶液 pH 至 7.6～7.8,加入酚红溶液。分装50ml 至小玻璃盐水瓶中,加翻口橡皮塞,铝盖压封,121℃灭菌15分钟。使用时每瓶加入青霉素酶 100U,无菌试验合格后使用。

用于血液或骨髓的需氧菌增菌培养。

30. 硫乙醇酸盐培养基

酪胨(胰酶水解)	15.0g	氯化钠	2.5g
酵母浸出粉	5.0g	刃天青	0.001g
硫乙醇酸钠	0.5g	琼脂	0.75g
L-胱氨酸	0.5g	蒸馏水定容至	1000ml

称取各成分,加热搅拌溶解于蒸馏水中,调 pH 至 7.1,分装适宜容器[其装量与容器高度的比例应符合:培养结束后培养基氧化层(粉红色)不超过培养基深度的 1/2],121℃灭菌15分钟后迅速冷却。在使用前,培养基氧化层高度不得超过培养基深度的 1/5。否则,须经100℃水浴加热至粉红色消失(不得超过 20 分钟),迅速冷却,只限加热一次,并应防止被污染。

用于厌氧菌的增菌培养。

31. 卵黄琼脂平板

胰酪胨	40.0g	葡萄糖	2.0g
磷酸氢二钠	5.0g	氯化钠	2.0g
50g/L 硫酸镁	0.2ml	琼脂	20.0g
磷酸二氢钾	1.0g	蒸馏水定容至	1000ml

将以上成分加热溶解,调 pH 至 7.3,121℃灭菌15分钟,冷至60℃,加入 500g/L 蛋黄盐水(按无菌操作取出蛋黄,加入等量 0.85% 氯化钠溶液,并使充分混匀)100ml,混匀倾注平板。

用于卵磷脂酶和脂酶的测定。

32. 卵黄双抗平板

营养琼脂	600ml	多黏菌素 B	2.5mg
玉米淀粉	1.0g	万古霉素	2.0mg
500g/L 卵黄盐水溶液	60ml		

先用少量水将玉米淀粉调成糊状,加入已融化的琼脂中,混匀后 121℃灭菌20分钟。冷却至50℃左右,加入卵黄溶液以及抗生素(多黏菌素 B 和万古霉素先以少量无菌蒸馏水溶解,过滤除菌),摇匀后倾注平板。

用于脑膜炎奈瑟菌的分离培养。

33. 罗氏(Lowenstein-Jensen)培养基

磷酸二氢钾	2.4g	蒸馏水	600ml
$MgSO_4 \cdot 7H_2O$	0.24g	马铃薯淀粉	30g
柠檬酸镁	0.6g	新鲜鸡卵液	1000ml
天门冬素	3.6g	20g/L 孔雀绿水溶液	20ml
甘油	12ml		

①加热溶解磷酸盐、硫酸镁、柠檬酸镁、天门冬素及甘油于蒸馏水中;②将马铃薯淀粉加入冷却后的上述溶液内,置于沸水浴内1小时,其间不时搅拌,再置于56℃水浴箱内1小时;③取新鲜鸡卵用肥皂与水洗净后,用75%酒精消毒卵壳,无菌操作击破卵壳,将全卵液一并收集于灭菌搪瓷量杯内,充分搅拌均匀,再以无菌纱布过滤,收集卵液1000ml,加于上述混合液中;④加入已灭菌的孔雀绿水溶液,混匀后分装于无菌的中号试管(18mm×180mm)内,每管7～8ml。斜置血清凝固器内,85℃ 1小时间歇灭菌两次,无菌试验检测合格后置4℃保存。

用于结核分枝杆菌培养。

34. 吕氏血清斜面

100g/L葡萄糖肉汤(灭菌,pH7.4)	1份
小牛血清(或兔、羊、马血清)	3份

用无菌操作法将上述成分混合于无菌三角烧瓶。无菌分装于15mm×150mm灭菌试管,每管3～5ml,将试管斜置于血清凝固器内,间歇灭菌3天。第1天徐徐加热至85℃,维持30分钟,使血清凝固,置36℃温箱过夜;第2天和第3天再用85～90℃灭菌30分钟,取出后置4℃保存、备用。

用于白喉棒状杆菌培养,观察异染颗粒。

35. 马铃薯葡萄糖琼脂(PDA)

马铃薯粉	200.0g	葡萄糖	20.0g
琼脂	20.0g	蒸馏水定容至	1000ml

将马铃薯加入蒸馏水中,煮20分钟后纱布过滤,将滤液补足至1000ml。再加入葡萄糖、琼脂,加热溶解,分装,121℃灭菌15分钟。

用于霉菌、酵母菌培养和计数;伯克霍尔德菌培养。

36. 马尿酸钠培养基

马尿酸钠	1.0g	肉浸液	100ml

将马尿酸钠溶解于肉浸液中,分装试管,121℃灭菌15分钟。

用于马尿酸盐水解试验。

37. 麦康凯(Mac Conkey,MAC)琼脂

蛋白胨	20.0g	氯化钠	5.0g
胆盐	5.0g	5g/L中性红水溶液	5ml
琼脂	20.0g	蒸馏水定容至	1000ml
乳糖	10.0g		

除乳糖、中性红外,其他成分加热溶解于蒸馏水中,调pH至7.2左右,加入乳糖、中性红溶液,115℃灭菌15分钟,冷至50℃左右倾注平板。

用于粪便、尿液、分泌物等的肠道致病菌分离培养。

38. 毛发穿孔试验液体培养基

100g/L酵母浸膏(无菌)	1～2滴	蒸馏水	10ml

将青少年或儿童头发若干剪成1cm长,经115℃灭菌15分钟,置于含上述成分的试管中备用。

鉴别红色癣菌与石膏样癣菌,后者使毛发穿孔。

39. 明胶培养基

| 牛肉膏 | 3.0g | 蛋白胨 | 5.0g |
| 明胶 | 120.0g | 蒸馏水定容至 | 1000ml |

将上述成分加热溶解,调 pH 为 7.6,过滤,分装试管,115℃高压灭菌 12 分钟,置冷水中迅速冷却,凝固后存于冰箱中备用。

用于检测细菌液化明胶的能力。

40. 脑心浸液琼脂(BHIA)与脑心浸液血琼脂(BHIB)

牛脑浸出液	200ml	牛心浸出液	250ml
胨胨	10.0g	酵母浸出物(粉)	5.0g
葡萄糖	2.0g	氯化钠	5.0g
磷酸氢二钠	2.5g	L-半胱氨酸	0.5g
氯化血红素(5g/L)	1ml	维生素 K_1(10g/L)	0.1ml
蒸馏水定容至	1000ml		

牛心脑浸出液的制备:将去筋膜并绞碎的牛脑和牛心各 500g,分别置于两只 2000ml 的三角烧瓶中,各加 1000ml 蒸馏水。置 4℃冰箱过夜。次日撇去浮油,分别置 45℃水浴中加温 1 小时,再煮沸 30 分钟,用纱布过滤。牛脑浸液不易滤清,可倒入三角量杯中,再置冰箱待杂质沉降,吸取上清液。各补足水分至 1000ml,121℃灭菌 15 分钟后备用。

将已制备的牛心脑浸液和上述成分加入容器内,加蒸馏水至 1000ml,加热溶解,冷却后调 pH 至 7.6～7.8。分装后 121℃灭菌 15 分钟。

牛心脑浸液琼脂(BHIA)与牛心脑浸液血琼脂(BHIB):上述牛脑浸液基础培养基加入 25g 琼脂,即为心脑琼脂。在心脑琼脂中加入 5%～10%脱纤维羊血,即成心脑血琼脂。

适用于绝大多数厌氧菌的分离和培养。

41. 尿素培养基

蛋白胨	1.0g	磷酸二氢钾	2.0g
葡萄糖	1.0g	2g/L 酚红	6.0ml
氯化钠	5.0g	蒸馏水定容至	1000ml
500 g/L 尿素	20ml		

以上各成分(尿素、指示剂除外)加热溶解后,调 pH 至 6.8,再加入指示剂。115℃灭菌 15 分钟,冷却至 50℃左右时,加入已过滤除菌的尿素溶液,混匀后分装试管,置 4℃冰箱保存、备用。

用于细菌的尿素分解试验。

42. 尿素琼脂

葡萄糖	1.0g	蛋白胨	1.0g
氯化钠	5.0g	磷酸二氢钠	2.0g
琼脂	20.0g	200g/L 尿素	100ml
0.2g/L 酚红	6.0ml	蒸馏水定容至	1000ml

将上述成分(除尿素外)混合,调整 pH 至 6.8。115℃灭菌 15 分钟,冷至 50℃左右,每 450ml 中加 50ml 经滤过除菌的尿素溶液(200g/L)后,分装备用。

用于真菌鉴定。

43. 葡萄糖蛋白胨水培养基

| 蛋白胨 | 7g | 葡萄糖 | 5g |

| 磷酸氢二钾 | 5g | 蒸馏水定容至 | 1000ml |
| pH | 7.2 | | |

将上述成分溶解于蒸馏水中,调 pH 为 7.2,分装试管,121℃高压灭菌 15 分钟后备用。

用于甲基红和 VP 试验。

44. 葡萄糖酸盐试验培养基

蛋白胨	1.5g	磷酸氢二钾	1.0g
葡萄糖酸钾	40g	酵母浸膏	1.0g
		蒸馏水定容至	1000ml

将上述成分加热溶解、过滤,校正 pH 6.5,分装试管,每管 1ml,115℃灭菌 15 分钟,冷却,备用。

用于肠杆菌科葡萄糖酸盐试验。

45. 普通琼脂平板

| 肉汤(肉膏汤) | 1000ml | 琼脂 | 20 ~ 25g |

在已制备好的肉汤培养基中加入琼脂,加热溶解。121℃灭菌 20 分钟,待冷至 50℃左右,摇匀,倾注平板。

供一般细菌分离培养或增菌用。

46. 七叶苷琼脂培养基

糖发酵基础液

| (无指示剂) | 1000ml | 枸橼酸铁 | 0.5g |
| 七叶苷 | 1.0g | 琼脂 | 15.0g |

混合以上成分,加热溶解,调整 pH 至 7.0,分装,115℃灭菌 15 分钟,制成斜面备用。

用于七叶苷水解试验。

47. 巧克力色血琼脂平板

| 营养琼脂 | 100ml | 脱纤维羊血(或兔血) | 10ml |

将已灭菌的营养琼脂(pH 7.6)隔水加热融化,冷至 50℃左右,加入脱纤维羊血 10ml,轻轻混匀,再置 80℃水浴 10 ~ 15 分钟,使血液的色泽由鲜红色转变为巧克力色,取出冷至 50℃左右,倾注平板,经无菌试验后置 4℃保存、备用。

用于高营养要求细菌的培养。

48. 庆大霉素琼脂

蛋白胨	10.0g	琼脂	15.0g
牛肉膏	3.0g	蒸馏水定容至	1000ml
氯化钠	5.0g	5g/L 亚碲酸钾(后加)	1ml
枸橼酸钠	10.0g	庆大霉素(后加)	250IU
蔗糖	10.0g	多黏菌素 B(后加)	1200IU
无水亚硫酸钠	3.0g		

先将上述成分加热溶解于蒸馏水中,调 pH 至 8.4,115℃灭菌 15 分钟。待冷至 50℃左右,加入亚碲酸钾、庆大霉素和多黏菌素 B,混匀倾注平板。

用于霍乱弧菌的选择性分离培养。

49. 肉膏汤

| 牛肉膏 | 3.0g | 氯化钠 | 5.0g |

| 蛋白胨 | 10.0g | 蒸馏水定容至 | 1000ml |

将上述成分溶解于蒸馏水中,调 pH 为 7.4,过滤分装,121℃灭菌 15 分钟,冷却后 4℃冷藏备用。

供作基础培养基用。

50. 肉汤

新鲜牛肉			
(去除筋和脂肪)	500g	氯化钠	5.0g
蛋白胨	10.0g	蒸馏水定容至	1000ml

将新鲜牛肉(去除筋和脂肪)绞碎加水,4℃过夜,然后加热 45～50℃ 1 小时,并煮沸 30 分钟,用数层纱布或滤纸过滤,加水补充至 1000ml。再加入蛋白胨和氯化钠,加热溶化,冷至 40～50℃,矫正 pH 至 7.4～7.6,分装于锥形瓶或试管内,121℃灭菌 20 分钟,冷后放阴暗处或 4℃备用。若用半成品培养基,可直接称取所需量,加蒸馏水,溶解、分装,经高压灭菌后备用。

供作基础培养基用,营养高于肉膏汤,培养一般细菌。

51. 三糖铁琼脂(TSIA)

蛋白胨	15.0g	硫酸亚铁铵	0.2g
牛肉膏	3.0g	葡萄糖	1.0g
氯化钠	5.0g	乳糖	10.0g
硫代硫酸钠	0.3g	蔗糖	10.0g
琼脂	15.0g	蒸馏水定容至	1000ml
4g/L 酚红水溶液	6ml		

除糖类和酚红外,其他各成分均加热溶解,调 pH 为 7.5,再加入糖类和酚红水溶液,混匀,过滤分装,每管 3ml,115℃灭菌 15 分钟,取出后制成斜面,斜面和底层 1:1,于 4℃冰箱中保存。

用于肠杆菌科细菌的初步鉴定。

52. 沙保弱培养基(SDA)

| 葡萄糖 | 40.0g | 琼脂 | 20.0g |
| 蛋白胨 | 10.0g | 蒸馏水定容至 | 1000ml |

先将蛋白胨、琼脂溶于 700ml 蒸馏水中,将葡萄糖溶于剩余的 300ml 水中,然后将两者混合均匀,115℃灭菌 15 分钟。冷至 50℃左右倾注平板,冷藏备用。

真菌常规培养基,用于真菌的分离培养,菌种保存等。

53. 山梨醇-麦康凯琼脂(SMAC)

蛋白胨	20.0g	蒸馏水定容至	1000ml
胆盐	5.0g	0.1g/L 结晶紫溶液(后加)	1ml
琼脂	20.0g	5g/L 中性红水溶液(后加)	5ml
氯化钠	5.0g	山梨醇(后加)	10.0g

将蛋白胨、氯化钠、胆盐、琼脂粉混合于水中,加热溶解,校正 pH 至 7.2,经 121℃灭菌 20 分钟,备用。临用时,加热溶解,再加山梨醇、结晶紫及中性红溶液。

用于致病性、侵袭性、出血性和产毒性大肠埃希菌分离培养。

54. 苏通(Sauton)液体培养基

天门冬素	4.0g	枸橼酸铁铵	0.05g
磷酸氢二钾	0.5g	甘油	60ml
硫酸镁	0.5g	蒸馏水定容至	1000ml
枸橼酸	2.0g		

除甘油外,先将其他各成分用蒸馏水加热溶解,再加入甘油,补足蒸馏水总量,用氨水调pH 至 7.2,分装,121℃灭菌 20 分钟,备用。

用于结核分枝杆菌的培养。

55. 脱脂牛奶　取新鲜牛奶盛于烧瓶中,常压煮沸,置冰箱过夜。用吸管吸取下层乳汁,除去上层脂肪,或经离心去除脂肪,即成脱脂牛奶。分装试管,间歇灭菌 3 次,每次 100℃ 10 分钟。

用于配制冷冻干燥菌种时用的保护剂,或用于观察细菌或其他微生物对牛奶利用的情况,如凝固、胨化等。

用于压力蒸气消毒过程监测指示菌(嗜热脂肪杆菌芽胞)的培养及消毒效果测定。

56. 我妻血培养基(Kanagawa 现象用)

酵母浸膏	5.0g	氯化钠	70g
蛋白胨	10.0g	1g/L 结晶紫溶液	1ml
甘露醇	5.0g	琼脂	15.0g
K_2HPO_4	5.0g	蒸馏水定容至	1000ml

除结晶紫外,将上述成分加热溶解,调 pH 至 7.6 左右。分装,每瓶 100ml,115℃灭菌 10 分钟,待冷至 50℃每瓶加脱纤维羊血 5ml 混匀,倒入已凝固的营养琼脂平皿内,制成重层平板,供当天用。

用于鉴定副溶血性弧菌。

57. 喷他脒多黏菌素琼脂平板

蛋白胨	20g	蒸馏水定容至	1000ml
NaCl	5.0g	25g/L 喷他脒水溶液	0.1ml×10
牛肉膏	3g	1000U/ml 多黏菌素 B	0.5ml×10
琼脂	18.0g	脱纤维羊血	2ml×10

称取上述成分混合后,加热溶解,矫正 pH 至 7.4,加热,过滤,分装,每瓶 100ml,121℃灭菌 20 分钟。待冷至 50℃左右,以无菌手续加入喷他脒水溶液 0.1ml,多黏菌素 B 0.5ml 及脱纤维羊血 2ml,充分摇匀,倾注平板。凝固后置 4℃备用。

用于炭疽芽胞杆菌的培养。

58. 西蒙枸橼酸盐培养基

$MgSO_4 \cdot 7H_2O$	0.2g	磷酸二氢铵	1.0g
柠檬酸钠	5.0g	琼脂	20g
磷酸氢二钾	1.0g	10g/L 溴麝香草酚蓝溶液	10ml
氯化钠	5.0g	蒸馏水定容至	1000ml

先将盐类溶解于水中,调 pH 为 6.8,再加琼脂,加热溶解后,加入溴麝香草酚蓝,混匀后分装试管,121℃灭菌 20 分钟,制成斜面备用。

用于鉴定细菌对柠檬酸盐及无机铵的利用。

59. 硝酸盐还原试验培养基

硝酸钾(不含 NO$_2^-$)	0.2g	蛋白胨	5g
蒸馏水定容至	1000ml		

将上述成分溶解于水,调 pH 7.4,分装试管,121℃高压灭菌 20 分钟后备用。

用于检测细菌对硝酸盐的还原能力。

60. 血清肉汤　在已灭菌的营养肉汤中,无菌操作加入 5%～10% 血清,分装试管,冰箱保存备用。

用于苛养菌的增菌培养。

61. 血液琼脂平板

普通营养琼脂	100ml	脱纤维羊血(或兔血)	8～10ml

将已灭菌的普通琼脂(pH 7.6)隔水加热融化,冷至 50℃左右,加入脱纤维羊血(临用前置 37℃水浴箱预温)8～10ml,轻轻摇匀,倾注平板,经无菌试验后置 4℃备用。

用于分离营养要求较高的病原菌及一般标本的分离培养。

62. 亚碲酸钾血琼脂平板

pH 7.6 营养琼脂	100ml	10g/L 亚碲酸钾水溶液	2ml
50g/L 胱氨酸水溶液	2ml	脱纤维羊血或兔血	5～10ml

将 pH 7.6 营养琼脂融化,待冷至 50℃左右,加入已灭菌的亚碲酸钾溶液、胱氨酸溶液及脱纤维血液,摇匀后即刻倾注平板,凝固后置 4℃保存、备用。

用于白喉棒状杆菌分离培养。

63. 亚硒酸盐增菌液

胰蛋白胨	5.0g	磷酸二氢钠	2.8g
乳糖	4.0g	亚硒酸氢钠	4.0g
磷酸氢二钠	7.2g	蒸馏水定容至	1000ml

称取各成分,加热溶解于蒸馏水中,调 pH 至 7.1,无菌操作分装于无菌三角瓶或试管中,当天制备当天使用,无须高压灭菌(温度过高,会有大量红色沉淀生成,影响增菌效果)。

用于沙门菌增菌培养。

64. 厌氧血琼脂平板

胰酶水解酪蛋白	15.0g	10g/L 氯化血红素	0.5ml
植物胨或木瓜酶	5.0g	10g/L 维生素 K$_1$	1ml
消化豆粉			
氯化钠	5.0g	半胱氨酸	400mg
琼脂	20.0g	脱纤维羊血或兔血	50ml
酵母浸出粉	5.0g	蒸馏水定容至	1000ml

将上述成分(除血液外)混合,加热溶解,冷却后调整 pH 至 7.4,121℃灭菌 15 分钟,冷却至 50℃时,加入无菌脱纤维羊血或兔血 50ml,混匀后倾注平板。

用于厌氧菌的分离和培养。

65. 氧化-发酵(O/F)试验培养基(Hugh-Leifson 培养基)

蛋白胨	2.0g	2g/L 溴麝香草酚蓝溶液	12ml
糖	10g	琼脂	4.0g
氯化钠	5.0g	蒸馏水定容至	1000ml
磷酸氢二钾	0.3g		

将蛋白胨和盐类加水溶解后,校正 pH 至 7.2,加入糖、琼脂,隔水煮沸,溶化琼脂,然后加入指示剂,分装试管,高度为 7.5cm,115℃灭菌 15 分钟后备用。

用于细菌葡萄糖代谢类型的鉴定。

66. 伊红-亚甲蓝(EMB)琼脂

蛋白胨	10.0g	乳糖	5.0g
琼脂	18.0g	伊红	0.4g
蔗糖	5.0g	亚甲蓝	0.065g
磷酸氢二钾	2.0g	蒸馏水定容至	1000ml

将蛋白胨、糖、盐溶解,校正 pH 为 7.4,加入琼脂和染料混合,115℃灭菌 15 分钟,冷至 50℃左右倾注平板。

67. 乙酰胺培养基

乙酰胺	10.0g	硫酸镁	0.5g
氯化钠	5.0g	酚红	0.012g
磷酸二氢钾	0.73g	琼脂	20.0g
磷酸氢二钾	1.39g	蒸馏水定容至	1000ml

称取各成分,溶解于蒸馏水中,校正 pH 为 7.2,分装,121℃灭菌 15 分钟,备用。

用于铜绿假单胞菌的选择性分离培养。

68. 玉米粉 Tween-80 琼脂

玉米粉	40.0g	琼脂	20.0g
Tween80	10ml	蒸馏水定容至	1000ml

先将玉米粉混于水中,然后加热 65℃ 1 小时。过滤,补足到原水量,然后再加入琼脂及 Tween80,121℃灭菌 20 分钟,分装试管或倾注平板备用。

用于观察白假丝酵母菌的厚膜孢子及假菌丝。

69. 真菌糖发酵试验培养基

胰蛋白胨	2.0g	0.4%溴麝香草酚蓝	1.2ml
糖含量	2%	蒸馏水定容至	100ml
氯化钠	0.5g		

将上述成分溶于蒸馏水,分装,121℃灭菌 20 分钟,备用。

用于真菌糖发酵试验。

70. 真菌糖同化试验培养基

硫酸铵	5.0g	磷酸二氢钾	1.0g
结晶硫酸镁	0.5g	酵母浸膏	0.5g
琼脂	20.0g	蒸馏水定容至	1000ml

将上述成分溶于蒸馏水,分装,121℃灭菌 20 分钟,备用。

用于真菌糖同化试验。

71. 支原体培养基

基础培养基

牛心浸液	70ml	25%鲜酵母浸液	10ml
蛋白胨	10.0g	小牛血清	20ml
氯化钠	5.0g		

肺炎支原体需添加：

500g/L 葡萄糖	1～2ml	4g/L 酚红	0.5ml
10g/L 醋酸铊	2.5ml	青霉素(1万 IU/ml)	10ml

人型支原体需添加：

30% L-精氨酸	0.33ml	0.4% 酚红	0.5ml
1% 醋酸铊	2.5ml	青霉素(1万 IU/ml)	10ml

溶脲脲原体需添加：

40% 尿素	1.5ml	多黏菌素(5mg/ml)	0.5ml
0.4% 酚红	0.5ml	青霉素(1万 IU/ml)	10ml
两性霉素(5mg/ml) 0.1ml			

一般采取步骤是：将耐热成分溶于蒸馏水中,121℃灭菌15分钟,待温度降至50℃左右再加入其他成分。如果制备固体培养基,加入琼脂即可。

用于支原体的分离培养。

72. 中国蓝琼脂

蛋白胨	10.0g	氯化钠	5.0g
牛肉膏	3.0g	中国蓝	0.05g
乳糖	10.0g	玫红酸	0.1g
琼脂	15.0g	蒸馏水定容至	1000ml

将上述成分(琼脂、指示剂除外)先混合加热溶解,校正 pH 为7.0。然后加入琼脂、指示剂,121℃灭菌20分钟,待冷至50℃左右,倾注平板。

为弱选择性培养基,主要用于分离肠道杆菌。

73. BCYE 琼脂

ACES(N-2-乙酰氨基-乙氨基乙醇磺酸)	10g	琼脂	17g
酵母粉(酵母浸膏)	10g	蒸馏水定容至	1000ml
活性炭	2g	可溶性焦磷酸铁(无菌)	0.025g×10
α-酮戊二酸	1.0g	L-半胱氨酸(无菌)	0.04g×10

除 L-半胱氨酸和焦磷酸铁外,先将各成分溶于蒸馏水中,分装三角瓶,每瓶100ml。121℃灭菌15分钟,冷至50℃左右时,每瓶加入 L-半胱氨酸盐酸盐0.04g和可溶性焦磷酸铁0.025g混匀,用1mol/L 氢氧化钾调整 pH 至6.9,倾注平板。

用于军团菌的培养。

74. Cary-Blair 运送培养基

硫乙醇酸钠	1.5g	磷酸氢二钠	1.1g
氯化钠	5g	琼脂	5g
氯化钙	0.09g	蒸馏水定容至	1000ml

除氯化钙外,其他成分加热溶解。冷至50℃,加入氯化钙,校正 pH 到8.4。分装试管,121℃灭菌15分钟。

用于肠道致病菌标本采样及运送。

75. CCDA 基础

蛋白胨	10.0g	丙酮酸钠	0.25g

牛肉浸出粉	10.0g	硫酸亚铁	0.25g
酸水解酪蛋白	3.0g	琼脂	12.0g
活性炭	4.0g	蒸馏水定容至	1000ml
去氧胆酸钠	1.0g	CCDA 琼脂添加剂（后加）	1 支 ×5
氯化钠	5.0g		

称取各成分，加热溶解于蒸馏水中，调 pH 至 7.2 左右分装每瓶 200ml，121℃ 灭菌 15 分钟，冷却至 50℃ 时，加入 1 支改良 CCDA 琼脂添加剂（含头孢哌酮 6.4mg、两性霉素 B 2mg），混匀，倾注平板，备用。

用于弯曲杆菌的分离培养。

76. CCFA 培养基（环丝氨酸-头孢西丁-果糖-蛋黄琼脂）

胨胨 2 号	40.0g	琼脂	20.0g
磷酸氢二钠	5.0g	1% 中性红酒精溶液	3ml
磷酸二氢钾	1.0g	环丝氨酸	500mg
氯化钠	2.0g	头孢西丁	16mg
无水硫酸镁	0.1g	50% 蛋黄盐水悬液	50ml
果糖	6.0g	蒸馏水加至	1000ml

除环丝氨酸、头孢西丁、50% 蛋黄盐水悬液外的上述成分，混合加热溶解，调 pH 至 7.6，121℃ 灭菌 15 分钟，冷至 50℃，以无菌操作法加入环丝氨酸、头孢西丁、50% 蛋黄盐水悬液，混匀后倾注平板备用。

50% 蛋黄盐水悬液的制备：取新鲜鸡蛋一只，置 70% 酒精中浸泡 15 分钟消毒，用无菌技术敲碎蛋壳一端，倒出蛋清后，将蛋黄倒入灭菌量筒内，加入等量无菌生理盐水，用无菌玻棒搅匀后，即为 50% 蛋黄盐水悬液。

用于艰难梭菌的分离培养。

77. CIN-1（cefsulodin irgasan novobiocin）培养基

胰蛋白胨	20.0g	氯化锶	1.0g
酵母浸粉	2.0 g	Irgsan	0.004g
甘露醇	20.0g	中性红	0.03g
氯化钠	1.0g	结晶紫	0.001g
去氧胆酸钠	2.0g	蒸馏水定容至	1000ml
硫酸镁	0.01g	CIN-1 添加剂（后加）	1 支 ×5
琼脂	12.0g		

称取各成分，加热溶解于蒸馏水中，调 pH 至 7.5 左右，分装三角瓶，每瓶 200ml，121℃ 灭菌 15 分钟。冷至 50℃ 左右时，加入一支过滤除菌 CIN-1 添加剂（含头孢菌素 3mg，新生霉素 0.5mg）混匀，倾注平板。

用于分离小肠结肠炎耶尔森菌。

78. 2g/L DNA 琼脂平板

营养琼脂	100ml	DNA	0.2g
80g/L 氯化钙溶液	1ml	pH 7.2	

先将 DNA 溶于 2ml 0.1mol/L NaOH 溶液中，将其加入营养琼脂中，再加入氯化钙溶液。115℃ 灭菌 15 分钟，取出冷至 50℃ 左右，倾注平板，凝固后置 4℃ 冰箱备用。

用于细菌 DNA 酶的检测,多用于葡萄球菌和沙雷菌的鉴定。

79. Elek 培养基

甲液:

胰蛋白胨	4.0g	400g/L 氢氧化钠水溶液	1.5ml
纯乳酸	0.14ml	蒸馏水	100ml
麦芽糖	0.6g		

乙液:

琼脂	3.0g	蒸馏水	100ml
氯化钠	1.0g		

将甲、乙液中各成分分别加入蒸馏水中,加热溶解。甲液用脱脂棉过滤后用 1mol/L 盐酸校正 pH 为 7.8,然后将甲、乙液等量混合,分装试管,每管 15ml。115℃灭菌 10 分钟,置 4℃备用。使用时将融化后冷至 55℃的 Elek 琼脂按 5∶1 的量加入无菌正常兔或牛血清,充分混匀后倾注无菌平板。

用于白喉棒状杆菌毒力试验。

80. GN 增菌液

胰蛋白胨	2g	葡萄糖	0.1g
甘露醇	2g	柠檬酸钠	5g
去氧胆酸钠	0.05g	无水磷酸二氢钾	0.15g
无水磷酸氢二钾	0.4g	氯化钠	0.5g
蒸馏水定容至	100ml		

将上述成分溶解于水,pH 调整为 7.0,每管分装 10ml,115℃灭菌 15 分钟,4℃保存备用。

用于粪便标本中志贺菌属的增菌。

81. GVPC 琼脂

BCYE 琼脂	100ml	甘氨酸	0.3g
多黏菌素 B	7920U	放线菌酮	8mg
万古霉素	0.1mg	(盐酸半胱氨酸)	(0.04g)

在 BCYE 琼脂培养基(50℃左右)中,无菌加入以上各成分混匀后,倾注平板。

用于军团菌的分离培养。

82. HE 琼脂(HE)

蛋白胨	2.0g	溴麝香草酚蓝	0.064g
牛肉膏	3.0g	硫代硫酸钠	6.8g
水杨素	2.0g	柠檬酸铁铵	0.8g
胆盐	20.0g	去氧胆酸钠	2.0g
氯化钠	5.0g	酸性复红	0.1g
乳糖	12.0g	琼脂	20.0g
蔗糖	12.0g	蒸馏水定容至	1000ml

称取各成分溶解于蒸馏水中,调 pH 至 7.5,完全溶解后冷至 50℃,倾注平板。本培养基不需要高压灭菌。

用于沙门菌的选择性分离培养。

83. Honda 氏产毒肉汤

水解酪蛋白	20.0g	酵母浸膏粉	10.0g
葡萄糖	5.0g	磷酸氢二钠	15.0g
氯化钠	2.5g	林可霉素	0.09g
微量元素	0.5ml	蒸馏水定容至	1000ml

微量元素配制:硫酸镁5g、氯化铁0.5g和氯化钴2g,溶解于100ml蒸馏水。

将上述成分(林可霉素除外)溶解后,校正pH为7.5,121℃灭菌15分钟,待冷至50℃左右,加入林可霉素。

用于致泻大肠埃希氏菌的产毒培养。

84. L型培养基的制备

牛肉浸液	100ml	蛋白胨	2.0g
琼脂	0.8g	明胶	3.0g
氯化钠	4.0g		

将上述成分(除明胶外)加入牛肉浸液中,加热溶化调整pH至7.6。加入明胶后,121℃灭菌15分钟,待冷至50℃左右,倾注平板。

用于L型细菌的培养。

85. Mueller-Hinton(M-H)肉汤(MHB)

| 牛肉粉 | 2.0g | 酸水解酪蛋白 | 17.5g |
| 可溶性淀粉 | 1.5g | 蒸馏水定容至 | 1000ml |

称取各成分,加热搅拌溶解于蒸馏水中,调整pH至7.4左右,分装,121℃灭菌15分钟,备用。

用于抗生素敏感试验。

86. Mueller-Hinton(M-H)琼脂(MHA)

酸水解酪蛋白	17.5g	牛肉粉	6.0g
可溶性淀粉	1.5g	蒸馏水定容至	1000ml
琼脂	20g/17.0g		

将以上各成分混匀,加热溶解后调整pH至7.3左右,121℃灭菌15分钟。待冷至50℃左右倾注平板,培养基厚4mm。

用于细菌的药物敏感试验。

87. Mueller-Hinton(M-H)血琼脂

酸水解酪蛋白	17.5g	牛肉粉	6.0g
可溶性淀粉	1.5g	蒸馏水定容至	1000ml
琼脂	20g	无菌脱纤维羊血(后加)	100ml

将以上各成分混匀,加热溶解后调整pH 7.3左右,121℃灭菌15分钟。待冷至50℃左右,加入羊血摇匀,倾注平板,培养基厚4mm。

用于高营养要求细菌的药物敏感试验。

88. PNB(对硝基苯甲酸)培养基

| 罗-琴培养基 | 100ml | 丙二醇 | 1ml |
| 对硝基苯甲酸 | 50ml | | |

对硝基苯甲酸溶解于丙二醇中,加入未加热凝固的罗-琴培养基,充分混匀后,分装于灭菌试管,置血清凝固器85℃2小时使呈斜面。冰箱中可保存3个月。

用于非结核分枝杆菌的筛选培养。

89. Skirrow 血琼脂

血琼脂基础	40.0g	多黏菌素 B	2500U
万古霉素	10.0mg	冻融脱纤维马血	50～70ml
蒸馏水定容至	1000ml	TMP	5.0mg

将血琼脂基础溶于蒸馏水中,115℃灭菌 15 分钟,冷至 50℃左右加入其他各成分,混匀,倾注平板,备用。

用于从粪便中分离空肠弯曲菌。

90. SS(shigella salmonella)琼脂

牛肉膏	5.0g	枸橼酸钠	8.5g
蛋白胨	5.0g	硫代硫酸钠	8.5g
琼脂	15.0g	5g/L 中性红水溶液	5.0ml
枸橼酸铁	1.0g	1g/L 煌绿溶液	0.33ml
胆盐	8.5g	蒸馏水定容至	1000ml
乳糖	10.0g		

首先将牛肉膏、蛋白胨和琼脂溶解于蒸馏水中,再加入除中性红、煌绿外的其他成分,微加热溶解,调 pH 至 7.2 左右,最后加入中性红、煌绿溶液,再煮沸 5 分钟,待冷至约 50℃左右,倾注平板,无须高压灭菌。

属强选择培养基,用于粪便标本中志贺菌和沙门菌的分离。

91. TCBS(硫代硫酸盐-柠檬酸盐-胆盐-蔗糖)琼脂

蛋白胨	10.0g	枸橼酸铁	10.0g
酵母膏粉	5.0g	溴麝香草酚蓝	0.04g
硫代硫酸钠	10.0g	枸橼酸钠	10.0g
琼脂	14.0g	牛胆盐	8.0g
蔗糖	20.0g	蒸馏水定容至	1000ml

除指示剂和琼脂外,将各成分加热溶解于蒸馏水中,调 pH 至 8.6,加入指示剂和琼脂,煮沸至完全溶解,并倾注平板。

用于霍乱弧菌和副溶血性弧菌的分离培养。

92. TCH(噻吩-2-羧酸酰肼)培养基

罗-琴培养基	100ml	无菌蒸馏水	250ml
噻吩-2-羧酸酰肼	0.025g		

取 0.025g 噻吩-2-羧酸酰肼溶于 250ml 灭菌蒸馏水,取此液 5ml 加入未灭菌的罗-琴培养基 100ml,充分混匀后,分装于灭菌试管,置血清凝固器 95℃ 1 小时灭菌,使呈斜面。

用于牛分枝杆菌与其他分枝杆菌的鉴别培养。

93. XLD(木糖-赖氨酸-去氧胆酸盐)

酵母浸粉	3.0g	硫代硫酸钠	6.8g
L-赖氨酸	5.0g	柠檬酸铁铵	0.8g
乳糖	7.5g	去氧胆酸钠	2.5g
蔗糖	7.5g	苯酚红	0.08g
木糖	3.75g	琼脂	15.0g

| 氯化钠 | 5.0g | 蒸馏水定容至 | 1000ml |

称取各成分(除酚红外),搅拌溶解于蒸馏水中,调 pH 至 7.4±0.2,不要过分加热,再加入指示剂,冷至 50℃ 左右时,倾入无菌平皿,平皿盖部分打开,干燥 2 小时,然后盖上,无须高压灭菌。在 24 小时内使用。

选择性培养基,主要用于分离志贺菌和沙门菌。

94. 4 号琼脂

蛋白胨	10g	柠檬酸钠	10g
牛肉膏	3g	十二烷基硫酸钠	0.5g
氯化钠	5g	蒸馏水定容至	1000ml
利凡诺	3g	10g/L 亚碲酸钾溶液	1ml
无水亚硫酸钠	3g	500U/ml 庆大霉素溶液	1ml
猪胆汁粉(或鲜猪胆汁)	5g(30ml)	琼脂	20g

将以上成分混合后(除琼脂、亚碲酸钾和庆大霉素外)调 pH 为 8.0,加琼脂煮沸融化,待冷至 50℃ 左右加入亚碲酸钾及庆大霉素,混匀倾注平板。

用于霍乱弧菌的分离培养。

附录二　试剂和染液

(按汉语拼音及英文字母顺序)

1. 苯丙氨酸脱氨酶试剂

| 三氯化铁 | 10g | 蒸馏水 | 100ml |

2. 鞭毛染色(镀银)液

甲液

鞣酸	5g	三氯化铁	1.5g
15% 甲醛	2ml	1% 氢氧化钠	1ml
蒸馏水	100ml		

乙液

| 硝酸银 | 2g | 蒸馏水 | 100ml |

配制乙液时,待硝酸银溶解后,取出 10ml 备用,向其余的 90ml 中滴加 15% 氨水,即可形成很厚的沉淀,继续滴加氨水至沉淀刚刚溶解成为澄清溶液为止,再将备用的乙液慢慢滴入,则溶液出现薄雾,但轻轻摇动后,薄雾状的沉淀又消失,继续滴入乙液,直到摇动后仍呈现轻微而稳定的薄雾状沉淀为止,如雾重,说明银盐沉淀出,不宜再用。通常在配制当天便用,次日效果欠佳,第 3 天则不能使用。

3. 鞭毛染色(改良 Ryu 法)液

A 液

| 50g/L 石炭酸 | 10ml | 鞣酸 | 2g |
| 饱和硫酸铝钾液 | 10ml | | |

B 液　结晶紫乙醇饱和液

应用液　A 液 10 份,B 液 1 份,混合,室温存放。

4. 鞭毛染色(魏曦氏法)液

A 液

| 50g/L 石炭酸 | 5ml | 200g/L 鞣酸 | 2ml |
| 饱和硫酸铝钾液 | 2ml | | |

B 液

碱性复红乙醇饱和液　1ml

用时将 A 液和 B 液混合后过夜,次日过滤后使用。此染液以 3 日内使用效果最好。

5. 靛基质试剂　取对二甲基氨基苯甲醛 10g,溶于 95% 乙醇 150ml 中,再徐徐加入浓盐酸 50ml(乙醇用丁醇或正戊醇代替更好)。

6. 冯他那(Fantana)镀银染色液

固定液

| 冰醋酸 | 1ml | 甲醛 | 2ml |
| 蒸馏水 | 100ml | | |

媒染液

| 鞣酸 | 5g | 石炭酸 | 1g |
| 蒸馏水 | 100ml | | |

银溶液

| 硝酸银 | 5g | 蒸馏水 | 100ml |

临用前在银溶液中逐滴加入 100g/L 氢氧化铵液,至产生棕色沉淀,轻摇后又能重新完全溶解,微现乳白色为适度。

7. 刚果红染色液(负染色法)

(1)20g/L 刚果红水溶液;

(2)1% 盐酸乙醇溶液。

8. 革兰染液

(1)初染液:结晶紫染液。

| 结晶紫乙醇饱和液　20ml | | 10g/L 草酸铵水溶液 | 80ml |

充分混合,存放 24 小时后,过滤。

(2)媒染液:卢戈氏碘液。

| 碘化钾 | 2g | 碘 | 1g |
| 蒸馏水定容至 | 300ml | | |

先将碘化钾以 10ml 蒸馏水充分溶解,然后加碘,待完全溶解后加蒸馏水。

(3)脱色液:95% 乙醇。

复染液:稀释石炭酸复红。

| 石炭酸复红液 | 100ml | 蒸馏水 | 900ml |

9. 吉姆萨(Giemsa)染液

(1)原液

| Giemsa 粉剂 | 0.5g | 甘油(医用) | 33ml |
| 甲醇 | 33ml | | |

在 Giemsa 粉剂中加几滴甘油,在乳钵中充分研磨,溶解后再加甘油(使加入的甘油总量为 33ml),56℃中保温 2 小时后,待凉后加入甲醇。过滤,装入棕色试剂瓶内保存(最好于 0~4℃保存),此为 Giemsa 原液。

（2）稀释液

Giemsa 原液	5ml
磷酸盐缓冲液(pH6.4~6.8)	50ml

临用时配制。

（3）pH 6.4~6.8 磷酸盐缓冲液

磷酸二氢钾(无水)	0.3g	磷酸氢二钠(无水)	0.2g
蒸馏水	1000ml		

10. 甲基红试剂

甲基红	0.06g	95%乙醇	180ml
蒸馏水	120ml		

先将甲基红溶于乙醇,再加入蒸馏水。

11. 碱性复红乙醇饱和液

碱性复红	4g	95%乙醇	100ml

12. 结晶紫乙醇饱和液

结晶紫	10g	95%乙醇	100ml

13. 黑斯(Hiss)荚膜染色液

（1）结晶紫染液

结晶紫乙醇饱和液	5ml	蒸馏水	95ml

（2）200g/L 硫酸铜水溶液

14. 金胺"O"染色液

（1）染色液

A 液

金胺"O"	0.1g	95%乙醇	10ml

B 液

石炭酸	3ml	蒸馏水	87ml

将 A 液和 B 液混匀,虽混浊但不必过滤,装入褐色瓶中,放室温保存。

（2）脱色液:0.5%盐酸乙醇。

（3）复染液:5g/L 高锰酸钾水溶液。

15. 金永(Kinyoun)染色液

（1）染色液

碱性复红	4g	95%乙醇	20ml
9%石炭酸水溶液	100ml		

（2）脱色液

浓盐酸	3ml	95%乙醇	97ml

（3）复染液

亚甲蓝	0.3g	蒸馏水	100ml

16. L 型菌落染色液

亚甲蓝	2.5g	天青Ⅱ	1.25g
麦芽糖	10g	苯甲酸	0.25g
碳酸钠	0.25g	蒸馏水	100ml

溶解后过滤备用,该试剂长期稳定。

17. 亚甲蓝乙醇饱和液

| 美蓝(亚甲蓝) | 2g | 95%乙醇 | 100ml |

18. 墨汁染色液

| 国产绘图墨汁 | 40ml | 甘油 | 2ml |
| 石炭酸 | 2ml | | |

先将墨汁用多层纱布过滤,加甘油混匀后,水浴加热,再加石炭酸搅匀,冷却后备用。

19. 潘本汉抗酸染色液

(1)石炭酸复红液

| 碱性复红乙醇饱和液 | 10ml | 50g/L 石炭酸水溶液 | 90ml |

(2)复染液

| 蔷薇色酸 | 1g | 无水乙醇 | 100ml |
| 美蓝(亚甲蓝) | 2g | 甘油 | 20ml |

将蔷薇色酸先溶于无水乙醇中,然后加亚甲蓝,置室温4天,使其充分溶解,过滤后加甘油混匀,备用。

20. 姜-尼抗酸染色液

(1)初染液:石炭酸复红液。

| 碱性复红乙醇饱和液 | 10ml | 50g/L 石炭酸水溶液 | 90ml |

(2)脱色液:3%盐酸乙醇。

| 浓盐酸 | 3ml | 95%乙醇 | 97ml |

(3)复染液:吕氏亚甲蓝液。

| 亚甲蓝乙醇饱和液 | 30ml | 0.1g/L 氢氧化钾溶液 | 70ml |

21. 乳酸酚棉蓝染色液

石炭酸(结晶酚)	20.0g	乳酸	20ml
甘油	40ml	蒸馏水	20ml
棉蓝	50mg		

先将上述成分(棉蓝除外)混合,微加热使其溶解,然后加棉蓝,溶解后过滤即可。

22. 硝酸盐还原试验试剂

(1)甲液

| 对氨基苯磺酸 | 0.8g | 5mol/L 醋酸 | 100ml |

(2)乙液

| α-萘胺 | 0.5g | 5mol/L 醋酸 | 100ml |

23. 芽胞染色液

(1)初染液:石炭酸复红液

| 碱性复红乙醇饱和液 | 10ml | 50g/L 石炭酸水溶液 | 90ml |

(2)脱色液:95%乙醇

(3)复染液:吕氏亚甲蓝液

| 亚甲蓝乙醇饱和液 | 30ml | 0.1g/L 氢氧化钾溶液 | 70ml |

24. 厌氧亚甲蓝指示剂

| 100g/L 葡萄糖 | 40 份 | 40g/L 的氢氧化钠 | 1 份 |

1.67g/L 亚甲蓝　　1 份

将上述成分按比例混合,放入小试管即可。无氧时该指示剂为白色,有氧时为蓝色。

25. 氧化酶试剂

盐酸二甲基对苯二胺(或盐酸二甲基对苯四胺)	1.0g
蒸馏水	100ml

26. 异染颗粒染色(Albert)液

(1)甲液

甲苯胺蓝	0.15g	蒸馏水	100ml
孔雀绿	0.2g	冰醋酸	1ml
95% 乙醇	2ml		

将甲苯胺蓝和孔雀绿放于研钵内,加95%乙醇研磨使其溶解,然后边研磨边加冰醋酸和水,存储于瓶内,放室温过夜,次日用滤纸过滤后装入棕色瓶中,置阴暗处备用。

(2)乙液

碘化钾	3.0g	蒸馏水	300ml
碘	2.0g		

先将碘化钾溶于少量蒸馏水中,再加碘,等完全溶解后加蒸馏水至300ml。

27. 茚三酮试剂

丙酮	50ml	茚三酮	3.5g
丁醇	50ml		

先混合丙酮和丁醇,再加入茚三酮溶解即可。

28. 100g/L 去氧胆酸钠溶液

去氧胆酸钠	10.0g	95% 乙醇	10ml
蒸馏水	90ml		

将上述各种成分溶解混合即成。

29. ONPG 试剂

(1)缓冲液

$NaH_2PO_4 \cdot H_2O$	6.9g	蒸馏水定容至	50ml

先用45ml蒸馏水溶解,然后用300g/L氢氧化钾调pH为7.0,再加水至50ml,保存于4℃冰箱中备用。用前如有结晶可加温溶解。

(2)ONPG 溶液(0.75mol/L)

ONPG	0.08g	缓冲液	5ml
蒸馏水	15ml		

先将ONPG溶于蒸馏水中,再加入缓冲液,置4℃冰箱中保存。ONPG溶液为无色,如出现黄色,则不应再用。

30. PYR 试剂

将1.0g的N,N-二甲基肉桂醛(N,N-dimethylamino-cinnamaldehyde)溶于含25mmol/L Triton X-100 的 10% HCl 溶液50ml中即成。

31. VP 试验试剂

(1)甲液

α-萘酚	5g	无水乙醇	100ml

（2）乙液:400g/L 氢氧化钾溶液,0.3% 肌酐。

附录三　菌种、毒种保存

1. 斜面低温保藏法　将菌种接种在适宜的固体斜面培养基上,待菌充分生长后,棉塞部分用油纸包扎好,移至 2~8℃的冰箱中保藏。

保藏时间依微生物的种类而有不同,霉菌、放线菌及有芽胞细菌保存 2~4 个月需移种一次,酵母菌 2 个月移种一次,细菌最好每月移种一次。

此法为实验室常用的保藏法,优点是操作简单,使用方便,不需特殊设备,能随时检查所保藏的菌株是否死亡、变异与污染杂菌等。缺点是容易变异,因为培养基的物理、化学特性不是严格恒定的,屡次传代会使微生物代谢改变,从而影响微生物的性状。

2. 液体石蜡保藏法

（1）将液体石蜡分装于三角烧瓶内,塞上棉塞,并用牛皮纸包扎,121℃灭菌 30 分钟,然后放在 40℃温箱中,使水汽蒸发掉,备用。

（2）将需要保藏的菌种,在最适宜的斜面培养基中培养,得到健壮的菌体或孢子。

（3）用无菌吸管吸取灭菌的液体石蜡,注入已长好菌的斜面上,其用量以高出斜面顶端 1cm 为准,使菌种与空气隔绝。

（4）将试管直立,置 4℃冰箱或室温保存。

霉菌、放线菌、芽胞细菌可保藏 2 年以上,酵母菌可保藏 1~2 年,一般无芽胞细菌也可保藏 1 年左右。此法的优点是制作简单,不需特殊设备,且不需经常移种。缺点是保存时必须直立放置,所占位置较大,也不便携带。

3. 半固体穿刺法　将细菌穿刺接种于半固体琼脂或半固体血清琼脂内,经 35℃培养 18~24 小时后,再以无菌操作加灭菌液体石蜡约 1cm 厚度,移置 4℃冰箱保存。本法适用于大多数普通细菌的保存。

4. 滤纸保藏法

（1）将滤纸剪成 0.5cm×1.2cm 的小条,装入 0.6cm×8cm 的安瓿管中,每管 1~2 张,塞以棉塞,121.3℃灭菌 30 分钟。

（2）将需要保存的菌种,在适宜的斜面培养基上培养,使充分生长。

（3）取灭菌脱脂牛乳 1~2ml 滴加在灭菌培养皿或试管内,取数环菌苔在牛乳内混匀,制成浓悬液。

（4）用灭菌镊子自安瓿管取滤纸条浸入菌悬液内,使其吸饱,再放回至安瓿管中,塞上棉塞。

（5）将安瓿管放入内有五氧化二磷作吸水剂的干燥器中,用真空泵抽气至干。

（6）将棉花塞入管内,用火焰熔封安瓿管口,保存于低温下。

（7）需使用细菌时,可用镊子敲掉安瓿管口端的玻璃,待安瓿管开启后,取出滤纸,放入液体培养基内,置温箱中培养即可。

细菌和酵母菌可保藏 2 年左右,有的丝状真菌可保藏 14~17 年。此法较液氮、冷冻干燥法简便,不需要特殊设备。

5. 沙土保藏法

（1）取河沙加入 10% 稀盐酸,加热煮沸 30 分钟,以去除其中的有机质。

（2）倒去酸水，用自来水冲洗至中性。

（3）烘干，用40目筛子过筛，以去掉粗颗粒，备用。

（4）另取非耕作层的不含腐殖质的瘦黄土或红土，加自来水浸泡洗涤数次，直至中性。

（5）烘干，碾碎，通过100目筛子过筛，以去除粗颗粒。

（6）按一份黄土、三份沙的比例（或根据需要而用其他比例，甚至可全部用沙或全部用土）掺和均匀，装入10mm×100mm的小试管或安瓿管中，每管装1g左右，塞上棉塞，进行灭菌，烘干。

（7）抽样进行无菌检查，每10支沙土管抽一支，将沙土倒入肉汤培养基中，37℃培养48小时，若仍有杂菌，则需全部重新灭菌，再做无菌试验，直至证明无菌，方可备用。

（8）选择培养成熟的（一般指孢子层生长丰满的，营养细胞用此法效果不好）优良菌种，无菌水洗，制成孢子悬液。

（9）于每支沙土管中加入约0.5ml（一般以刚刚使沙土润湿为宜）孢子悬液，以接种针拌匀。

（10）放入真空干燥器内，用真空泵抽干水分，抽干时间越短越好，务使在12小时内抽干。

（11）每10支抽取一支，用接种环取出少数沙粒，接种于斜面培养基上，进行培养，观察生长情况和有无杂菌生长，如出现杂菌或菌落数很少或根本不长，则说明制作的沙土管有问题，尚须进一步抽样检查。

（12）若经检查没有问题，用火焰熔封管口，放冰箱或室内干燥处保存。每半年检查一次活力和杂菌情况。

（13）需要使用菌种时，取沙土少许移入液体培养基内，置温箱中培养。

此法多用于霉菌、放线菌，可保存2年左右，但应用于营养细胞效果不佳。

6. 液氮冷冻保藏法

（1）准备安瓿管：用于液氮保藏的安瓿管，要求能耐受温度突然变化而不致破裂，因此，需要采用硼硅酸盐玻璃制造的安瓿管，通常使用75mm×10mm，或能容1.2ml液体的安瓿管。

（2）加保护剂与灭菌：保存细菌、酵母菌或霉菌孢子等容易分散的细胞时，则将空安瓿管塞上棉塞，121.3℃灭菌15分钟；若作保存霉菌菌丝体用则需在安瓿管内预先加入保护剂，如10%的甘油蒸馏水溶液或10%二甲亚砜蒸馏水溶液，加入量以能浸没以后加入的菌落圆块为限，而后再用121.3℃灭菌15分钟。

（3）接入菌种：将菌种用10%的甘油蒸馏水溶液制成菌悬液，装入已灭菌的安瓿管；霉菌菌丝体则可用灭菌打孔器，从平板内切取菌落圆块，放入含有保护剂的安瓿管内，然后用火焰熔封。浸入水中检查有无漏洞。

（4）冻结：再将已封口的安瓿管以每分钟下降1℃的慢速冻结至－30℃。若细胞急剧冷冻，则在细胞内会形成冰的结晶，从而降低存活率。

（5）保藏：将冻结至－30℃的安瓿管立即放入液氮冷冻保藏器的小圆筒内，然后再将小圆筒放入液氮保藏器内。液氮保藏器内的气相为－150℃，液态氮内为－196℃。

（6）恢复培养：保藏的菌种需要用时，将安瓿管取出，立即放入38～40℃的水浴中进行急剧解冻，直到全部融化为止。再打开安瓿管，将内容物移入适宜的培养基上培养。

此法除适宜于一般微生物的保藏外，对一些用冷冻干燥法都难以保存的微生物如支原体、衣原体、难以形成孢子的霉菌、噬菌体及动物细胞均可长期保藏,而且性状不变异。缺点是需要特殊设备。

7. 冷冻干燥保藏法

(1)准备安瓿管:用于冷冻干燥菌种保藏的安瓿管宜采用中性玻璃制造,形状可用长颈球形底的,亦称泪滴形安瓿管,大小要求外径 6～7.5mm,长 105mm,球部直径 9～11mm,壁厚 0.6～1.2mm。也可用没有球部的管状安瓿管。塞好棉塞,121.3℃灭菌 30 分钟,备用。

(2)准备菌种:用冷冻干燥法保藏的菌种,其保藏期可达数年至十数年,为了在许多年后不出差错,故所用菌种要特别注意其纯度,即不能有杂菌污染,然后在最适培养基中用最适温度培养,使培养出良好的培养物。细菌和酵母的菌龄要求超过对数生长期,若用对数生长期的菌种进行保藏,其存活率反而降低。一般来说,细菌要求 24～48 小时的培养物;酵母需培养 3 天;形成孢子的微生物则宜保存孢子;放线菌与丝状真菌则培养 7～10 天。

(3)制备菌悬液与分装:以细菌斜面为例,用脱脂牛乳 2ml 左右加入斜面试管中,制成浓菌液,每支安瓿管分装 0.2ml。

(4)冷冻:冷冻干燥器有成套的装置出售,价值昂贵,此处介绍的是简易方法与装置,可达到同样的目的。

将分装好的安瓿管放低温冰箱中冷冻,无低温冰箱可用冷冻剂如干冰酒精液或干冰丙酮液,温度可达 -70℃。将安瓿管插入冷冻剂,只需冷冻 4～5 分钟,即可使悬液结冰。

(5)真空干燥:为在真空干燥时使样品保持冻结状态,需准备冷冻槽,槽内放碎冰块与食盐,混合均匀,可冷至 -15℃。装置仪器,安瓿管放入冷冻槽中的干燥瓶内。

抽气一般若在 30 分钟内能达到 93.3Pa(0.7mmHg)真空度时,则干燥物不致熔化,以后再继续抽气,几小时内,肉眼可观察到被干燥物已趋干燥,一般抽到真空度 26.7Pa(0.2mmHg),保持压力 6～8 小时即可。

(6)封口:抽真空干燥后,取出安瓿管,接在封口用的玻璃管上,可用 L 形五通管继续抽气,约 10 分钟即可达到 26.7Pa(0.2mmHg)。于真空状态下,以煤气喷灯的细火焰在安瓿管颈中央进行封口。封口以后,保存于冰箱或室温暗处。

此法为菌种保藏方法中最有效的方法之一,对一般生活力强的微生物及其孢子以及无芽胞菌都适用,即使对一些很难保存的致病菌,如脑膜炎球菌与淋病球菌等亦能保存。适用于菌种长期保存,一般可保存数年至十余年,但设备和操作都比较复杂。

(张玉妥)

1. 吴爱武.临床微生物学检验实验指导.北京:人民卫生出版社,2011.
2. 楼永良.临床微生物学检验实验指导.北京:中国医药科技出版社,2010.
3. 刘运德.临床检验病原生物学实验指导.北京:高等教育出版社,2006.
4. 付玉荣,张文玲.临床微生物学检验实验.武汉:华中科技大学出版社,2013.